Rudolf Tischner

Das Werden der Homöopathie

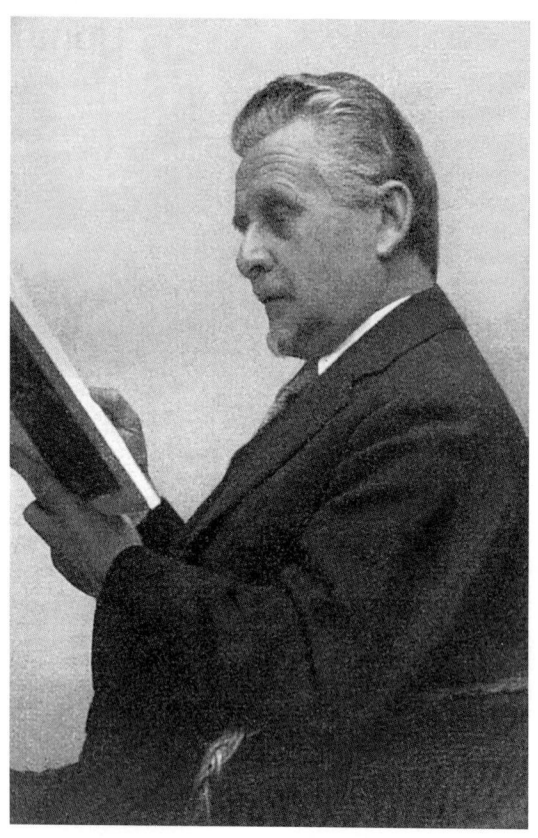

Dr. Rudolf Tischner

Rudolf Tischner

Das Werden der Homöopathie

Geschichte der Homöopathie vom Altertum bis zur neuesten Zeit

Neuauflage der Ausgabe von 1950

Mit einem Nachtrag von
Prof. Dr. phil. Robert Jütte

gesetzt und redigiert von
Dr. med. vet. Achim Schütte

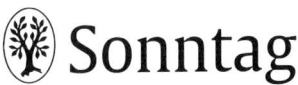

Die Deutsche Bibliothek – CIP-Einheitsaufnahme

Ein Titeldatensatz für diese Publikation ist bei
der Deutschen Bibliothek erhältlich

© 1950, by Hippokrates-Verlag Marquardt & Cie. Stuttgart

Anschriften:
Verfasser des Nachtrags
Prof. Dr. phil.
Robert Jütte
Institut für Geschichte
der Medizin der Robert Bosch
Stiftung
Straußweg 17
70184 Stuttgart

Redaktion
Dr. med. vet.
Achim Schütte
Vor den Höfen 12
21493 Grove

ISBN 3-87758-187-0

© Johannes Sonntag Verlagsbuchhandlung GmbH, Steiermärker Str. 3–5
70469 Stuttgart 2001
Jeder Nachdruck, jede Wiedergabe, Vervielfältigung und Verbreitung, auch von Teilen des Werkes oder von Abbildungen, jede Abschrift, auch auf fotomechanischem Wege oder im Magnettonverfahren, in Vortrag, Funk, Fernsehsendungen, Telefonübertragungen sowie Speicherung in Datenverarbeitungsanlagen, bedarf der ausdrücklichen Genehmigung des Verlages.
Printed in Germany 2001
Satzkonvertierung u. Druck: Gulde, Tübingen

Vorwort

Die noch nicht verkaufte Hälfte meiner von 1932–1939 in vier Teilen erschienenen „Geschichte der Homöopathie" (Verlag Dr. Willmar Schwabe, Leipzig) ist bei einem Luftangriff 1943 vernichtet worden. Mit Rücksicht auf die veränderten Zeiten und den Umfang des Werkes ist von einem Neudruck oder einer neubearbeiteten zweiten Auflage abgesehen und ein Buch geschaffen worden, das den Stoff auf etwa einem Drittel des früheren Umfangs behandelt. Die Kürzung besteht aber nicht in einfachen Streichungen, das Werk wurde vielmehr neu geschrieben, wenn auch vielfach der alte Wortlaut mehr oder weniger gekürzt und verändert zugrunde liegt. Weniger Wichtiges mußte gestrichen werden; insbesondere sind zahlreiche Anführungen fortgefallen oder stark verkürzt worden. Manches ist jedoch auf Grund neuer Forschungen anders dargestellt oder neu eingefügt worden, das gilt insbesondere von dem Abschnitt über die „festständigen" Krankheiten.

Wie schon 1932 habe ich auch jetzt mich bemüht, ein leidlich fremdwortfreies Deutsch zu schreiben. Darauf hinzuweisen, scheint mir heute um so notwendiger zu sein, da man in trautem Verein mit Hitler und Goebbels die deutsche Sprache reichlich mit fremden Flittern behängt. Nicht nur zahlreiche neue Fremdwörter dringen ein, sondern viele schon totgeglaubte feiern ihre Auferstehung. Und niemand „wagt" gegen diese gefährliche Entwicklung Warnung und Widerspruch; man scheint zu fürchten, dadurch in den Geruch des „Nationalismus" zu kommen. Und doch wird dabei nur angestrebt, was in jedem anderen Lande selbstverständlich ist: daß die Muttersprache aus Gründen des guten Geschmacks und des Gefühls für die Würde einer großen Kultursprache von fremden Beigaben tunlichst freigehalten wird. –

Da meine Bücherei vernichtet und die hiesige Staatsbibliothek nicht geöffnet ist, mußten manche bibliographischen Hinweise unterbleiben.

Icking bei München, den 26. Mai 1949   Rudolf Tischner

Zur Beachtung

Von mir stammende Einschiebungen innerhalb der Anführungen eines andern stehen in eckigen Klammern [ ].
Sperrungen innerhalb einer Anführung stehen in der Urschrift, soweit nicht ausdrücklich das Gegenteil vermerkt ist.

Abkürzungen

Allg. Anz. d. D. – Allgemeiner Anzeiger der Deutschen Gotha, 1791 ff.
AHZ – Allgemeine homöopathische Zeitung.
BHZ – Berliner homöopathische Zeitschrift.
DHZ – Deutsche Zeitschrift für Homöopathie.
Huf. Journ. – Hufelands Journal der praktischen Heilkunde, Berlin, 1796 ff.
Hyg. – Hygea.
Münch. med. Woch. – Münchener medizinische Wochenschrift.
Quellenschriften – Quellenschriften der Homöopathie, herausgegeben von R. Tischner, K. Haug Verlag, Berlin, 1939, 2 Bde.
St. Arch. – Stapfs „Archiv für die homöopathische Heilkunst".
Stapf – Kleine medizinische Schriften von Samuel Hahnemann, gesammelt und herausgegeben von Ernst Stapf, Dresden-Leipzig, 2 Bde. 1829.
Tischner – Samuel Hahnemanns Abhandlungen zur Homöopathie, herausgegeben von R. Tischner, Verlag W. Keiper, Berlin, 1943.

Anmerkung der Redaktion (2001)

Die Fußnoten von R. Tischner wurden in der alten Numerierung beibehalten, Anmerkungen der Redaktion wurden mit römisch numerierten Fußnoten gekennzeichnet. Es wurden nur die offensichtlichen Fehler und Unklarheiten bereinigt, es fand jedoch keine inhaltliche Überarbeitung statt.

Inhalt

Teil I Die Vorläufer der Homöopathie 9

1. Einleitung – Das magische Simile 9

2. Die Ähnlichkeitsregel in der Heilkunde vor Hahnemann 12
   Die Similearten – Hippokrates – Galen – Paracelsus – die Paracelsisten – Isopathie – Das Simile im 18. Jahrhundert

3. Die Arzneiprüfungen am Gesunden 23
   Mattioli – Gesner – Störck

Teil II Hahnemann 27

1. Die vorhomöopathische Zeit 27
   Jugend – Der junge Arzt – Der Chemiker

2. Zu neuen Zielen 33
   Wanderleben – Aderlaß – Irrenarzt – Hygieniker

3. Das Werden des Simile 37
   Cullen – Fieberlehre – Similia similibus – Versuch über ein neues Prinzip

4. Der Ausbau der Lehre 44
   Scharlachbehandlung – „Monita" – Über die Kraft kleiner Gaben – „Der Kaffee" – „Fragmenta" – Äskulap auf der Waagschale" – „Heilkunde der Erfahrung" – Nomothetik und Idiographik – Die Heilkunde der Zeit – Hahnemann in der Geschichte der Heilkunde – Paracelsus – Ersatzmittel – „Fingerzeige" – Naturphilosophische Ärzte

5. Auf der Höhe 58
   Organon: Krankheitsnamen, Erstverschlimmerung, Arzneiwirkung – Wirkung des Organons – Angriff Heckers – Hahnemanns Antwort

6. Die Probleme 65
   Krankheitslehre: Die „innern Veränderungen" – Die „festständigen" Krankheiten und die Ursache – Pathologie und pathologische Anatomie – Das Simile – Die Naturheilkraft – Philosophische und religiöse Ansichten

7. Leipzig (1811–1821) 85
   Hahnemann als Hochschullehrer – Fürst Schwarzenberg – Übersiedlung nach Köthen

8. Die Arznei 87
   Dynamismus – Schelling – Arzneibereitungslehre – Arzneiprüfungen – Die Gabenlehre – Hochpotenzen – Hahnemann als Pharmazeut

9. Köthen (1821–1835) 99
Vereinsamung – Goldenes Doktorjubiläum – Isopathie – Cholera

10. Die chronischen Krankheiten 102
Syphilis – Sykosis – Psora

11. Der Lebensabend 106
Die zweite Heirat – Abreise nach Paris – Ausgedehnte Praxis – Erkrankung – Tod

12. Zusammenfassung 107
Der Mensch – Das Werk

Teil III   Die Ausbreitung der Homöopathie bis 1850 115

1. Die alte und die neue Schulmedizin 115
Die alte Schulmedizin: Bertele, Walther, Rau, Hoven, Wunderlich – Aderlaß – Homöopathie und Romantik – Das Werden der modernen Medizin: Wunderlich, Henle, Pfeufer, Nihilismus, Dietl, Roßbach

2. Die Ausbreitung der Homöopathie 122
a) 1796–1822 122
Vorspiele: Harless, Burdach
b) 1822–1832 124
Stapfs Archiv (1822–32) – Hufelands Journal – Jünger: Stapf, Gross – Anhänger: Müller, Hartmann, Caspari, Rau – Kritiker: Bischoff, Puchelt, Jörg, Heinroth, Wedekind, Simon, Schimko – Hufeland, Fechner
c) 1832–1850 141
Allgemeine homöopathische Zeitung (1832–1850): Kämpfe mit Hahnemann – Cholera – Hygea: Schrön, Griesselich, Arnold – Die achtzehn Thesen – Stapfs Archiv (1832–1848): Attomyr, Hering – Arzneimittellehre und Repertorien – Bönninghausen – Jahr – Lutze – Laienhomöopathie – Getäuschte Hoffnungen – Schönlein – Freunde: Kopp, Werber, Martin, Nasse – Gegner: Sachs, Stieglitz – Beeinflussungen: Eisenmann, Rademacher – Wasserheilkunde – Nachprüfungen – Rückblick

3. Die Probleme 161
Krankheitslehre – Die physikalische Untersuchung – Pathologische Anatomie – Das Simile – Spezifisch – Naturheilkraft

4. Die Arznei 165
Dynamismus – Arzneibereitungslehre – Arzneiprüfungen – Isopathie – Die Ausbreitung der Homöopathie

5. Zusammenfassung 169

Teil IV Die Homöopathie seit 1850 171
  1. Die Schulmedizin (1850–1880) 171
  2. Die Geschichte der Homöopathie von 1850–1880 174
    Übersicht – Die Lehre – Die Männer: Rapp, E. v. Grauvogl, Th. v. Bakody – Der Bollesche Wundverband – Diphtheriebehandlung – Die Gegner – Abzweigungen: Mandt, Schüssler, Komplexhomöopathie – Weihes Heilverfahren – Augendiagnose
  3. Die Geschichte der Homöopathie seit 1880 187
    Wandlungen der Schulmedizin – Übersicht – Die Biologische Reizregel – Die Männer: Jäger, Hugo Schulz, E. Schlegel, Dahlke
  4. Die Probleme (seit 1850) 200
    Krankheitslehre – Das Simile – Naturheilkraft – Arznei: mikroskopische Untersuchungen – Arzneibereitung – Arzneiprüfungen – Dispensierrecht – Die Homöopathie in der Tiermedizin
  5. Die Homöopathie im Ausland 205
    Italien – Frankreich – England – Rußland – USA
  6. Schluß 209

Personenverzeichnis 215

Sachverzeichnis 221

Nachträge und Ergänzungen zur Neuausgabe 225
von Prof. Dr. phil. Robert Jütte

Verzeichnis der zitierten Literatur 245

I

Die Vorläufer der Homöopathie

1. Einleitung

Die Anhänger der Homöopathie haben mit ihren Gegnern manch erbitterten Strauß ausgefochten, in einem Punkte jedoch waren die meisten mit ihnen einig: beide betonten, daß die Homöopathie von alten Ahnen stamme. Allerdings waren die Beweggründe für diese Meinung bei beiden grundverschieden; während die Homöopathen durch diesen Adelsbrief ihr Zugang am Hofe Aeskulaps zu verschaffen wünschten, wollten die Gegner damit sagen, daß sie ein verspäteter Sproß der urtümlichen zaubernden Volksmedizin sei und deshalb keinerlei Beachtung verdiene. Doch muß den Behauptungen beider feindlichen Brüder widersprochen werden, denn es ist daran nur soviel richtig, daß es in der urzeitlichen aber auch in der heutigen Volksheilkunde viele Verfahren gibt, bei denen die Ähnlichkeit eine Rolle spielt; das alles hat jedoch mit dem Wesen der Homöopathie nichts zu tun.

Doch ehe wir darauf eingehen, sollen einige Begriffe und Wörter geklärt werden. Das Wort „Homöopathie" knüpft in ganz zweckmäßiger Weise an den Hauptgrundsatz der Lehre an, und es will, in einem kurzen Satze ausgedrückt, besagen, daß man zur Heilung das Mittel geben soll, was ein „ähnliches Leiden", ähnliche Erscheinungen (am Gesunden) hervorrufen kann. Mehr als einen Hinweis kann man bei einer solchen Worttaufe nicht verlangen. HAHNEMANN hat auch die Begriffe und Ausdrücke „Enantiopathie" (enantion – entgegengesetzt, auch Antipathie) und „Allopathie" (allos – anders) eingeführt. Mit ersterem meint er Verfahren, die Gegenmittel geben nach dem Grundsatz „Contraria contrariis", also z. B. bei Schmerzen schmerzstillende Mittel. Das Wort „Allopathie" (Allöopathie) wurde für diejenigen Verfahren geprägt, die nicht am Ort der Krankheit, der Beschwerden angreifen, sondern an einer „andern" Stelle, wie z. B. zahlreiche Ausleerungsverfahren tun. Später empfand HAHNEMANN das Bedürfnis nach einem Wort, um alle „andern" Verfahren, mit Ausschluß der Homöopathie, zu bezeichnen, und er nahm dazu wieder das Wort Allopathie, leider ohne ausdrücklich den früheren Gebrauch zu widerrufen. Später trat noch eine andere Wandlung ein, indem man sich gewöhnte, es ungefähr gleichbedeutend zu gebrauchen mit dem Wort „Schulmedizin", womit wir kurz und deutlich diejenige Medizin bezeichnen wollen, die an den Hochschulen gelehrt wird (vgl. TISCHNER „Geschichte und Bedeutung des Wortes ‚Allopathie'", AHZ 1936, Nr. 2).

Neben diesen Verfahren gibt es noch eine „Isopathie" (isos – gleich), bei dem „dasselbe", was die Krankheit verursacht hat, auch zur Heilung verwendet wird, wie z. B. bei der Tuberkulinbehandlung. Die Grenzen zur Homöopathie sind jedoch nicht scharf, und es käme öfter auf einen Wortstreit hinaus, ob man ein Verfahren so oder so nennen solle. Da meine Aufgabe eine geschichtliche ist, so muß ein wenig auf die Isopathie eingegangen werden, denn bei der nahen Verwandtschaft konnten isopathische Gedanken, die öfter in der früheren Heilkunde auftauchten, auch homöopathische Gedanken anregen oder unterstützen. BIER bezeichnet seine Aethereinspritzungen bei der Aetherbronchitis als ein Musterbeispiel der Isopathie und mit Recht; wenn man aber berücksichtigt, daß der Reiz auf einem „*andern* Wege" einverleibt wird, so ist es nicht mehr „derselbe" Reiz, sondern ein „ähnlicher". Aber sogar die Grenze zur Enantiopathie ist nicht ganz scharf, beim Diphtherieserum kann ich vom „Contrarium" sprechen, denn ich verwende ein Gegengift; wenn ich jedoch das Ausgangsmaterial berücksichtige, könnte man auch von „indirekter Isopathie" sprechen. Es kommt oft auf den Standpunkt an, von dem man ausgeht. Bei der engen Verwandtschaft des isopathischen und homöopathischen Verfahrens und der unscharfen Grenzen zwischen beiden ist es öfter zweckmäßig, einfach von der „Iso-homöopathischen Regel" zu sprechen, und ich werde ohne Haarspalterei deshalb auch Verfahren anführen, die „isopathisch" genannt werden können (Bier: Homöopathie und harmonische Ordnung der Heilkunde. München, 1939, 114).

Das magische Simile. Schon in der altägyptischen Heilkunde finden wir zahlreiche Vorschriften, in denen Ähnlichkeitsbeziehungen vorhanden sind. Schädelwunden z. B. werden mit einem Öl eingerieben, in dem sich der Panzer einer Schildkröte und Falkenkrallen befinden; der Schädel soll hart und widerstandsfähig werden, ähnlich wie diese Gegenstände. Gichtiker sollen sich ein Amulett von Hirschhaut an den Fuß binden, damit sie an Schnellfüßigkeit dem Hirsche ähnlich werden. Das gleiche findet man bei den Wilden unserer Tage. Aus Südamerika berichtet ein Reisender, ein Indianer habe seinem stummen Sohn Wasser gegeben, von dem eine Nachtigall getrunken hatte. Bei einem andern Stamm trank der Vater das für sein krankes Kind bestimmte Heilmittel, in dem Glauben, dieses würde an der Wirkung teilhaben. – Und hier haben wir das passende Wort für diese Denkweise: Der Primitive glaubt an magische Wirkungen, wenn zwei Gegenstände, Personen, Ereignisse in irgendwelchen Beziehungen zueinander stehen, aneinander „teilhaben", seien sie zeitlicher Art, also wenn zwei Ereignisse gleichzeitig sind, seien sie räumlicher Art, indem etwa zwei Gegenstände nebeneinander stehen oder miteinander in Berührung gebracht werden. Weiter ist eine in die Augen fallende Beziehung zwischen Gegenständen, eine „Anteilnahme" die Ähnlichkeit, sei es in bezug auf die Gestalt, die Farbe usw. Daran anzuknüpfen war infolgedessen sehr naheliegend, und es ist auch in weitreichendem Maße erfolgt.

Nicht nur in der Heilkunde spielt diese Denkweise eine Rolle, sondern auf allen Lebensgebieten; das ganze Denken ist davon durchdrungen. Auf Neu-Guinea bestreicht man ein Schwein, das man vorteilhaft verkaufen will, mit einem Stück Schwerspat, damit es an der Schwere des Steins „teilhat", und der

Indianer trägt die Federn des Adlers oder den Skalp eines berühmten Gegners nicht nur, weil sie seinen Sieg künden sollen, sondern damit er an den Eigenschaften des Besiegten „teilhat". Hier liegt auch ein Grund der Menschenfresserei. Auch im heutigen Europa gibt es in der Volksheilkunde derartiges; man legt einem Krebskranken einen Krebs auf und einem Rotlaufkranken ein Stück roten Siegellack. Wie man sieht, sind aber alle diese Beziehungen äußerlicher, *gedachter* Natur; weil ein Gegenstand schwer ist, wird ein anderer Gegenstand auch schwer, den man damit berührt. Diese Anteilnahme findet aber nur in der *gedachten* und *gewollten* Beziehung statt, und das Schwein wird durch den Schwerspat wohl schwer aber nicht *hart* wie Stein. Es handelt sich dabei also immer um zauberische Handlungen, und die Völkerkunde spricht deshalb vom „Ähnlichkeitszauber" oder auch von „Sympathie". Im Rahmen der Homöopathie habe ich dafür zur Unterscheidung von anderen Similearten den Begriff des „magischen Simile" eingeführt.

Vielfach ist es in der Volksheilkunde üblich, den von einem tollen Hund Gebissenen die Leber des Hundes essen zu lassen. Auch das Trinken des eigenen Harns gehört hierher. Wenn gewiß auch vieles auf diesem Gebiete zum magischen Simile gehört und als Aberglauben betrachtet werden muß, so ist doch die Grenze schwierig zu ziehen, wo hier die Vernunft aufhört und der Unsinn, die Zauberei beginnt. Allen diesen Verfahren ist es gemeinsam, daß sie den Gedanken des Heilens auf Grund des Ison und des Homolon lebendig erhielten. Das gilt auch von der seit alters bei urtümlichen Völkern viel verbreiteten Pockenimpfung.

Aber über der äußerlichen Verwandtschaft dieser verschiedenen Gedankenreihen darf man das *Wesentliche* der Homöopathie nicht vergessen. Sie stellt in dafür unternommenen Versuchen am Gesunden fest, was für Wirkungen eine Arznei auf die Verrichtungen des Körpers hat, sie erforscht also wesentliche, physiologische Wirkungen eines Mittels, die sie dann auf Grund des Ähnlichkeitssatzes mit physiologischen Erscheinungen am Kranken in Beziehung setzt.

HAHNEMANN hat sich mit dem „magischen Simile" nicht auseinandergesetzt; diese primitive Zaubermedizin war damals noch nicht in den Lichtkegel der Forschung getreten. Nur ein kleines Teilgebiet erwähnt er mehrfach kurz in scharf ablehnendem Sinn, das ist die Lehre von den Signaturen, wie man sie z. B. bei PARACELSUS und seinen Anhängern findet, nach der die Pflanze selbst anzeigt, gegen welche Leiden sie zu verwenden ist, wie z. B. Pflanzen mit gelbem Saft gegen Gallebeschwerden, und solche mit rotem Saft wie Hypericum gegen Blutungen und Wunden. Allerdings haben auch einige eigenbrötlerische Homöopathen sich für die Signaturenlehre ausgesprochen, wie z. B. Emil SCHLEGEL; sie tun das aber nicht als Homöopathen, sondern als Eigenbrötler (vgl. meine Arbeit gegen Schlegel, „Das magische Simile", AHZ 1934, Nr. 3).

Es ist deshalb eine ganz oberflächliche ja leichtfertige Behauptung, wenn SELIGMANN in den an BIERS erste Veröffentlichung anknüpfenden Erörterungen schrieb: „Die reinste und unverfälschteste und ungekünstelte Homöopathie finden wir bei den primitiven Naturvölkern. Homöopathie ist hier identisch mit Sympathie, sie ist ein Mittel der Magie, der Zauberei. Eine medizinische Ehrenrettung der Homöopathie ist deshalb unmöglich, denn Zauberei gibt es nur in Märchenbüchern". Nach Anführung einiger „Signaturen" fährt SELIGMANN dann fort: „Nichts anderes ist es, was HAHNEMANN und seine Anhänger unter Homöopathie verstehen". (Münch. med. Wochenschr. 1925, Nr. 34.) – Eine Erwiderung auf diese Arbeit wurde damals von der Zeitschrift abgelehnt.

2. Die Ähnlichkeitsregel in der Heilkunde vor Hahnemann

Die Similearten. Wenn man nach Vorläufern irgendeines Gedankens, einer geistigen Bewegung Umschau hält, so hat das in mehrfacher Hinsicht einen Sinn. Es kann sich dabei um Gedanken handeln, durch die in der Tat der Spätere erst auf diese Fährte geraten ist oder wenigstens ermutigt worden ist, den schon eingeschlagenen Weg fortzusetzen. Man muß diese Vorläufer aber auch kennen, weil die Gegner einer neuen Meinung leicht dazu neigen, jede Ähnlichkeit mit früheren Bestrebungen dazu zu verwenden, die neue Bewegung durch den Hinweis herabzusetzen, das sei ja „schon längst bekannt", womit man entweder sagen will, es liege gar keine selbständige schöpferische Leistung vor, wenn man nicht gar damit auf Gedankendiebstahl hinweisen will. Es gilt deshalb festzustellen, ob es sich bei dem früheren um klare, ausgereifte Gedanken handelt, oder um Andeutungen die man erst recht versteht, wenn man den Gedanken schon kennt.

Vielleicht handelt es sich auch um Äußerungen, die in der Tat neueren Ansichten zu gleichen scheinen, die aber im Rahmen der früheren Anschauungen doch einen ganz anderen Sinn haben. Und wenn auch der Neuere einen bestimmten Vorgänger gar nicht gekannt hat, ist es doch von Belang, davon Kenntnis zu nehmen, da immerhin mittelbare Beeinflussung vorliegen kann.

Wie schon oben gezeigt wurde, sind gewisse Verfahrensarten der Volksmedizin, auf die man rühmend verwies, um das hohe Alter der Homöopathie darzutun, dafür höchst unbrauchbar, da sie mit dem Wesen des homöopathischen Simile nichts zu tun haben und deshalb von mir dem „magischen Simile" untergeordnet und vom „homöopathischen" streng gesondert wurden. Es gibt aber noch eine *ganze Anzahl von Similearten*, die trotz anscheinender Ähnlichkeit nicht mit dem echt homöopathischen Simile unter einem Begriff zusammengefaßt werden dürfen. Einige sind wohl als Vorstufen und Abarten anzusehen und mit ihm mehr oder weniger nahe verwandt, während andere ihrem Wesen nach nichts mit dem homöopathischen Simile zu tun haben und klar von ihm unterschieden werden müssen. Letztere spielen in der Geschichte der Homöopathie abgesehen davon, daß man von ihnen sprechen muß, weil sie *nichts* mit der Homöopathie zu tun haben, auch in *positivem* Sinne insofern eine Rolle, als sie den Similegedanken immer lebendig hielten und ihm neue Nahrung zuführten. Diese können jedoch erst jeweils später besprochen werden, wenn wir ihnen bei GALEN und PARACELSUS begegnen, hier seien nur kurz die näher verwandten erwähnt.

Wenn man bei Husten ein Mittel gibt, das am Gesunden Husten erzeugen kann, dann liegt in der Tat eine Ähnlichkeitsbeziehung homöopathischer Art vor, es ist aber nicht das „phänomenologische HAHNEMANNsche Simile", denn bei diesem wird nicht unterschiedslos jeder Husten mit einem bestimmten Mittel behandelt; es wird vielmehr aufgrund der *Gesamtheit* der jeweils vorliegenden Erscheinungen das individuell am besten passende, das ähnlichste gesucht. Bei unserem Beispiel dagegen handelt es sich um eine oberflächliche Anknüpfung an das Hauptsymptom der Erkrankung, eben den Husten, so daß wir es einfach beschreibend das „oberflächlich-homöopathische Simile" nennen können. Tiefer noch als das „phänomenologische HAHNEMANNsche Simile" versucht das „physiologische" oder besser das „funktionelle Simile" zu dringen, das mit unsern heutigen Kenntnissen von den Erscheinungen zu den ihnen zugrundeliegenden funktionellen Vorgängen zu kommen sucht.

Nicht selten wird aus früherer Zeit von Behandlung mit ähnlichen Mitteln bei Erkrankungen wie Durchfall und Erbrechen berichtet, wobei die Homöopathen diese Fälle für sich in Anspruch nehmen als Vorläufer der echten Homöopathie, während die Gegner darin ein Verfahren zur Entfernung von schädlichen Stoffen sehen können. Beide haben Recht und Unrecht! Gewiß handelt es sich oft nur um letzteres, so daß man von einem *„scheinbaren Simile"* sprechen könnte, aber die Heilung kann auch eine homöopathische sein oder wenigstens einen homöopathischen Einschlag haben, zumal wenn das Mittel in kleiner Gabe gereicht wurde. Von anderen Similearten werden wir erst später hören.

Von HIPPOKRATES bis PARACELSUS. In der frühen griechischen Philosophie wird die Beziehung der Ähnlichkeit vielfach beachtet, so z. B. von EMPEDOKLES (etwa 490–430 v. Chr.), der in seinen erkenntnistheoretischen Überlegungen einmal sagt: „Denn mit der Erde in uns erkennen wir die Erde, mit dem Wasser das Wasser, mit der Luft die göttliche Luft, mit dem Feuer aber das verderbliche Feuer, die Liebe mit der Liebe, den Haß aber mit traurigem Haß." Diese Lehre von den vier Elementen (Qualitäten) drang auch in die Heilkunde ein und spielte besonders in der späteren griechisch-römischen Heilkunde eine große, vielfach nicht erfreuliche Rolle. HIPPOKRATES (460–377 v. Chr.) jedoch, ohne davon frei zu sein, ließ sein Denken nicht von solch theoretischen Ansichten überwuchern, sondern strebte danach, tunlichst bei der sinnlichen Erfahrung am einzelnen Kranken stehen zu bleiben, ohne durch ein geschlossenes Lehrgebäude das praktische Vorgehen am Kranken in die spanischen Stiefel einer bestimmten Theorie zu zwängen.

Wohl schimmert gelegentlich bei HIPPOKRATES auch das magische Simile durch, so wenn er bei Gelbsucht eine Brühe des gelbgefiederten Regenpfeifers gibt oder den roten Saft des Granatapfels bei Blutungen, aber im ganzen hat sich die hippokratische Heilkunde in bemerkenswertem Maße von magischen Bestandteilen freigehalten.

Belangreicher ist für uns, daß man bei HIPPOKRATES einige Stellen in homöopathischem Sinne aufgefaßt hat, so wenn Knoblauch gegen den Rausch empfohlen wird, obwohl ausdrücklich bemerkt wird, daß er Schwere im Kopf erzeuge. Das gleiche gilt von Helleborus bei Cholera und Cantharis bei Wassersucht. Auch in allgemeiner Form wird der Ähnlichkeitssatz mehrfach ausgesprochen, am berühmtesten ist der Satz in der Schrift „Von den Stellen im Menschen": „Die Schmerzen [Beschwerden] werden durch das ihnen Entgegengesetzte gehoben, jede Krankheit nach ihrer Eigenart... Eine andere Art ist folgende: durch das Ähnliche entsteht die Krankheit, und durch Anwendung des Ähnlichen wird die Krankheit geheilt." Hugo SCHULZ, der Greifswalder homöopathisch gerichtete Arzneikundler, machte darauf aufmerksam, daß hier bei den Schmerzen das Contrarium erwähnt wird als ein symptomatisch-palliatives Verfahren, während bei der Heilung der *Krankheit* der Ähnlichkeitssatz herangezogen wird. — Weiter wird an dieser Stelle davon gesprochen, daß Harnzwang und Husten mit denselben Mitteln geheilt werden, von denen sie hervorgerufen werden. In einem weiteren Absatz wird man geradezu an die „Biologische Reizregel" erinnert, indem davon gesprochen wird, daß je nach dem Kräftezustand und der Reizgröße entgegengesetzte Wirkungen auftreten können (Schulz: Similia similibus curantur, München, 1920).

Schon HAHNEMANN selbst hat die Anführung aus den „Stellen im Menschen" in seiner „Heilkunde der Erfahrung" und im „Organon" gebracht, um zu zeigen, daß schon frühere Ärzte ähnliche Gedanken gehabt haben, und seitdem ist die Stelle von Anhängern und Gegnern herangezogen worden, darunter auch von BIER. Sie alle haben die Stelle im obigen Sinne verstanden. Ein früherer ausführlich begründeter Widerspruch dagegen ist mir nicht bekannt. Ganz neuerdings jedoch hat Joseph SCHUMACHER (Hippokrates, 1944, Nr. 31/32) betont, daß diese Deutung ein Mißverständnis darstelle, im Rahmen der Anschauungen der Hippokratischen Schriften sei das anders zu verstehen, worauf aber hier aus Raumgründen nicht eingegangen werden kann. Die Darlegungen SCHUMACHERS, der zugleich Altsprachler und Mediziner ist, scheinen mir alle Beachtung zu verdienen, ich habe jedoch das früher Gesagte hier kurz wiederholt und nicht gestrichen, da die Sache sozusagen noch im Fluß ist, denn die andere Seite hat sich noch nicht zu Wort gemeldet. Besonders aber habe ich auf die Anführungen nicht verzichtet, da sie in den letzten 150 Jahren eine geschichtliche Rolle gespielt haben. Wer weder den Ehrgeiz hat, der Homöopathie einen hohen Ahnherrn zu sichern, noch HAHNEMANN zu einem Originalgenie machen will, der wird der Entscheidung der Frage kühl entgegensehen. HAHNEMANN wird dabei weder gewinnen noch verlieren. Er selbst hat im „Organon" (VI) dazu bemerkt: „Diese Stellen aus den die Homöopathie ahnenden Schriftstellern führe ich nicht als Erweise der Gegründetheit dieser Lehre an, die wohl durch sich selbst feststeht, sondern um dem Vorwurfe zu entgehen, als hätte ich diese Ahnungen verschwiegen, um mir die Priorität der Idee zu sichern.[1]" Man sieht, daß er den Nachweis, HIPPOKRATES sei hier keineswegs auf homöopathischen Gedankenpfaden gewandelt, sehr ruhig hingenommen hätte.

Auch in der späteren Zeit des Altertums liest man nicht selten vom Simile, und findet auch Maßnahmen berichtet, die offenbar eine Behandlung nach dem Simile oder dem Ison darstellen, z. B. bei PETRO und DIOSKURIDES, dem fahrenden Arzneimittelforscher im ersten Jahrhundert nach Christi Geburt, wobei es oft unsicher bleibt, ob DIOSKURIDES das Bewußtsein hatte, nach dem Simile zu handeln. Daneben kommt das magische Simile vor, so wenn er gegen Schwachsichtigkeit junge Schwalben empfiehlt, die im Rufe standen, besonders gut zu sehen. An die Isopathie oder an das magische Simile wird man erinnert, wenn er den eigenen Urin gegen den Biß der Viper empfiehlt, oder den Urin des tollen Hundes gegen dessen Biß. Homöopathisch mutet es an, wenn DIOSKURIDES sagt, daß der Klatschmohn (Papaver Rhoeas) in *kleinen Gaben* den Bauch erweicht.

DIOSKURIDES und auch GALEN sprechen von Verwendung kleiner Gaben von Cantharis bei Wassersüchtigen als harntreibendes Mittel, während aus den Schriften deutlich hervorgeht, daß man damals nach Cantharisvergiftung auftretende Harnverhaltung kannte. Weiter ist von Belang, daß mehrfach bei derartigen homöopathischen Verordnungen ausdrücklich von „kleiner Gabe" die Rede ist.

Der eben schon erwähnte GALEN (gest. kurz nach dem Jahre 200 n. Chr.) hat mehr als ein Jahrtausend die abendländische Heilkunde beherrscht und bedarf deshalb einer etwas ausführlicheren Behandlung. Ohne auf seine sonstigen Anschauungen eingehen zu können, muß die Lehre von den vier Qualitäten erwähnt werden, die von den vier Elementen des EMPEDOKLES ausgeht und die ganze Behandlung beherrscht. Immer handelt es sich darum, welche zwei von den vier Qualitäten die Krankheit besitzt, ob sie warm und feucht, kalt und trocken usw. ist. Diese Bezeichnungen erfolgten jedoch nicht auf Grund von auch uns noch ohne weiteres verständlichen physiologischen Gesichtspunkten, sondern auf Grund von theoretischen am Schreibtisch ausgedachten Ansichten, die mit den physiologischen Tatsachen vielfach recht wenig zu tun haben. Die Auswahl der Arzneien, die auch alle entweder feucht und warm, kalt und trocken usw. sind, erfolgt auf Grund des Contrariums, so daß also eine warme und trockene Krankheit mit kalten und feuchten Mitteln behandelt wird. Mitunter finden sich auch Erörterungen, ob man nach dem Simile behandeln solle, aber das bezieht sich meist auf Dinge der Lebensordnung. Auch das magische Simile auf Grund der Signaturen findet sich mitunter, indem er zur Anregung des Geschlechtstriebes die hodenähnlichen Knollen von Orchis Morio gibt. Das gleiche gilt von den Galenisten des nächsten Jahrtausends, und wenn sich bei ihnen

---

[1] HAHNEMANN: Organon der Heilkunst. Einleitung, Teil B [Anmerkung der Redaktion, 1999]

Erörterungen über das Simile finden, handelt es sich fast immer um die Frage, ob die Krankheit feucht oder trocken, kalt oder heiß usw. ist; wir haben es also mit einem auf Grund von sehr fragwürdigen am Schreibtisch ausgedachten Theorien geschaffenen Simile zu tun, also kurz gesagt mit einem „*theoretischen Simile*", das man dann außerdem, da es aufgrund von theoretischen Ansichten von GALEN erfolgt als „*Galenisches Simile*" bezeichnen kann.

Die heutzutage mitunter aus dieser Zeit veröffentlichten Funde von Similebehandlung beziehen sich fast alle auf das „*galenische Simile*". Daneben finden sich noch Anklänge an das magische Simile und wohl noch seltener solche an das oberflächlich-homöopathische Simile, wobei dann immer noch gefragt werden muß, ob der Betreffende auch das Bewußtsein hat, nach dem echten Simile zu handeln.

Von PARACELSUS bis HAHNEMANN. PARACELSUS (1493–1541) hat wieder einmal die Natur mit eigenen unvoreingenommenen Augen betrachtet und am meisten dazu beigetragen, die Fesseln des Galenischen Systems zu sprengen. Vielfach hat man behauptet, PARACELSUS habe den Ähnlichkeitsgedanken gepredigt, und HAHNEMANN sei durch ihn in dieser Beziehung beeinflußt worden, ja er habe seine Lehre von PARACELSUS entwendet (C. H. SCHULTZ und KATSCH). Diese so allgemein gehaltene Behauptung ist jedoch in mehrfacher Hinsicht schief und bedarf deshalb einer genaueren Erörterung. Wie oben schon kurz erwähnt, war PARACELSUS Anhänger der Signaturenlehre, was z. B. folgende Sätze deutlich zeigen: „Also die Distel, stechen ihre Blätter nicht wie Nadeln? Dieses Zeichens halber ist durch Magie gefunden worden, daß kein besseres Kraut ist gegen inwendiges Stechen. Also die Siegwurz hat ein Geflecht um sich wie ein Panzer: das ist auch ein magisches Zeichen und Bedeutung, daß sie behütet vor Waffen wie ein Panzer." (Huser, Quart. Bd. IX, S. 383). Wie hier ist er aber auch sonst vielfach, wie z. B. in der „magnetischen" Kur, Anhänger des magischen Simile; doch finden sich auch andersgeartete und nicht magisch zu deutende Ausführungen über das Simile, auf Grund deren man ohne weiteres auf HAHNEMANNS Abhängigkeit von ihm geschlossen hat. Eines der bekanntesten Worte dieser Art ist folgendes: „Contraria a contrariis curantur, das heißt: Heiß vertreibt Kaltes, das ist falsch, in der Arznei nie wahr gewesen." (Sudhoff, Paracelsus Werke, München 1922, Bd. 8, S. 88, Paragranum). Dieser Satz ist jedoch offenbar aus seiner Gegnerschaft gegen den Galenismus zu verstehen und richtet sich demnach gegen das „Galenische Contrarium", und tritt damit für das „Galenische Simile" ein, das, wie wir sahen, streng von dem HAHNEMANNschen zu trennen ist, und nur im Rahmen des Galenischen Systems einen Sinn hat.

Andere Stellen weisen jedoch in der Tat darauf hin, daß PARACELSUS für eine Behandlung nach dem echten Simile eintritt. Zuvor muß jedoch der Begriff der „Anatomie", wie ihn PARACELSUS vielfach versteht, geklärt werden: „Anatomie ist eine Kunst, die euch lehrt erkennen die Form eines jeglichen Dinges; denn ihr seht, nichts ist ohne Form, auch die Krankheiten nicht ohne

Form, sondern sie sind formig, darum sie eine Anatomie haben und einen besonderen Menschen sozusagen ... Nun, wenn ihr das wißt, so ist weiter vonnöten, daß ihr in solcher Gestalt die Anatomie der Kräuter wisset und aller Gewächse, auf daß ihr da zusammen die gleiche Anatomie der Kräuter und gleiche Anatomie der Krankheiten in eine Ordnung bringet. Dies Gleichnis gibt Verständnis der Heilung, wonach ihr handeln sollt" (Sudhoff I, 375). Klarer wird das hier Gesagte noch durch folgende Sätze: „Ihr sehet, daß alle Körper Formen haben, in denen sie stehen. Also haben auch alle ihre Arzneien, die in ihnen sind, Formen. Die eine ist sichtbar, die andere unsichtbar, d. h. die eine körperlich, elementisch, die andere spiritalisch, siderisch. Auf das folgt nun, daß ein jeglicher Arzt sein *Herbarium spiritualem sidereum* haben soll, auf daß er wisse, wie dieselbige Arznei in der Form stehe. Denn eine Arznei, die da eingenommen, sobald sie in den Leib kommt, so steht sie in ihrer Form, in gleicher Weise wie ein Regenbogen im Himmel oder ein Bild im Spiegel" (Labyr. medicor. Sudhoff XI. S. 209). An andern Stellen spricht er in ähnlichem Sinne, wie er hier von der „Form" spricht, von der „Anatomie" und dem „Bildnis". Wenn er die „spiritalische Form" erwähnt und ausdrücklich betont, daß die Arznei ihre Form erst erhalte, sobald sie in den Leib kommt, also *wenn sie ihre Wirkung beginnt*, so zeigt dies, daß er hier mit der „Form", der „Anatomie", dem „Bildnis" nichts Grob-Materielles meint, worauf auch die beiden Vergleiche mit einem Regenbogen und dem Spiegelbild mit feinem Bedacht hinweisen. Es ist damit vielmehr das dann im Leib zur Wirkung kommende Wesentliche der Arznei, ihre Natur, ihre Wirkungskraft, ihre „Gestalt", wie man fast im Sinne der „Gestalttheorie" sagen kann, gemeint, etwas dem homöopathischen Arzneiwirkungsbild Verwandtes.

Das *Herbarium spirituale* umfaßt demnach die anschaulichen Vorstellungsbilder, wie sie der Homöopath von den Arzneiwirkungen hat, ich erinnere an Pulsatilla, Calcium carbonicum usw. Ähnlich hat er sich noch an verschiedenen Stellen ausgesprochen, aber wie es bei PARACELSUS oft geht: Auch diese Rechnung geht nicht glatt auf, indem er die „Physiognomie", d. h. die Signaturen als einen Teil der Anatomie ansieht. Aber es ist doch kein Widerspruch zu dem Gesagten, nur die Grenze zum magischen Simile nicht scharf gezogen.

Wie nun diese Anatomie der Arzneien angewendet werden soll, zeige folgendes: „So Euch einfällt Estiomenum [Lupus], Cancer [Krebs], so wisset, daß am selbigen Ort Arsenicus liegt, der macht das. Nun heißt der Morbus arsenicalis, denn er ist so. Warum geschieht diese philosophische Austeilung in der Arznei, die einen jeden Arzt unterrichten könnte? Darum geschieht es, wenn dieser Name da ist, dann ist auch die Eigenschaft des Namens da. Kennst du nun den Arsenik in seiner Natur, so weißt du auch im Leib Arsenik zu erkennen... So du nun das hast, zeigt es dir die Kur an, denn Arsenik heilt den Arsenik, Anthrax den Anthrax, wie das Gift Gift heilet... also heilt gleiche Anatomie je eins das andere. So du nun weißt, was Arsenik ist, so heile nach Inhalt der Anatomie den Arsenik mit dem Arsenik, wie dich Anatomie lehrt" (Sudhoff VIII, 120). Das erinnert deutlich an das Vorgehen der Homöopathie, den Charakter der Krankheit mit dem Charakter der verschiedenen Arzneien zu vergleichen und die entsprechendste anzuwenden.

Ob PARACELSUS Arzneiprüfungen gemacht hat, ist nicht bekannt, daß er aber, vermutlich aus Gewerbekrankheiten und Vergiftungen ein Bildnis, eine „Gestalt" der Arznei vor sich hatte, zeigt die richtige Beschreibung der Arsenvergiftung, wobei zur Erläuterung gleich gesagt werden soll, daß er unter „Realgar" alle Arsenverbindungen versteht. „Das Einnehmen des Realgar macht eine ausgedörrte Lunge, aus welcher Dürre der Atem verwandelt wird, hiermit ein Keuchen auch mit Entfärbung des Gesichts. Macht auch Spalten und Schrunden der Leber, damit läuft ein unnatürlicher Durst einher, nagt und zermahlt die Falten im Magen, daß sie wie Rinde am Baum abschilfert, damit ein Drücken im Grüble, eine schwere, harte Verdauung. Auf solches nachfolgend viel zufallende Hitze, Klopfen und Zittern im Herzgrüble, demnach ein Ausschlagen in allen Gliedern, auf solches die Bräune und eine mitfallende Hautsucht." Hier haben wir die „Anatomie" des Arseniks. (Von der Bergsucht, Sudhoff IX, S. 478) Ähnliche Beschreibungen gibt es noch einige bei PARACELSUS.

Mehrfach lehrt er, daß man auf die Natur des einzelnen Menschen achten müsse. Dem einen tue das Schwitzen gut, dem andern nicht, er sei nicht „diaphoretischer Natur", man müsse die mannigfaltige Natur der Menschen beachten. Er individualisiert also.

Seine Auffassung von der Arzneiwirkung ist nicht eine chemisch-physikalische, in der Art, daß er meint, wenig Arznei wirke wenig und eine größere Gabe wirke entsprechend mehr, sie ist vielmehr „dynamisch", so wie wir es bei Auslösungsvorgängen verstehen. „Denn nicht mit dem Gewicht, sondern außerhalb des Gewichts soll die Arznei administriert werden. Denn wer kann den Schein der Sonne wägen, wer kann die Luft wägen, wer wiegt den *spiritum arcanum*? Niemand. In diesem liegt nun die Arznei. . . Mag man ein Gewicht des Feuers finden, wieviel auf einen Holzhaufen gehöre, denselbigen zu verbrennen, oder wieviel Feuer zu einem Haus? Nein, man kann auch nicht das Feuer wägen. Nun seht ihr aber, wie ein Fünklein schon genug ist, einen Wald zu verbrennen. Nun ist das Fünklein ohne Gewicht... Dieweil nun kein Gewicht dem Holz zu geben, sondern es ist genug, das wenigste anzuzünden, also soll auch die Administrierung der Krankheiten dermaßen verstanden und erkannt werden." — Mehrfach erhebt er auch die Forderung Einzelmittel, „Simplicia", zu geben.

Den Arzneien schreibt er keine völlig sich gleichbleibende Wirkung zu, er ist sich darüber im klaren, daß das Wort „Gift" ein Verhältnisbegriff ist und schreibt „Alle Dinge sind Gift und nichts ohne Gift, allein die Dosis macht, daß ein Ding kein Gift." Das entspricht auch seiner oben schon erwähnten dynamischen Auffassung. — Mit den Apothekern steht er auf Kriegsfuß und schimpft gewaltig über die „Sudelköch der Apotheken".

Mehrfach spricht er von „Morbus terpentinus", dem „Morbus helleborinus" und ähnlichen, indem er die Krankheiten nach den Mitteln benennt, die zu ihnen jeweils in Ähnlichkeitsbeziehung stehen.

Wenn hier die Anschauungen des PARACELSUS geschildert wurden, so geschah das schon in Hinsicht auf die Ansichten HAHNEMANNS; es soll kein abgerundetes Gesamtbild von PARACELSUS gegeben werden. Die Frage, ob HAHNEMANN von ihm beeinflußt worden ist, kann erst später berührt werden.

PARACELSUS unterscheidet Mercur-, Sulfur- und Sal-Krankheiten, und daran anknüpfend haben manche späteren Anhänger von ihm bei Mercurkrankheiten Mercur gegeben usw. Es würde viel zu weit führen, wenn genauer auf diese Einteilung eingegangen würde, es genüge die Tatsache, daß hier auf Grund einer sehr fragwürdigen Theorie nach dem Simile gehandelt wird, ohne daß wirklich physiologische Ähnlichkeitsbeziehungen vorhanden sind.

Es liegt also hier wie bei GALEN ein „theoretisches" Simile vor, das man, da es auf paracelsischen Theorien aufbaut, das *„paracelsische Simile"* nennen kann. Damit waren in eigentümlicher Weise außerdem auch noch astrologische Vorstellungen verknüpft. Der astrologische Grundsatz lautet: „Wie oben so unten", d. h. was am Himmel vor sich geht, hat jeweils seine Entsprechungen auf der Erde und in der Menschenwelt; es leuchtet also klar die „magische Anteilnahme" hindurch. Magische Entsprechungen verbinden die einzelnen „Planeten" – unter ihnen Sonne und Mond – mit bestimmten Körperteilen, so z. B. Sonne und Herz, Jupiter und Leber, und auch den Tierkreiszeichen entsprechen einzelne Körperteile. Mit diesem magischen Simile ist dann auch noch das „theoretische galenische Simile" verknüpft, indem die Sonne im Sinne der galenischen Qualitätenlehre als heiß und trocken, der Mond als feucht und kalt, der Jupiter als warm und feucht angesehen wurden; diesen waren wiederum die einzelnen Heilmittel zugeordnet, die nach den Grundsätzen der Sympathie (Simile) oder Antipathie (Contrarium) gegeben werden. Ich denke, dadurch klar gemacht zu haben, daß dies *„astrologische Simile"* seinem Wesen nach mit dem homöopathischen nichts zu tun hat.

So haben diese stark magisch eingestellten paracelsistischen Ärzte, von denen nur CROLL, P. SEVERINUS, GOCLENIUS und RHUMELIUS genannt seien, das Simile lebendig erhalten, aber es auch für die langsam aufdämmernde Aufklärung verdächtig gemacht. Doch mitunter leuchtet ein Blitz, der unsere Aufmerksamkeit auf sich zieht, so wenn der stark magisch eingestellte Engländer Robert FLUDD (1574–1637) bei Erwähnung einiger Simileverfahren, wie der Behandlung der Blasen- und Nierensteine mit solchen Steinen, sagt: „Der Auswurf eines Schwindsüchtigen heilt nach der nötigen Zubereitung die Lungenschwindsucht." Vermutlich ist auch das auf magischem Boden erwachsen oder wenigstens schwingen dabei magische Gedanken mit, und doch darf man sagen, daß hier FLUDD über die Jahrhunderte hinweg Robert KOCH die Hand reicht (Philosophia Moysaica, Goudae 1638, fol. 149, col. 2).

Obwohl ich in meiner „Geschichte der Homöopathie" im Jahre 1932 schon darauf hingewiesen hatte, daß es sich bei dem Mönch Basilius VALENTINUS um eine Mystifikation, um eine Fälschung handle, wurde er noch in allerletzter Zeit als Vorläufer HAHNEMANNS erwähnt. BASILIUS soll ein Mönch in der ersten Hälfte des 15. Jahrhunderts gewesen sein, der schon tiefe Einblicke in die Chemie getan habe, und dem auch PARACELSUS viel verdanke, ja den dieser bestohlen habe. In Wirklichkeit erschien das erste Buch unter diesem Namen 1599, dem noch einige weitere folgten. Der Verfasser ist nicht sicher bekannt, im allgemeinen hält man den Rosenkreuzler J. THÖLDE dafür, und BASILIUS verdient nur Erwähnung, da seine vom Geheimnis umwitterten Schriften mit ihren magischen Ansichten bis zum 18. Jahrhundert neu aufgelegt wurden und starken Einfluß hatten. Und wo er vom Simile spricht, leuchtet überall das magische Simile durch, sowie das galenische, nur selten findet sich ein Anklang an das oberflächlich-homöopathische, indem etwa gesagt wird, Hitze soll mit Hitze behandelt werden, wobei es sich aber vielleicht auch um das galenische Simile handelt. BASILIUS sollte deshalb endgültig als Vorläufer HAHNEMANNS seine Rolle ausgespielt haben (vgl. Tischner: Wer war Basilius Valentinus? AHZ 1942, Nr. 3).

Der bekannte Arzneikundler Rudolf KOBERT erwähnt als Vorläufer der Homöopathie zwei Heilige in den „Acta Sanctorum". Ich habe die Richtigkeit der Angabe in meiner „Geschichte" schon bezweifelt, konnte jedoch, da die Verweisung falsch war, dem in dem Riesenwerk nicht nachkommen, bis mich der Zufall auf die richtige Fährte brachte. Es handelt sich dabei um zwei frühchristliche Heilige CYRUS und JOHANNES, die beide Ärzte waren. Sie befreiten eine Frau, die beim Wassertrinken einen Frosch verschluckt hatte, dadurch von dem Frosch, daß sie durch viel Wassertrinken Erbrechen erzeugten. Zum Schluß wird dann gesagt, daß Heilige nicht, wie sterbliche Ärzte zu tun pflegen, durch Gegenmittel heilen, sondern durch das Ähnliche (Acta sanctorum, Antwerpen 1643, Januar, Bd. 2, S. 1091 ff.). Auch den berühmten Pater Athanasius KIRCHER erwähnt KOBERT als Vorläufer, er habe jedes Gift als sein eigenes Gegengift bezeichnet. Daß dieser Satz aller Wahrscheinlichkeit nach magischem Boden entsprossen ist, zeigt seine sonstige Einstellung. Er empfiehlt gegen die Pest ein Krötenamulett, die Beobachtung zeige, daß der Pest eine Vermehrung der Kröten vorangehe, beide entstammen also derselben Ursache, die Kröte ist demnach der Pest nahe verwandt, und das Amulett zieht aus Wahlverwandtschaft die Pest vom Menschen auf sich ab. Dies möge als Beispiel für die magische Einstellung KIRCHERS genügen, sie zeigt, wie man mit anscheinend unwiderstehlicher formaler Logik die tollsten Sachen beweisen kann (Scrutinium phys. med. contagiosae luis, quae dicitur pestis, Leipzig, 1671, S. 118–119). Auch bei dem berühmten I. B. VAN HELMONT finden sich Spuren des magischen Simile und vielleicht auch Vorahnungen der Isopathie.

Abgesehen von diesen mehr oder weniger von PARACELSUS beeinflußten Ärzten finden sich auch bei anderen Forschern Erwähnungen des Simile, meist handelt es sich dabei um das galenische, mitunter leuchtet das magische hindurch, aber nur selten kann man dabei an das oberflächliche homöopathische denken.

Dagegen fällt es auf, daß im 18. Jahrhundert mehrfach sich *isopathische Vorahnungen* finden. Lady MONTAGUE, die Frau des englischen Gesandten in Konstantinopel hatte das dort übliche Impfverfahren gegen die Pocken kennengelernt und bei ihren Kindern anwenden lassen, indem man älteren und deshalb abgeschwächten Blatterninhalt einimpfte. Sie machte es auch in England bekannt, und es gewann auch eine gewisse Verbreitung, doch infolge einiger Todesfälle im Hochadel setzte sich das Verfahren doch nicht durch.

Durch diese Bestrebungen angeregt, machte man auch bei andern Krankheiten derartige Versuche oder wenigstens Vorschläge, von denen nicht immer klar wird, wie weit sie in die Tat umgesetzt wurden und noch weniger, ob sie sich bewährten; auf alle Fälle führten sie sich nicht ein. Ich erwähne nur den Vorschlag von Phil. NENTER die getrockneten Pestbubonen in Pulverform einzuimpfen (Fundamenta medicinae theor. Argentor. 1718, Bd. 2, S. 646) sowie die ähnlichen Bestrebungen von Steph. WESZPRÉMI (Tentamen de inoculanda peste, London 1755) und die des russischen Arztes SAMÖILOWITZ (Opuscules sur la peste, Paris 1787).

Da die Masern vielfach wesentlich ernster verliefen als heute und zumal schwere Lungenerscheinungen häufiger waren, empfahl Francis HOME in Edinburgh das Blut von Masernkranken einzuimpfen (Medical facts and experiments, London, 1759, 266 f.), ähnlich äußerte sich auch Alexander MONRO der Jüngere, (De venis lymphaticis valvulosis, Berlin 1760). Doch alle diese Bestrebungen konnten sich nicht durchsetzen, dies gelang nur der von JENNER ausgearbeiteten Übertragung (1796) der Kuhpocken (Vaccination), womit die Gefahren des alten Verfahrens wesentlich gemildert waren. Aber auch dies neue hatte vielfach zu kämpfen und gewann nur langsam an Boden.

Wir gehen von diesen isopathischen Versuchen, die uns bis in die HAHNEMANNsche Zeit geführt haben, wieder etwas zurück bis ins Jahr 1734, in dem eine Doktorarbeit von Friedr. Adrian LA BRUGUIÈRE erschien, die unter dem Halleschen Kliniker Michael ALBERTI den Gegenstand „De curatione per similia" abhandelte. Die kleine Schrift bedürfte an sich kaum einer nähern Besprechung, wenn sie nicht vor einer Reihe von Jahren, nachdem der Marburger Kliniker E. M. MÜLLER sie als „unbekannt" ausgegraben hatte, von dem Homöopathen Reinhart PLANER mit deutscher Übersetzung herausgegeben worden wäre (Leipzig, 1926). Sie gibt eine gute Übersicht über die Behandlung nach dem Simile, soweit es aus dem Schrifttum seit der Neuzeit zu ersehen ist. Vielfach handelt es sich dabei um das galenische Simile, wie z. B. wenn VIDIUS nach HIPPOKRATES „nervorum rigor" eine „kalte" Krankheit mit kaltem Wasser behandelt.

Daneben gibt es Fälle von scheinbarem Simile (s. o.) und auch das oberflächliche homöopathische Simile spielt eine Rolle. Kennzeichnend für die Aufklärung ist es, daß das magische Simile nur in ablehnendem Sinne gestreift und PARACELSUS nicht erwähnt wird. Die Heilung von Verletzungen durch wilde Tiere mittels Körperteilen dieser Tiere wird als erwiesen angesehen. Diese verschiedenen Similearten werden begrifflich nicht gesondert und gewertet, so daß die kleine Schrift zur Klärung der Frage nichts beigetragen hat. HAHNEMANN hat sie anscheinend nicht gekannt, doch ist es ein Irrtum des Marburger Klinikers, wenn er meint, sie sei in homöopathischen Kreisen unbekannt gewesen; ich habe sie allein an drei Stellen des homöopathischen Schrifttums erwähnt gefunden, ohne danach gesucht zu haben.

HAHNEMANN selbst nennt unter seinen Vorläufern einen gewissen Joh. HUMMELIUS, und dieser beruft sich bei seinem Bericht auf den bekannten Joh. Konrad DIPPEL, einen Theologen und magisch eingestellten Arzt. DIPPEL habe ihm erzählt, ein dänischer Regimentsarzt habe die allgemeine Regel der Medizin des „Contraria contrariis" bekämpft; man müsse vielmehr nach dem Simile behandeln: Verbrennungen durch Annähern an Feuer, Erfrierungen durch aufgelegten Schnee und das kälteste Wasser. Der Gewährsmann DIPPEL legt den Verdacht nahe, daß auch dies Simile dem magischen Boden entsprossen ist, bestenfalls handelt es sich um das oberflächlich-homöopathische Simile. Das alles hat nur recht lockere Beziehungen zu den Gedanken von HAHNEMANN. (Commentatio de Arthritide..., Büdingae, 1738).

HAHNEMANN selbst nennt noch neben den Erwähnten als Ärzte, die den Similegedanken bei dieser oder jener Arznei ausgeprochen hätten, BOULDUC, DETHARDING, BERTHOLON sowie THOURY; er fügt jedoch mit Recht hinzu, daß man es nur bei dem flüchtigen Gedanken bewenden ließ.

Eine kleine Blütenlese aus dem Schrifttum des achtzehnten Jahrhunderts zeige schließlich, daß auch sonst noch angesehene Ärzte mitunter nach dem Simile handeln und die Ähnlichkeitsbeziehung auch z. T. betonten, ohne jedoch das zu einem Grundsatz zu verallgemeinern und eine Lehre darauf aufzubauen. Joh. GROENEVELT, ein bekannter Arzt und Steinschneider in London, wurde vom Präsidenten des „Royal College of Physicians" ins Gefängnis gebracht, weil er Blasenleiden mit Cantharis behandelte. Er verteidigte sich dagegen in „De tuto Cantharidum in medicina usu interno" (London 1698). Vermutlich hatte es dem „College" einen verdächtigen Geruch nach Magie. Der berühmte Boerhaaveschüler DE HAEN betont einmal, daß viele Gifte, weil sie giftig sind, deshalb auch heilsam seien: „Die Stengel des Nachtschattens erregen in größerer Gabe Krämpfe und Raserei, in mäßiger jedoch lösen sie die Krämpfe und Zuckungen." Der bekannte Hamburger J. A. UNZER spricht in einem Absatz davon, daß der Tabak dieselben Krankheiten, die er hervorgebracht, auch behoben habe. Schließlich könnte HAHNEMANN auch von seinem Zeitgenossen BROWN angeregt worden sein, wenn dieser davon spricht, daß bei „sthenischen" Krankheiten diejenigen Heilmittel als Reize dienen, die, wenn ihre Wirkung zu stark ist, gerade diese Krankheiten erzeugen.

Alle diese Bemerkungen sind aber doch zu kurz und zu vereinzelt, so daß man leicht darüber hinwegliest, wenn man nicht schon ähnliche Gedanken selbst gehabt hat. Das gilt auch von Anton STÖRCK, dem einzigen, dessen Ansichten eine größere Verwandtschaft mit dem Gedanken HAHNEMANNS haben. Doch bevor wir zu ihm übergehen, müssen wir die Geschichte der Arzneiprüfungen am Gesunden kennenlernen. STÖRCK ist der einzige, der diese beiden Gedanken von der Heilung nach dem Ähnlichkeitssatz und der Arzneiprüfung am Gesunden, wenn auch nur keimhaft, schon vor HAHNEMANN ausgesprochen und danach gehandelt hat.

3. Die Arzneiprüfungen am Gesunden

Die Geschichtsforscher haben dies Gebiet leider recht vernachlässigt, und meine eigenen Nachforschungen werden gewiß sehr bruchstückhaft sein, immerhin ist doch einiges zu diesem Thema bekannt geworden. Die alten Kräuterweiber und Heilkundigen werden sicher manches Kraut auf Geruch und Geschmack geprüft haben, und manche haben wohl die Prüfung auch weitergetrieben, und man darf annehmen, daß diese Prüfungen manches zu den wunderbaren Arzneikenntnissen beigetragen haben, die wir in der Volksheilkunde finden. Erst aus Griechenland wird berichtet, daß der Empiriker HERAKLEIDES von Taras eine Anzahl von Heilmitteln am Gesunden geprüft haben soll; leider jedoch ist nichts von seinen Schriften auf unsere Zeit gekommen. Einige Könige des Ostens haben an Verbrechern und getreuen Untertanen die Wirkungen der Gifte studiert, um auf diese Weise Gegenmittel gegen die damals üblichen Giftmorde zu finden. Als solche werden besonders ATTALUS III. von Pergamon und der berühmte MITHRIDATES von Pontus (124–64 v. Chr.) genannt, aber auch von den Ergebnissen dieser Versuche ist nichts erhalten geblieben.

Erst aus dem Beginn der Neuzeit hören wir wieder von Arzneiprüfungen, und zwar von zu dem gleichen Zweck angestellten Versuchen. Es war das geheiligte Haupt der Christenheit, CLEMENS VIII. der an Menschen solche Versuche vornehmen ließ, um sein kostbares Leben gegen Vergiftungen schützen zu können.

Der Bericht über diese Versuche, die der Bologneser Chirurg G. CARAVITA angestellt hat, ist nur kurz, stammt aus späterer Zeit und ist wohl von CARAVITAS Schüler, dem berühmten Botaniker P. A. MATTIOLI aus dem Gedächtnis niedergeschrieben. CARAVITA hatte ein Gegengift gegen Vergiftungen und gegen Bisse und Stiche giftiger Tiere hergestellt, und das sollte an Verbrechern erprobt werden, die zu diesem Zwecke mit Aconit vergiftet waren. Es wird nur ganz kurz gesagt, daß sie alle Erscheinungen bekamen, die nach AVICENNA für die Aconitvergiftung kennzeichnend seien (MATTIOLI, Opera omnia, Basel 1574, S. 707 ff.).

Zwei weitere ähnliche Versuche wurden auf Veranlassung von Kaiser FERDINAND 1561 in Prag durch MATTIOLI vorgenommen. Zwei Verbrechern wurde Aconit eingegeben, um das berühmte Gegengift Bezoar zu erproben, das jedoch kaum die auftretenden Erscheinungen abgeändert haben wird, da Bezoar eine Zusammenballung von Haaren ist, die sich in Ziegenmägen finden. Man darf also wohl von einer reinen Aconitwirkung sprechen, die MATTIOLI auch in beiden Fällen genau schildert. Einige Jahre später (1564) machte Claudius RICHARD in Prag und Wien gleichfalls an zwei Verbrechern Versuche; der eine bekam Arsenik und der zweite Aconit (s. Thomas JORDAN, Pestis phaenomena, Frankfurt, 1576).

Die ersten mir bekannten Versuche, die aus edleren, rein wissenschaftlichen Beweggründen angestellt wurden, machte der berühmte Botaniker und Polyhistor Conrad GESNER in Zürich an sich selbst. Er nahm ziemlich starke Gaben, die immerhin zu unangenehmen akuten Erscheinungen wie Übelkeit und Erbrechen führten. Unter anderem waren es die Pflanzen Eupatorium, Gratiola, Helleborus und die eben erst bekannt gewordene Nicotiana. Solche Versuche, in denen es gleich zu Durchfall oder Erbrechen kommt, werden infolge baldiger Ausscheidung des Giftes kaum sehr ergiebig sein und wenig über die Eigenart der Pflanze aussagen, und wenn auch einige Freunde gleichfalls zu Versuchen angeregt wurden, so machte es doch keine Schule; in den nächsten Zeiten hören wir kaum über solche Versuche (Epistolarium medicinalium Conradi Gesneri libri tres, Zürich 1577, fol. 44).

Der nächste mir bekannt gewordene Forscher ist G. YOUNG, der 1753 über Versuche mit Opium berichtet, dem bald andere Ärzte folgten, so daß man den Eindruck hat, daß die Mitteilung von YOUNG die Anregung dazu gegeben hat. Als erster folgte Anton STÖRCK in Wien, der 1760 über einige Selbstversuche mit Schierling berichtete, da er jedoch starke Schmerzen und eine Anschwellung der Zunge bekam, brach er diese Versuche ab. In einer zweiten Schrift berichtete er 1762 über Versuche mit Datura Stramonium, Hyoscyamus und Aconit, in der er die bemerkenswerte Frage stellt: „Wenn Stramonium durch Verwirrung des Geistes Gesunde krank macht, warum darf man dann nicht den Versuch machen, ob es nicht, indem es den Kranken und Verrückten die Gedanken stört und ändert, Geistesgesundheit geben und bei mit Krämpfen Behafteten die Krämpfe heben könnte?" Hier wird also in Verbindung mit Versuchen am Gesunden die Frage des „Similia similibus" zur Erörterung gestellt („Libellus, quo demonstratur Stramonium ...", Wien 1762).

Die Prüfungen waren auch bei STÖRCK nicht ergiebig; bei Aconit war am auffallendsten, daß er den Tag über am ganzen Leib schwitzte. Wie die Krankengeschichten zeigen, hat er auch versucht, am Kranken gemäß den spärlichen Prüfungsergebnissen zu handeln. Nach einigen kleineren Schriften erschien 1771 eine Schrift über Pulsatilla, in der das Bestreben, die Ergebnisse nach dem Ähnlichkeitssatz zu verwenden, deutlich wird. Er hat allerdings nur ein Symptom gefunden, nämlich Schmerzen am rechten Auge, an dem er zwei Jahre vorher eine Prellung bei einem Wagenunfall erlitten hatte. Da ist es nun bemerkenswert, daß über die Hälfte der berichteten Fälle sich auf Augenkranke bezieht. Zusammenfassend sagt er, daß Pulsatilla bei Augenkrankheiten sehr gut passe und allem Anschein spezifisch wirke (Lib. d. usu med. Pulsatillae, Wien 1771). STÖRCK ist demnach in seinen Versuchen kaum darüber hinausgekommen, ihnen Hinweise auf das Organ zu entnehmen, auf die es wirkt; eine individuelle Arzneimitteldiagnose im Sinne HAHNEMANNS hat er kaum gestellt, dazu waren die Ergebnisse seiner Prüfungen zu spärlich. Merkwürdigerweise hat er sich, abgesehen von dem obigen Fragesatz über das Stramonium, nicht weiter zur Theorie geäußert, so daß STÖRCK später wohl wegen seiner Bemühungen, neue Arzneimittel einzuführen, genannt wurde, daß er aber danach strebte, die Behandlung auf dem Ähnlichkeitssatz aufzubauen, wurde vollkommen übersehen. Und das ist verständlich, da er über die ersten Anfänge nicht hinausgekommen ist. Er muß aber als der einzige echte Vorläufer HAHNEMANNS rühmend hervorgehoben werden. Die Gründe, warum er nicht dies Gebiet eindringender behandelt hat, sind wohl z. T. innerer, z. T. auch äußerer Natur. Er war wohl keine stark theoretische Natur, dazu aber kommen mannigfache Berufshemmungen. Er war Leibarzt und als solcher viel auf Reisen, außerdem Direktor der medizinischen Fakultät und Leiter des medizinischen Studienwesens, als welcher er große Änderungen traf. Später wurde er Leiter des gesamten Medizinalwesens der österreichischen Länder.

Starke Wirkungen hat er deshalb auf unserem Gebiete nicht ausgeübt, nur wenige der Wiener Schule sind ihm gefolgt und haben auch Arzneiversuche am Gesunden angestellt, wie KRATOCHWILL und KRAPF.

Als nächster berichtete 1762 Joh. Friedr. GRIMM in den „Nova acta phys.-med." (Halle) über Versuche mit Opium, von dem er eine ganze Reihe Symptome erhalten hatte. – Zu gleicher Zeit gab es in Schottland eine kleine Gruppe von Arzneiprüfern, die vermutlich durch YOUNG beinflußt worden ist. Der erste ist William ALEXANDER in Edinburgh mit Berichten über Salpeter und Kampfer (Philosoph. transactions, London Tome 57, 1767 und „Experimental essays", London, auf deutsch 1773 unter dem Titel „Medizinische Versuche und Erfahrungen"). Besonders bei letzterem bekam er starke, ja bedrohliche Erscheinungen, wie Schwindel, Verwirrtheit, Ohnmacht, Zuckungen und Schreien; er selbst wußte nicht mehr, wie er in diesen Zustand gekommen war. Eine Edinburgher Doktorarbeit von Corb. GRIFFIN berichtete über ähnliche Erscheinungen, wenn auch nicht so starke. Der angesehene Robert WHYTT teilte gleichfalls einen Versuch mit Kampfer mit, der damit übereinstimmende Ergebnisse hatte.

Von weiteren Versuchen ist mir aus dieser Zeit sonst nichts bekannt, belangreich ist nur noch, daß der berühmte Physiologe Albrecht von HALLER in der „Pharmacopoea helvetica" (Basel, 1771) für derartige Prüfungen am Gesunden eintrat, ob allerdings die Veröffentlichung in einem nur für die Schweiz berechneten umfangreichen Werke dem Bekanntwerden dieser Ansicht günstig war, ist zu bezweifeln. HALLER übt da scharfe Kritik am Zustand der Arzneimittellehre, an der Berufung auf den Gebrauch bei den Griechen und Römern, während man vielfach gar nicht wisse, ob denn die Alten dieselben Pflanzen mit dem Namen meinen, den wir für sie gebrauchen. Weder Geruch noch Geschmack sage viel über die Verwendungsmöglichkeit. Es bleibe nichts übrig als in geduldiger Arbeit in Versuchen am Gesunden sich über die Wirkungen klar zu werden – eine Arbeit für ein Jahrhundert. In ähnlich ablehnendem Sinne haben sich z. B. auch CULLEN und ALEXANDER über die damalige Arzneimittellehre geäußert.

Man wird nicht sagen können, daß alle diese Vorläufer und ihre Meinungen und Ergebnisse eine notwendige Bedingung darstellen, ohne die HAHNEMANN nicht zur Aufstellung seiner Lehre hätte kommen können, aber sie konnten ihn vielleicht ermutigen, nun den bei ihnen gewiesenen Weg wirklich und planmäßig zu verfolgen. Das gilt auch von STÖRCK, der als einziger echter Vorläufer bezeichnet werden kann, da er die am gesunden Menschen geprüften Arzneien nach dem Ähnlichkeitssatz angewendet hat.

II

Hahnemann

1. Die vorhomöopathische Zeit

Die Jugend. Der Begründer der Homöopathie Samuel HAHNEMANN wurde geboren zu Meißen am 10. April 1755 als Sohn des Porzellanmalers Christian Gottfried HAHNEMANN (1720–1784). Seine Mutter Johanne Christiane SPIESS († 1790) war die Tochter eines Weimarischen Kapitäns und Oberregimentquartiermeisters Joh. Karl SPIESS. Die Familie HAHNEMANN stammt aus dem bekannten Badeort Lauchstedt bei Weißenfels, wo sie seit 1707 nachweisbar ist. Der Name ist in dieser Gegend häufig, und die Familie wird vermutlich seit jeher in Mitteldeutschland ansässig gewesen sein. Unser Samuel wurde von seinem geistig regsamen Vater nicht im Sinn des starren Luthertums erzogen, sondern im Geist eines undogmatischen, aufklärerischen Deismus (s. u. II. 6).

Die wirtschaftliche Lage im Elternhaus war beschränkt, zumal da außer Samuel noch vier weitere Geschwister vorhanden waren. Man strebte trotzdem danach, dem begabten Sohn eine höhere Bildung angedeihen zu lassen, und so schickte man ihn 1767 in die Meißener lateinische Stadtschule. Aber der Vater mußte bald einsehen, daß er sein Vorhaben nicht durchhalten konnte, so daß er den Sohn gegen dessen Willen 1770 von der Schule nahm und ihn auswärts in die kaufmännische Lehre schickte. Der Sohn hielt es jedoch dort nicht aus, sondern kehrte ohne Wissen und gegen den Willen des strengen Vaters nach Hause zurück. Nun gelang es, für den strebsamen Sohn an der berühmten Fürstenschule St. Afra in Meißen im November 1770 einen Freiplatz zu bekommen als „Famulus" mit freier Wohnung und Kost bei einem Magister MÜLLER, bei dem er als Entgelt kleine häusliche Dienste leisten mußte. HAHNEMANN hat auch später noch sich mit hoher Verehrung über den Magister MÜLLER ausgesprochen. Ostern 1775 verließ HAHNEMANN die Schule, nachdem er bei der Abschiedsfeier eine noch erhaltene lateinische Rede über die menschliche Hand gehalten hatte, die ein deutliches Zeugnis ablegt für seinen aufklärerischen Deismus mit seinem anthropozentrischen, teleologischen Optimismus.

Nun konnte HAHNEMANN die Hochschule in Leipzig beziehen mit 20 Talern in der Tasche, das letzte Geld, das er vom Elternhaus erhielt. Sein Gönner, der Arzt und Bergrat PÖRNER in Meißen erwirkte ihm bei den Leipziger Professoren freien Vorlesungsbesuch. Mit Stundengeben und Übersetzungen medizinischer Werke fristete der Student sein Leben. Zu Beginn des Jahres 1777 verließ er Leipzig, da dort die Möglichkeit des praktischen Unterrichts am Krankenbett fehlte und ging nach Wien, der damals führenden medizinischen Hochschule. Dort erregte er die Aufmerksamkeit des Leibarztes VON QUARIN, der ihn als einzigen seiner Schüler auch zu seinen Privatkranken mitnahm.

HAHNEMANN hat ihm ein dankbares Gedenken bewahrt und schreibt 1791 von ihm: „QUARIN verdanke ich alles, was an mir Arzt genannt werden kann". Im Herbst mußte sich HAHNEMANN jedoch nach einer anderen Beschäftigung umsehen, da er von allen Geldmitteln entblößt war. Er hatte das Glück, vom Freiherrn Samuel VON BRUKENTHAL, einem Siebenbürger Deutschen und Gouverneur seiner Heimat, als Hausarzt und Betreuer seiner bedeutenden Bücherei und sonstigen Sammlungen mit nach Hermannstadt genommen zu werden. Auch bei der dortigen Bevölkerung konnte HAHNEMANN ärztlich tätig sein, und er hat diese Zeit gut genutzt; sein erstes selbständiges Buch „Anleitung alte Schäden ..." (1784) bezieht sich mehrfach auf die dort gemachten Erfahrungen. Anfang des Jahres 1779 ging HAHNEMANN nach Erlangen, wo er seit Ende April nachweisbar ist und legte nach dem dort verbrachten Sommersemester die Doktorprüfung am 10. August 1779 ab. Der Titel seiner Doktorarbeit lautet: Conspectus adfectuum spasmodicorum aetiologicus et therapeuticus.

Der junge Arzt. Nach der nunmehr bestandenen Prüfung drängte es ihn in die Heimat, um sich dort niederzulassen. Vermutlich hat er sich nach Leipzig begeben, dort hatte er die beste Gelegenheit, sich noch weiter auszubilden und außerdem Umschau nach einem geeigneten Niederlassungsort zu halten. Nach etwa einem Jahr ließ er sich 1780 in Hettstedt im Mansfeldischen nieder, das soeben an Sachsen gefallen war. Doch fand er hier nicht das Gesuchte; schon im Frühjahr 1781 sehen wir ihn in Dessau, er ließ sich jedoch dort nicht nieder, sondern hat sich noch weiter in der Chemie umgetan. In Dessau lernte er die Apothekerstochter Henriette KÜCHLER (1764–1830) kennen und verlobte sich mit ihr, doch führte er sie erst im Dezember 1782 heim, nachdem er glaubte, in Gommern bei Magdeburg, einer kursächsischen Enklave, einen geeigneten Ort für seine Tätigkeit gefunden zu haben. Der Ehe entsprossen im Ganzen elf Kinder, von denen allerdings ein Teil frühzeitig starb. Auch in Gommern blieb er nicht lange, da er nicht die erhoffte Praxis fand, und so sehen wir ihn im Herbst 1784 in die Landeshauptstadt Dresden ziehen, wo er besonders auf medizinisch-chemischem Gebiete tätig war.

Die erste Frucht dieser wissenschaftlichen Tätigkeit war eine gerichtlich-medizinische Schrift „Über die Arsenik Vergiftung" (Leipzig, 1786). Schon diese Arbeit an sich weist wohl darauf hin, daß er die Physikatslaufbahn anstrebte, was auch noch dadurch bestätigt wird, daß er in ihr nach einer sehr scharfen und abfälligen Kritik der Tätigkeit der praktischen Ärzte die forensische Arzneikunde als die einzige „Freistadt des arzneilichen Ruhmes" bezeichnet. Unterstrichen wird das noch dadurch, daß er 1786 seinen Bruder bittet, gelegentlich einer Reise Erkundigungen über das Physikat in Hubertusburg einzuholen. Diese fielen aber recht ungünstig aus, so daß er sich wohl darum nicht mehr gekümmert haben wird. Im Zusammenhang mit diesen Bestrebungen stehen wohl auch seine freundschaftlichen Beziehungen zum Dresdener Stadtphysikus WAGNER. Ob diese Freundschaft die Anregung zu diesen Plänen gegeben hat, oder ob, was wohl das wahrscheinlichere ist, er infolge dieser Absicht die Bekanntschaft mit WAGNER gesucht hat, ist nicht bestimmt zu sagen. WAGNER erkannte die hohen Gaben seines Freundes und übergab ihm, als er selbst erkrankte, die seiner Leitung unterstehenden Krankenanstalten, die HAHNEMANN ein Jahr dann leitete. Nach dem Tode WAGNERS im Februar 1788 bewirbt sich HAHNEMANN um dessen Stelle, die er jedoch nicht erhält, und das braucht uns nicht zu wundern, denn die hervorragendste Stelle dieser Art in Kursachsen wurde gewiß nur einem lange bewährten älteren Physikus anvertraut, und nicht einem jungen Anfänger. Nachdem diese Hoffnung sich nicht erfüllt hatte, zog HAHNEMANN sich enttäuscht in das Dorf Lockwitz südöstlich von Dresden zurück, wo er sich eifriger Übersetzungstätigkeit, sowie chemischen Studien widmete.

Damit sind wir zum Abschluß seiner „allopathischen" Laufbahn gekommen. Ehe wir ihn nun auf seiner Laufbahn als Empörer nach Leipzig folgen, wo er den Grundstein seiner neuen Lehre legte, wollen wir uns seine bisherigen wissenschaftlichen Arbeiten betrachten. Wenn wir von der Doktorarbeit absehen, waren seine ersten selbständigen Veröffentlichungen 5 kleinere Aufsätze aus seiner Hettstedter Zeit in einer Schrift „Medizinische Beobachtungen" (Quedlinburg, 1782), die ein älterer Arzt im nahen Quedlinburg, Dr. Fr. Chr. KREBS, herausgab, darauf Wert legend, nur „treue Beobachtungen ohne überflüssigen Hypothesenkram" zu veröffentlichen. Es handelt sich um die fünf ersten Aufsätze des zweiten Hefts, die man mit Bestimmtheit auf HAHNEMANN zurückführen kann. KREBS wird den jungen Berufsgenossen als ihm geistesverwandt empfunden und ihn deshalb aufgefordert haben, an dieser zwanglosen Heftreihe mitzuarbeiten. Und schon regt sich in ihm rücksichtslose Kritik, wenn er z. B. der Meinung ist, daß „Epidemien in ihren Anfängen größtenteils leicht zu unterdrückende Krankheiten einzelner Personen sind, die nur durch Nachlässigkeit und Unwissenheit zu einem allgemeinen Würgengel ausarten... Nehme ich also eine anhaltend ungesunde Witterung, nehme ich Mangel und Armut aus, so fällt die übrige Schuld fast allein auf Anstalten, Krankenwärter und Ärzte, die durch vereinigtes schlechtes Betragen allein schon imstande sind, mittelmäßige Krankheiten zu bösartigen umzuschalten." Ohne über die Richtigkeit oder Falschheit dieser Ansicht lange zu sprechen, sei nur darauf aufmerksam gemacht, daß er damit wohl auf die vielfach sehr unzweckmäßigen Einrichtungen der Krankenhäuser und des unrichtigen Verhaltens des Personals bei Epidemien abzielt, durch die die Verbreitung der Epidemien vielfach nicht gehemmt, sondern begünstigt wurde. In den neunziger Jahren hat HAHNEMANN in mehreren Arbeiten bis ins einzelne gehende Vorschläge über Einrichtung und Betrieb von Seuchenkrankenhäusern gemacht.

Bemerkenswert ist, wie HAHNEMANN als ganz junger Arzt mit einer Unbekümmertheit und Schärfe sich äußert, die schon an seine spätere rücksichtslose Kritik an der Schulmedizin erinnert. Aber auch gegen sich selbst ist er kritisch; so wirft er die Frage auf, ob nicht die unrichtige Behandlung dazu führte, daß sich die Seuche bis in den Februar hinschleppte. In einem Fall von Veitstanz hat er mit seinen Mitteln keinen Erfolg, während er unter einem Hausmittel einer Freundin der Familie (warme Halbbäder) bald gut wurde. Er schließt mit den Worten „Wo bleibt unsere Theorie? ... Wieviel gibt es, was wir noch nicht wissen!" 1784 erschien seine erste selbständige Schrift „Anleitung alte Schäden und faule Geschwüre gründlich zu heilen", Leipzig). Auch hier spricht mehrfach der künftige Empörer, so wenn er bemerkt, Laienheiler, Viehärzte usw. seien in Behandlung solcher Geschwüre vielfach glücklicher als der schulgerechteste Professor. Er wünscht ihre handwerksmäßigen Kunstgriffe zu besitzen, die er gern gegen verschiedene medizinische Folianten eintauschen möchte. Auch tadelt er die „dreisilbigten Vorschriften der größten Ärzte" bei Verordnung von Kaltwasseranwendung, anstatt ins einzelne gehende jedem Fall angepaßte Anweisungen zu geben.

Den größten Wert legt er auf Hebung des Allgemeinzustandes und vermeidet schon damals die üblichen ausgiebigen schwächenden Aderlässe; er wendet sie nur vorsichtig und bei Vollblütigen an. Obwohl damals noch Anhänger der Humoralpathologie, bekämpft er die Ansicht, als ob man mit der Ausleerungsbehandlung mittels Schwitzens, Abführens, Erbrechens oder Fontanellen die „bösen Säfte" ausführen könne, während die guten drin bleiben. Nein, man schwäche damit den Körper. Auch hier spricht er wieder von seinen Mißerfolgen, daraus Lehren für die Zukunft ziehend.

Wie er seelische Verursachung und Verschlimmerung von Leiden durch Ärger, Sorge, Kummer, Leidenschaft kennt, so legt er auch bei der Behandlung seiner Kranken immer großen Wert darauf, daß der Kranke eine auch seelisch günstige Umgebung hat; er versucht ihn seelisch zu beeinflussen, sorgt für angenehme Geselligkeit und vergißt nicht, auch die Musik für die Genesung einzusetzen. – Im Ganzen gesehen, ist die Schrift ein echt ärztlichem Denken entsprossenes Werk, das den vielseitigen, ausgezeichneten Praktiker und den trefflichen Beobachter zeigt. Und als Arzt hat er sich sein Leben lang gefühlt, die Behandlung des jeweiligen Kranken steht bei ihm im Vordergrund seiner Bestrebungen. Daß er sich bei Aufstellung seiner neuen Lehre auch mit theoretischen Überlegungen beschäftigt hat, steht erst in zweiter Linie bei ihm. Wo nötig, benützt er auch das Messer, beim Verband verwendet er Sublimatlösung, Höllenstein und Alkohol. Einen Eingriff wegen Karies eines Mittelfußknochens beschreibt er folgendermaßen: „Ich erweitere die Wunde, verbinde etliche Tage mit Digestiv, den Knochen schabe ich rein aus und sondre das Verdorbene ab, verbinde mit Alkohol und sehe dem Erfolge zu." „Digestiv" ist eine Arzneiform für äußere Anwendung bei eiternden Wunden, die ohne die sonst üblichen Fette aus Eigelb und Peru- oder Kopaivabalsam oder Terpentin hergestellt wurde. Es gab also schon damals eine empirisch gefundene Antisepsis. Auch sonst erwähnt HAHNEMANN mitunter chirurgische Maßnahmen und räumte ihr auch in seiner homöopathischen Zeit ihre Stellung ein. Wenn man aber, wie es mitunter geschehen ist, bewundernd über seine Wundbehandlung gesprochen hat, als ob das sein geistiges Eigentum wäre, das ihn über andere Ärzte erhob, so geht das zu weit. Ich fand im von WIELAND herausgegebenen „Teutschen Merkur" etwa im Jahrgang 1782 oder 1783 in einem Bericht aus Frankreich eine ganz ähnliche Wundbehandlung angegeben. Da meine Aufzeichnungen verbrannt und die Büchereien noch geschlossen sind, ist es mir nicht möglich z. Z. weiteres darüber zu sagen. Immerhin war es allem Anschein nach in der besonderen Form etwas Neues, was HAHNEMANN dann gleich übernommen hat.

Seine nächste Schrift war die schon erwähnte Arsenarbeit, worüber wir jedoch erst bei Behandlung von HAHNEMANN als Chemiker sprechen wollen, da ihre Hauptbedeutung auf diesem Gebiete liegt. Die zweite Schrift seiner Dresdener Zeit ist der „Unterricht für Wundärzte über die venerischen Krankheiten" (Leipzig, 1789), in der er von dem auch sonst vielfach vertretenen Standpunkt HUNTERS ausgeht, der Tripper, Syphilis und Schanker als eine Krankheit auffaßte. Sie wurde allgemein günstig beurteilt und wenige Jahre später erschien ein Buch von A. R. VETTER „Neue Curart aller venerischen Krankheiten nach Hunter, Girtanner und Hahnemann", er galt also schon damals als maßgebender Gelehrter. In seiner Schrift gibt er die erste Mitteilung über seinen „Mercurius solubilis Hahnemanni", ein Präparat, das ein Jahrhundert lang bis in unsere Zeit auch in der Schulmedizin als vorzügliches, wenig reizendes Mittel galt.

HAHNEMANN als Chemiker. Der „Mercurius solubilis" ist keine einheitliche chemische Verbindung, seine Bedeutung liegt mehr auf medizinischem Gebiete, und er wurde deshalb schon oben erwähnt. Immerhin zeigt schon die Darstellung dieses Mittels ihn als vorzüglichen chemischen Arbeiter. – Man hatte bisher immer betont, HAHNEMANN habe sich selbständig in die Chemie eingearbeitet, doch stimmt das nicht; er selbst bezeichnet zweimal in Dankbarkeit Joh. Gottfried LEONHARDI als seinen Lehrer, der bis 1782 in Leipzig und dann als Professor der Medizin in Wittenberg lehrte. Vermutlich hat HAHNEMANN die Zeit zwischen seiner Doktorprüfung (August 1779) und seiner Niederlassung in Hettstedt (Sommer 1780) zu seiner Ausbildung in der Chemie zu Leipzig bei LEONHARDI verwendet. In den folgenden Jahren hat er vorzugsweise chemische Werke aus andern Sprachen übersetzt und sie mit zahlreichen eigenen Anmerkungen bereichert, die ihn als sehr kenntnisreichen und scharfsinnigen Chemiker zeigen. Ich nenne davon nur DEMACHY „Laborant im Großen oder Kunst, die chemischen Produkte fabrikmäßig herzustellen" (2 Bde., Leipzig 1784) und „Die Kennzeichen der Güte und Verfälschung der Arzneimittel" von J. B. VAN DEN SANDE und Samuel HAHNEMANN (Dresden, 1787). Dies letztere stellt eine stark erweiterte Bearbeitung eines französischen Werkes dar, wodurch das Buch wesentlich bereichert wurde, insbesondere was den chemischen Anteil des Werkes angeht, der zahlreiche Berichtigungen und umfangreiche Ergänzungen durch HAHNEMANN auf Grund eigener Untersuchungen bringt. Das Werk von DEMACHY hat er gleichfalls durch eine Fülle eigener Zutaten bereichert und berichtigt, so daß darüber der Chemiehistoriker E. v. LIPPMANN sagt: „Alles in allem genommen ist das Buch eine für 1784 und namentlich für einen Mediziner höchst anerkennenswerte Leistung." (Chemiker-Zeitung, 1926).

Seine Arsenschrift bringt zwei neue Nachweisverfahren, erstens die Schwefelwasserstoffprobe in saurer Lösung und die mit Kupfersalmiak. Die erstere Probe ist aber von weit größerer Bedeutung, denn sie hat sich auch als „Hahnemannsche Weinprobe" ein weiteres wichtiges Feld erobert, indem sie ermöglichte, Verfälschungen des Weines durch Bleizucker nachzuweisen. Mehrfach wurde diese Probe amtlich eingeführt. Doch erkannte HAHNEMANN schon bald, daß ihr Anwendungsbereich noch weiter gehe, sie wird noch heute in der chemischen Zerscheidung bei Metallösungen tagtäglich angewendet. Das Buch wurde noch im Jahr 1817 von HENKE als „für jene Zeit klassische Schrift" bezeichnet.

Als weitere bedeutsame Entdeckung, die er erst später bei der Herstellung seiner Verreibungen machte, ist das Löslichmachen sonst unlöslicher Substanzen zu erwähnen. „Sie verändern auch ihr physisch-chemisches Verhalten dergestalt, daß, wenn man in ihrer rohen Stoffgestalt nie eine Auflösbarkeit derselben in Wasser und Weingeist wahrnehmen konnte, sie nach dieser besonderen Umwandlung doch gänzlich sowohl in Wasser als in Weingeist auflöslich werden – eine Entdeckung, die ich hier zum ersten Male der Welt vorlege." (Chron. Krankheiten, Bd. II, S. 1, 1828). Als solche Stoffe führt er namentlich Sepia, Bergöl, Bärlappstaub, Kieselerde und verschiedene Mineralien an. Lange Zeit haben das die Chemiker als einen Irrtum HAHNEMANNS angesehen, und erst in unserer Zeit gelang es P. v. WEIMARN, ohne von HAHNEMANN zu wissen, derartige Stoffe in kolloiden, löslichen Zustand zu bringen. Zu HAHNEMANNS Zeit wußte man noch nichts von Kolloiden, und er hat begreiflicherweise sich damit nicht eingehender beschäftigt. Er hat aber jedenfalls mit seiner Behauptung recht gehabt und als erster „trockene Kolloide" durch Verreibung hergestellt und ihre Löslichkeit erkannt. Mit den modernen Verfahren hat man dann auch in den homöopathischen Arzneimittelfabriken Verreibungen von Schwefel hergestellt, die dann zu mindestens 54% durch ein sehr dichtes Filter nicht zurückgehalten wurden. Es ergab sich dabei übrigens, daß die HAHNEMANNsche Handverreibung der mit den neuen technischen Mitteln hergestellten überlegen war. Die von HAHNEMANN genannten Stoffe sind sehr verschiedenartig und -wertig. Eine besondere Stellung nimmt Lycopodium (Bärlappsamen) ein, da erst durch das Verreiben die Sporenhülle gesprengt wird und dadurch das darin befindliche Öl frei wird und wirken kann.

An kleineren Neuerungen seien erwähnt sein Vorschlag den Gehalt der konzentrierten Schwefelsäure mittels des spezifischen Gewichts zu bestimmen und seine Feststellung, daß mit Sauerstoff geschüttelter Wein sich schnell in Essig verwandelt, worauf man später die Weinessigherstellung aufbaute. Seine zahlenmäßigen Feststellungen von Löslichkeitsverhältnissen usw. waren vielfach von einer bemerkenswerten Genauigkeit, und seine Anmerkungen in den von ihm übersetzten Büchern enthalten eine Fülle beachtenswerter Vorschläge,

Richtigstellungen, Verbesserungen und dergleichen. Auch auf technisch-wirtschaftlichem Gebiete hat er sich ausgezeichnet und Verdienste erworben. Mit seiner Schrift „Abhandlung über die Vorurtheile gegen die Steinkohle" trat er 1787 tatkräftig für die damals noch vielfach bekämpfte Steinkohle ein, auch hier einen klaren Blick zeigend.

Bei dem damaligen fragwürdigen Zustande der Chemie in Bezug auf die feststehenden Tatsachen, die unklaren theoretischen Anschauungen und die vielfache Unreinheit der Ausgangsstoffe sind HAHNEMANN auch einige Irrtümer unterlaufen, die von seinen Feinden zu scharfen Angriffen auf ihn verwendet wurden, wobei auch seine Ehrlichkeit angezweifelt wurde. Da aus zweiter Hand stammende Nachrichten bis in die neueste Zeit gegen HAHNEMANN verwendet worden sind, muß hier ausdrücklich betont werden, daß genaue objektive Quellenforschungen diese Verdächtigungen als unbegründet erwiesen haben.

So war HAHNEMANN Ende des 18. Jahrhunderts ein sehr angesehener Chemiker, der mannigfache Verdienste um die Chemie hat, besonders natürlich soweit sie mit der Medizin und der Pharmazie zusammenhängt. Der bekannte TROMMSDORF nennt ihn 1795 neben sieben andern unter denjenigen, die sich in letzter Zeit am meisten Verdienste um die Pharmazie erworben hätten, und auch der Historiker der Chemie E. v. LIPPMANN sagt in unsern Tagen, HAHNEMANN sei „zahlreichen auch chemischen Zeitgenossen weitaus überlegen.". Mit seiner „Metallprobe" und der Entdeckung der löslichen trockenen Kolloide lebt er noch heutzutage in der Chemie (Weiteres über H. als Pharmazeut s. u. II, 8).

Falls jemand auf einem Nebengebiet seiner Tätigkeit solche Leistungen aufzuweisen hat, dann wird man von ihm auch Besonderes erwarten können, wenn er sich seinem eigentlichen Fachgebiet zuwendet.

2. Zu neuen Zielen

Wanderleben. Im Herbst 1789 brach HAHNEMANN seine Zelte in Lockwitz ab und wandte sich nach Leipzig, weil er den Quellen der Wissenschaft wieder näher sein wollte und Dresden, seitdem die dortigen Pläne sich nicht hatten verwirklichen lassen, ihm wohl verleidet war. Doch schon im Frühjahr 1790 verließ er die Stadt wieder und zog in das jetzt zur Stadt gehörige Dorf Stötteritz, blieb also doch in ihrer Nähe. In diesem Jahre erreichte ihn die Berufung an die Universität von Wilna als Nachfolger des berühmten Weltreisenden Joh. Georg Adam FORSTER, der nach Mainz berufen worden war. Obwohl das Gehalt erhöht worden war und er gerade in Stötteritz in wahrhaft ärmlichen Verhältnissen lebte, lehnte er ab, denn er hoffte offenbar, wie aus Briefen hervorgeht, in dieser Zeit in seinem engeren Vaterland eine für ihn passende Stellung zu finden. Leider jedoch wurde er wieder enttäuscht, und das mußte ihm um so schmerzlicher sein, als seine Familie immer mehr anwuchs, und er sich nun seinem vierzigsten Jahre näherte, er sich also auch in einem Alter befand, in dem die meisten sich in ruhiger, gesicherter Stellung befinden oder wenigstens eine bestimmte Laufbahn vor sich sehen.

Da die Verhältnisse allmählich unhaltbar wurden, begab er sich wieder auf die Wanderschaft und zog Anfang 1792 vorerst nach Gotha, wo er wohl hoffte, durch den Herzog irgendwie gefördert zu werden, eine Hoffnung, die sich auch zu erfüllen schien, denn der Herzog stellte ihm einen Teil des Jagdschlosses Georgenthal, etwa 12 km südlich von Gotha, zur Errichtung einer kleinen Irrenanstalt zur Verfügung, worüber wir gleich näheres hören werden. Doch schon im Sommer 1793 ging er wieder auf Wanderschaft, zuerst nach Molschleben, einem Dorf bei Gotha, dann 1794 für einige Monate nach Göttingen und noch im gleichen Herbst nach Pyrmont. Aber auch dort war seines Bleibens nicht, er brach bald wieder auf, um sein Glück in Braunschweig, Wolfenbüttel und Königslutter zu versuchen, wo er von Herbst 1797 bis ins Jahr 1799 blieb. Von dort durch die Ärzte und Apotheker vertrieben, ging er nun nach Altona, Hamburg, Mölln und Machern bei Eilenburg, überall nur einige Monate verweilend. In eigenartigem Widerspruch mit seinen elenden persönlichen Verhältnissen steht die Nachricht einer medizinischen Zeitschrift im Jahre 1798, HAHNEMANN käme neben zwei anderen für eine Berufung in Betracht an die neu zu gründende baltische Universität, die damals in Mitau geplant war, aber dann 1802 in Dorpat eröffnet wurde. HAHNEMANN ließ jedoch erklären, er würde dem Rufe nicht Folge leisten.

Auch an seinem nächsten Wohnort Eilenburg blieb er nur etwa zwei Jahre (Mitte 1801 bis Mitte 1803) zog dann nach Wittenberg und Dessau und ließ sich Beginn 1805 in Torgau nieder. Hier fand nun sein Wanderleben ein Ende, wenn er auch jetzt nicht dauernd dort wohnen blieb, so machte er sich doch jetzt in Torgau für mehr als sechs Jahre seßhaft.

Nachdem HAHNEMANN 1789 nach Leipzig gezogen war, wendet er seine Aufmerksamkeit und seine Arbeitskraft mehreren wichtigen Gebieten zu. Neben seiner Betätigung in der Chemie, die bis etwa 1795 rege ist, dann aber stark zurücktritt, beschäftigt er sich wieder mit der Medizin, greift in einem besonderen Fall eines der wichtigsten Heilverfahren, den Aderlaß, scharf an, schlägt neue Wege in der Irrenheilkunde ein und macht auch in der sozialen Hygiene wichtige Vorschläge zumal in der Seuchenbekämpfung. Zu gleicher Zeit geht er daran, einen völligen Umbau der Heilkunde auf der Grundlage des Ähnlichkeitssatzes vorzunehmen und außerdem auch der Arzneimittellehre mit seinen Arzneiprüfungen am Gesunden eine ganz neue Gestalt zu geben.

Der Aderlaß. Als Kaiser LEOPOLD II., der jüngere Bruder und Nachfolger von JOSEPH II., am 1.3.1792, für die Außenwelt ganz unerwartet, starb, veröffentlichten die behandelnden Ärzte einen Bericht über die Erkrankung des Kaisers; er habe an einem „rheumatischen" Fieber gelitten, und man habe ihm, da der erste Aderlaß keine Erleichterung gebracht habe, noch drei weitere gemacht. HAHNEMANN stellte nun diese Leibärzte im Gothaer „Anzeiger" (1792, Nr. 78), einer weitverbreiteten Zeitung, zur Rede, dabei besonders in sehr schroffer Form die zahlreichen Aderlässe tadelnd. Dieser Angriff HAHNEMANNS anläßlich eines solchen Toten und gegen so angesehene Ärzte setzte noch mehrere Federn in Bewegung, die z. T. sich zugunsten HAHNEMANNS, z. T. auch zugunsten seiner Gegner einsetzten.

Man hat damals und auch später HAHNEMANN einen Vorwurf daraus gemacht, daß er in solch schroffer Form die Ärzte angegriffen habe, und hat gemeint, er habe es aus unsachlichen Gründen getan, aus Geltungsbedürfnis und Ruhmsucht. Ich glaube jedoch, wenn man es in einem weiteren Rahmen betrachtet, gewinnt die Angelegenheit doch ein etwas anderes Ansehen. Ich schilderte eben die vielfältigen Bemühungen HAHNEMANNS, die Heilkunde von Grund auf neu aufzubauen und so war ihm dieser weithin sichtbare Krankheitsfall eine willkommene Gelegenheit, an einer tragenden Säule der damaligen Heilkunde, dem Aderlaß, zu rütteln. Wenn wir uns seiner früheren unbekümmerten Kritik an der Medizin der Zeit erinnern, so liegt der jetzige Angriff in Verlängerung dieser Linie; es war nur der erste Angriff auf das Bollwerk des Gegners. Dabei soll aber nicht geleugnet werden, daß auch persönliche Gründe zur Verschärfung des Tones beigetragen haben mögen. Wenn er seine Lage betrachtete und sah, wie er als Heimatloser auf der Straße lag mit seiner zahlreichen Familie und damit verglich, was er auf den verschiedensten Gebieten geleistet hatte in den letzten Jahren, und welch große Pläne gerade heranreiften, so konnte er wohl ein Gefühl der Verbitterung kaum unterdrücken. Und es ist nicht zu verwundern, daß das auf den Ton seiner Rede verschärfend einwirkte und seine ihm eigene Empfindlichkeit noch verstärkte.

HAHNEMANN als Irrenarzt. Gleichzeitig war in der Zeitung, in der der Angriff auf die Leibärzte erfolgte, ein Aufruf erschienen zur Gründung einer Anstalt für geisteskranke „Standespersonen". Er ist unterzeichnet vom Besitzer und Herausgeber des „Gothaer Anzeigers", dem mit HAHNEMANN befreundeten R. Z. BECKER, aber der Text stammt offenbar im wesentlichen von HAHNEMANN. Der Text schildert in keineswegs übertreibender Weise die Zustände in den damaligen Irrenanstalten, im sogenannten Narrenturm, in denen die Kranken schlechter als Verbrecher gehalten wurden und in ihren „Tollkoben" dem schaulustigen Volk gegen Bezahlung gezeigt wurden. Schwere Prügel- und Erziehungsstrafen waren an der Tagesordnung. Die neue Anstalt werde so eingerichtet sein, daß die Kranken „Tag und Nacht unter seiner [des Arztes] Aufsicht bleiben, daß sie durch keine Schläge, keine Ketten oder ähnliche harte Behandlungen zur Vernunft gebracht" werden sollen. – Der Name des Arztes wurde in diesem ersten Aufruf noch nicht mitgeteilt; erst in einer weiteren Mitteilung wurde sowohl der Ort als auch der Name des Arztes genannt. Es sei der „bekannte Dr. Samuel Hahnemann", und die Anstalt befinde sich in Georgenthal bei Gotha. Bald kam auch die Verhandlung wegen eines Kranken zum Abschluß, es war der Schriftsteller und Geh. Kanzleisekretär KLOCKENBRING, der Leiter des Polizeidepartements in Hannover. An ihm konnte nun HAHNEMANN seine neuen Grundsätze erproben. Aller Wahrscheinlichkeit nach hat er außerdem auch seine homöopathischen Grundsätze angewendet und unter anderem Datura Stramonium gegeben, das Mittel also, bei dem STÖRCK seine berühmte

Frage gestellt hatte, ob nicht ein Mittel, das Gesunde geisteskrank macht umgekehrt, indem es den Kranken die Gedanken stört und ändert, Geistesgesundheit geben könne. So spielt KLOCKENBRING in doppelter Hinsicht eine geschichtliche Rolle, indem HAHNEMANN an ihm seine beiden neuen Grundsätze als erstem ausgeprobt hat. KLOCKENBRING wurde in der Tat wieder arbeitsfähig und verließ Georgenthal im Frühjahr 1793. Da sich weitere Verhandlungen wegen anderer Kranker zerschlugen, mußte HAHNEMANN die Anstalt im Juni wieder räumen, die Zeit war noch nicht reif für diese Gedanken. (Tischner, F. A. Klockenbring; AHZ 1943, Nr. 2).

HAHNEMANN hat sich nach dem Tode KLOCKENBRINGS im Jahre 1795 nur noch einmal kurz über seine Grundsätze ausgesprochen: „... da ich keinen Wahnsinnigen je mit Schlägen oder andern schmerzhaften körperlichen Züchtigungen bestrafen lasse, weil es für Unvorsätzlichkeit keine Strafe gibt, und weil diese Kranken bloß Mitleid verdienen und durch solche rauhe Behandlung immer verschlimmert, wohl nie gebessert werden: so zeigte er mir oft mit Tränen die Reste der Schwielen von Stricken, deren sich seine vorigen Wärter bedient hatten." Diese milde Behandlung war damals in der Tat ungewöhnlich. Als Erneuerer der Irrenheilkunde gilt der Franzose Ph. PINEL (1745–1826), dessen grundlegendes Werk, das ganz ähnliche Gedanken wie HAHNEMANN vertrat, 1791 erschienen war. Es ist aber unwahrscheinlich, daß HAHNEMANN während der Revolutionswirren davon schon Kenntnis erhalten hatte. Jedenfalls ist HAHNEMANN der erste in Deutschland, der solche Grundsätze vertreten hat, wie auch Schulmediziner wie B. SCHUCHARDT betont haben. Wie es noch im 19. Jahrhundert in Irrenanstalten aussah, in denen man mit Erregung von Schrecken und mit Strafen die Kranken bessern wollte, zeigt die Beschreibung einer neuen Dreschmaschine aus dem Jahr 1818: „Die Empfindung ist im höchsten Grade unangenehm und der Gesunde kann sie nicht über einige Minuten aushalten". Es entsteht Schwindel, Übelkeit, Erbrechen, Blutungen in der Bindehaut, und die Maschine wirkt um so „wohltätiger", je größer die Empfänglichkeit des Kranken, je unangenehmer und lästiger die Anwendung ist! (Zeitschrift für psychische Ärzte 1818, 2. H. 219).

HAHNEMANN als Hygieniker. Wie er als Irrenarzt neue Wege beschritt, zeichnete er sich auch als Hygieniker und Diätetiker aus. Ein Hauptgrundsatz war, den Kranken nicht durch die ärztlichen Maßnahmen zu schwächen, wie es damals mit den eingreifenden Ausleerungs- und Übelkeitskuren gebräuchlich war. Besonders beachtenswert für diese Zeit waren auch seine ausgedehnten Wasseranwendungen, wobei er bis ins Einzelne gehende Vorschriften beim jeweiligen Kranken machte. Für gute Luft trifft er Sorge und legt Wert auf Frischluft auch für die Nachtzeit. Bei der Ernährung betont er, man solle den „Mageninstinkt" berücksichtigen, er treffe vielfach das Richtige. Auch später in seiner homöopathischen Zeit hat er auf die Ernährung geachtet und genauere Vorschriften gegeben. Er verbot alles, wovon er eine arzneiliche Wirkung vermutete, wie Kaffee, Tee und stark gewürzte Speisen, manche Fleischarten

(Schwein, Ente, Gans) und manche Gemüse wie Petersilie, Sellerie und Sauerampfer. Seine Gegner haben sogar vielfach versucht, soweit seine Erfolge unbestreitbar waren, diese auf seine Diätvorschriften zurückzuführen. In vielen seiner Vorschriften leuchtet der Einfluß ROUSSEAUscher Grundsätze durch mit der Bekämpfung der damaligen Überkultur und Unnatur und dem Eintreten für Natürlichkeit und Einfachheit. Doch warnt er auch vor Übertreibungen und allzu schroffen Übergängen, wie sie bei übereifrigen Anhängern nicht selten vorkamen.

Wie sehr er ROUSSEAUS Anschauungen schätzte, zeigt die 1796 erfolgte Bearbeitung einer französischen Schrift „Principes de J. J. Rousseau sur l'éducation des enfants" (Paris, 1'an 2) unter dem Titel „Handbuch für Mütter".

Besonders beachtenswert sind seine Bemühungen, die Ausbreitung der Seuchen zu verhüten, und er hat sich in bis ins Einzelne gehenden Eingaben an die Behörden gewandt zur Einrichtung von Seuchenhäusern außerhalb der mit Mauern umgebenen Stadt. Wenn eine Seuche ausbrach, müßten alle Kranke in dies streng abgegrenzte Gebäude, auch das Pflegepersonal dürfte während Bestehens der Seuche das umplankte Gebäude nicht verlassen. Die Ärzte müßten beim Besuch eigene Kittel tragen und tunlichst die Kranken nicht berühren und sie nur auf dem gut durchlüfteten Gang sehen; falls sie die Kranken jedoch berühren, waschen sie sich mit Essigwasser. Die Ausscheidungen der Kranken werden an abgelegener Stelle verbrannt, auch das Verbrennen der Gestorbenen empfiehlt er, desgleichen das der alten Kleider der Genesenen. Die Kleidung der Pfleger wird im Backofen stark erhitzt, also wie bei der neuzeitlichen Hitzesterilisation. Es scheint beinahe so, daß er schon damals Kleinlebewesen als Krankheitserreger vermutet hat, wie er das bei der Choleraepidemie 1831 als einziger behauptete, denn seine Maßnahmen sind alle so gehalten, als ob er Kleinlebewesen damit vernichten oder an der Weiterverbreitung hindern wollte. Bei dieser Seuchenbekämpfung hält er starke Eingriffe in die Belange des einzelnen zugunsten der Allgemeinheit für berechtigt. Im „Freund der Gesundheit", einer Art von ihm allein geschriebenen Zeitschrift (2 Bde. 1792–95), hat er eine Reihe wertvoller Aufsätze zur persönlichen und allgemeinen Gesundheitspflege für Laien und Behörden veröffentlicht. – Völlig neu ist vielleicht von seinen Vorschlägen auf diesem Gebiete der Seuchenbekämpfung kaum etwas, aber es war bisher kaum je so folgerichtig und ineinandergreifend miteinander verbunden worden.

3. Das Werden des Simile

Es ist bewundernswert, daß HAHNEMANN gerade in diesen Jahren des dauernden Wanderns die innere und äußere Ruhe fand, um seine neue Lehre in den Grundzügen aufzubauen. Die Findung des Similesatzes wird meist so dargestellt, als ob ihm bei der Nachprüfung einer Behauptung des schottischen Arztes CULLEN „intuitiv" wie ein Gedankenblitz die Erleuchtung gekommen sei, daß die Behandlung auf dem Ähnlichkeitssatz aufgebaut werden müsse. Dies sei sozusagen der „fallende Apfel", der NEWTON das Gravitationsgesetz finden ließ. Genaueres Studium zeigt jedoch, daß der Gedanke offenbar langsam auf Grund von Beobachtungen reifte.

Bei der Übersetzung von CULLENS „Abhandlung über die Materia medica" (2 Bde. Leipzig, 1790) stieß er auf folgende Bemerkung über die Heilkraft der Chinarinde bei Wechselfiebern: „Daß die Rinde in diesem Falle mittelst ihrer auf den Magen ausgeübten stärkenden Kraft wirke, habe ich in meinen 'Ersten Grundlinien der ausübenden Arzneikunde' zu erklären mich bestrebt und nichts in irgend einer Schrift angetroffen, was mich in Rücksicht der Wahrheit meines Satzes zweifelhaft machte".

Gegen diesen Satz wendet sich HAHNEMANN in folgender berühmt gewordenen Anmerkung: „Man kann durch Vereinigung der stärksten bittern und der stärksten adstringierenden Substanzen eine Zusammensetzung bekommen, welcher in kleinerer Gabe weit mehr von beiden Eigenschaften besitzt, als die Rinde hat, und doch wird in Ewigkeit kein Fieberspezifikum aus einer solchen Zusammensetzung. Dies hätte der Verfasser beantworten sollen. Dies uns zur Erklärung ihrer Wirkung noch fehlende Prinzipium der Rinde wird wohl so leicht nicht ausfindig gemacht werden. Man bedenke jedoch folgendes: Substanzen, welche eine Art Fieber erregen (sehr starker Kaffee, Pfeffer, Wolferlei, Arsenik), löschen die Typen des Wechselfiebers aus. Ich nahm des Versuchs halber etliche Tage zweimal täglich jedesmal vier Quentchen gute China ein; die Füße, die Fingerspitzen usw. wurden mir erst kalt, ich ward matt und schläfrig, dann fing mir das Herz an zu klopfen, mein Puls ward hart und geschwind; eine unleidliche Ängstlichkeit, ein Zittern (aber ohne Schaudern), eine Abgeschlagenheit durch alle Glieder; dann ein Klopfen im Kopfe, Röte der Wangen, Durst, kurz alle mir sonst beim Wechselfieber gewöhnlichen Symptome erschienen nacheinander, doch ohne eigentlichen Fieberschauder. Mit kurzem: auch die mir bei Wechselfieber gewöhnlichen charakteristischen Symptome, die Stumpfheit der Sinne, die Art von Steifigkeit in allen Gelenken, besonders aber die taube widrige Empfindung, welche in dem Periostium über allen Knochen des ganzen Körpers ihren Sitz zu haben scheint – alle erschienen. Dieser Paroxismus dauerte zwei bis drei Stunden jedesmal und erneuerte sich, wenn ich diese Gabe wiederholte, sonst nicht. Ich hörte auf, und ich ward gesund." (TISCHNER, S. 2)[II].

Diese Anmerkung HAHNEMANNS wird meist außerhalb des Zusammenhangs gebracht, so daß ihr Sinn nicht recht klar wird. CULLEN führt in dem angezogenen Satz die Wirkung der Chinarinde auf ihre stärkende Kraft zurück und knüpft damit an die „stärkende" Wirkung an, die man allen Bittermitteln und also auch der Chinarinde auf den Magen und damit auch auf den übrigen Körper zuschrieb.

[II] Cullen 1790, Bd. 2, Hahnemanns Fußnote S. 109. **s. a.**: BAYR, Georg; Hahnemanns Selbstversuch mit der Chinarinde im Jahre 1790 : Die Konzipierung der Homöopathie.- Heidelberg : Haug, 1989; S. 25 und Hinweise [42], S. 78 f., [85], S. 100 [Anmerkung der Redaktion, 1999]

Dagegen hat HAHNEMANN in diesen mehrfach wiederholten Versuchen eine Art von Fieber festgestellt, wenn er Chinarinde in gewöhnlicher Gabe einnahm. Außerdem spricht er davon, daß manche anderen Substanzen, die eine Art Fieber erregen, Wechselfieber auslöschen. Hiergegen hat man eingewendet, daß China kein Fieber mache und auch HAHNEMANN bei seiner Selbstbeobachtung kein Fieber mittels des Thermometers festgestellt habe, es sei das Ganze also eine Fehlbeobachtung. Daran ist soviel richtig, daß eine Temperaturerhöhung bei seinen Selbstversuchen nicht erwiesen ist; es kann sich dabei auch nur um ein subjektives Gefühl gehandelt haben. Und doch ist durch diesen Einwand der Tatbestand völlig verzeichnet. Erstens hat man bisher bei dieser Erörterung immer übersehen, daß der Begriff des Fiebers damals ein anderer war, indem man jeden Zustand mit allgemeinem Unbehagen, subjektivem Hitzegefühl, Herzklopfen, heißer Haut und Kälteschauer und dergl. „Fieber" nannte. Die objektiv festgestellte Temperaturerhöhung gehörte nicht notwendig zu diesem Bilde. Die Temperaturmessung war überhaupt noch kein klinisches Verfahren, wenn man auch schon mitunter gelegentlich die Temperatur gemessen hatte.

Der berühmte Georg Ernst STAHL sagt in seiner „Theoria medica vera" (Halle, 1707, Tom. II, S. 347): „Unter Fieber versteht man eine deutliche und ziemlich andauernde Störung der Blutbewegung und in unmittelbarer Folge davon Erhöhung des Gefühls der Hitze und des Frostes". Fast hundert Jahre später schreibt HAHNEMANNS bedeutender Zeitgenosse J. C. REIL, daß „in den meisten Fällen die Fieberhitze von einer wirklichen häufigeren Erzeugung der tierischen Wärme in einer gegebenen Zeit herrühre". (Erkenntnis und Cur der Fieber, Bd. I, Halle, 1799, S. 155). – Man beachte, daß auch damals die Temperaturerhöhung noch kein notwendiger Bestandteil des Syndroms ist, sondern nur „meist" vorhanden ist. Und das war der fortgeschrittenste Standpunkt des besten Kenners!

Wenn also HAHNEMANN durchaus im Recht war, vom Standpunkt der Zeit aus von „Fieber" zu sprechen, so tritt nun noch zweitens eine besondere Verwicklung ein, indem seit langem gar nicht selten gerade bei der Chinarinde echtes Fieber festgestellt ist. So sagt schon vor hundert Jahren der bekannte Kliniker BRETONNEAU: „Die tägliche Beobachtung beweist, daß China in großer Gabe gereicht bei einer großen Anzahl von Personen eine deutliche Fieberbewegung erzeugt". Und der kenntnisreiche Berliner Arzneikundler LEWIN betont in seinem Werk „Die Nebenwirkungen der Arzneimittel" (Berlin, 1899, 3. Aufl. S. 422): „Dieses vielbesprochene und umstrittene und vereinzelt sogar aus Unwissenheit geleugnete Chininfieber kommt ziemlich häufig vor". Das homöopathische und allopathische Schrifttum hat mehrfach Fälle von Chininfieber mitgeteilt. Doch schalten wir uns jetzt wieder auf den alten Fieberbegriff um! Der Gedanke, Fieber oder auch andere Krankheiten mit Fieber zu behandeln, ist alt und wurde gerade im 18. Jahrhundert wieder lebendig. Im Altertum hören wir von PETRO, daß er Fieberkranke in viele Decken hüllte, CELSUS gab den Fieberkranken Wein und Weinmost, „denn hiernach wächst das Fieber oft, und die entstandene Wärme beseitigt zugleich die Krankheit". BOERHAAVE sagt einmal: „Ich würde der größte Arzt sein, wenn ich eben so leicht Fieber machen als stillen könnte." Auch sein großer Schüler G. VAN SWIETEN, der Begründer der Wiener Schule, bespricht in seinen „Erläuterungen der Boerhaavischen Lehrsätze" mehrfach das Fieber und seine heilende Bedeutung. Als fiebererzeugendes Mittel erwähnt er unter anderem Pfeffer und andere scharfe Gewürze, Arsen und Brechmittel mit Spießglanz. Der Begründer der vitalistischen Schule von Montpellier BORDEU (1722–76) vertrat lebhaft den Gedanken, Fieber mit Fieber zu behandeln.

Man könnte nun einwenden, der Gedanke, Fieber mit Fieber zu behandeln, wäre ja nach dem Gesagten schon vor HAHNEMANN vertreten worden, hier sei ja schon das „similia similibus" vorhanden; was denn an HAHNEMANNS Gedanken so besonderes sei? Das würde aber wesentliches übersehen. Die Absicht war dabei eine ganz andere; man wollte dabei nach einem alten hippokratischen Satz chronische Krankheiten in akute verwandeln und bediente sich dazu des Fiebers. An die Ähnlichkeit wird dabei kaum gedacht. BORDEU z. B. betont mehrfach, daß er chronische Krankheiten in akute verwandeln wolle.

Wie ist nun die Entwicklung der Gedanken bei HAHNEMANN? Die oben besprochene Auffassung des Fiebers finden wir schon sehr frühzeitig bei ihm. Im Jahre 1784 sagt er über Quecksilbersublimat: „Halsgeschwülste aber nebst entkräftende Fieberzufälle waren, so verdünnt auch die Auflösung war, die einzigen Folgen dieser heroischen Kur"[1]. Aber auch der Lues schreibt er 1789 ein „Fieberchen" zu. Die Ähnlichkeit der luetischen Erscheinungen mit denen bei Quecksilbervergiftung wird damals noch nicht erwähnt, diese beiden ähnlichen Krankheiten lagen sozusagen zusammenhanglos nebeneinander; wenn aber HAHNEMANN in diesem Zusammenhang einmal die Ähnlichkeit auffiel, so konnte das die Gedankenentwicklung nach der Richtung beschleunigen, daß das Quecksilber bei der Lues günstig wirke, weil die Erscheinungen Ähnlichkeit miteinander haben. In der Tat wird diese Ähnlichkeit von ihm in einer Anmerkung zu seiner Übersetzung von MONROS Arzneimittellehre im Jahre 1791 betont. Es spielt in diesem Zusammenhange natürlich keine Rolle, daß man später weder das Merkurialfieber noch das luetische Fieber mehr als echte Fieber anerkannt hat, hier handelt es sich nur um seine Gedankenentwicklung. Nebenbei gesagt zeigt es den selbständigen guten Beobachter.

In seiner Übersetzung von CULLEN erwähnt er schon in obiger Anführung noch andere fiebererregende Mittel, wie Pfeffer, Wohlverleih (Arnica), Ignazbohne und Arsenik. Auch an anderen Stellen des gleichen Werkes betonte er die Fieber erregenden Fähigkeiten sowohl der Chinarinde als auch anderer Mittel, inbesondere von Ipecacuanha; das alles geht also noch nicht über das von andern Gesagte hinaus. Zumal wird das „Similia similibus" als allgemeiner

---

[1] Noch im Jahre 1830 wird von G. A. RICHTER in seiner „Ausführlichen Arzneimittellehre" mit Anerkennung erwähnt, daß HAHNEMANN diesen fiebrigen Zustand nach Anwendung von Quecksilber als Erster beschrieben habe.

Grundsatz noch nicht ausgeprochen. Das Wesentliche an der berühmten Stelle, worin sie sich von andern unterscheidet, ist neben der genauen Schilderung der Symptome bei seinen Selbstversuchen die allgemeine Feststellung, daß Substanzen, welche eine Art Fieber erregen, die Typen des Wechselfiebers auslöschen. Weiter geht er nicht, er spricht weder davon, daß man in der Fieberbehandlung bei der Wahl der Arznei sich an die Symptome halten solle, und noch weniger verallgemeinert er in bezug auf Behandlung anderer Krankheiten, oder sagt, daß man ein Fieber erzeugen solle, weil Fieber das Fieber heilt. Er hat das Wort auf der Zunge, aber spricht das „Similia similibus" als Behandlungsgrundsatz noch nicht aus; das tut er auch noch nicht im nächsten Jahr (1791), als er in seiner Übersetzung von MONROS „Arzneimittellehre" die Ähnlichkeit der Erscheinungen bei Lues mit denen einer Quecksilbervergiftung erwähnt.

Die Behandlung des Fiebers mit fiebererregenden Mitteln fällt unter das „scheinbare" und das „oberflächlich-homöopathische Simile". Mit der Erwähnung der genauen Symptome bei seiner Chinaprüfung ist er auf dem Wege zum „phänomenologischen echt HAHNEMANNschen Simile", über das schon früher gesprochen worden ist. Wann er auf Grund der vorliegenden Beobachtungen – seinen eigenen und denen anderer – die Induktion, die Verallgemeinerung vollzogen hat, daß man die Arzneien auf Grund der Ähnlichkeit der Erscheinungen wählen soll, wie der Chinaversuch es nahelegte, läßt sich nicht genau sagen. Es ist das eine Induktion, wie sie jeder Gelehrte auf Grund der vorliegenden Tatsachen oft vornimmt, und es ist unberechtigt, den Tatbestand dadurch zu „mystifizieren", daß man von einer „Intuition" spricht, ein Wort, das wegen seiner magischen Verschwommenheit, die darin mitschwingt, bei manchen ähnlich veranlagten Geistern beliebt ist. Ausgesprochen hat er den Satz des „Similia similibus" zum ersten Mal 1796 in seiner Arbeit „Versuch über ein neues Prinzip..." (Hufelands Journal, Band 2).

Wenn man an die zahlreichen fiebererregenden Mittel denkt, die er erwähnt, und beachtet, daß es sich, wie er selbst sagt, bei dem Chinaversuch nicht um einen Einzelversuch handelt, so war auch die Beobachtungszahl auf Grund deren er zuerst seine Verallgemeinerung aufbaute, nicht gering, die sich dann gleich beträchtlich erweiterte, wenn er bei seiner großen Belesenheit alles das einbezog, was man aus dem Schrifttum in dem Sinne des Similesatzes deuten konnte[2]. Damit steht auch nicht im Widerspruch, wenn er im Jahre 1817 in seiner Reinen Arzneimittellehre rückschauend davon spricht, daß mit diesem Chinaversuch „zuerst die Morgenröte zu der bis zum hellsten Tag sich aufklärende Heillehre" aufging. Er selbst spricht hier nicht von einem „Gedankenblitz", sondern von der „Morgenröte", also einem langsam und allmählich fortschreitenden Geschehen. Die Mitteilung des Chinaversuchs wird immer seine

---

[2] Der berühmte Geschichtsschreiber der Medizin Kurt SPRENGEL, der HAHNEMANN sonst kritisch gegenübersteht, betont im Gegensatz zu vielen besonders späteren Gegnern, daß sein Similegedanke „eine gute Induktion" sei. (Kritische Übersicht des Zustandes der Arzneikunde i. d. letzten Jahrzehend; Halle, 1801, S. 303.)

Bedeutung behalten, da er in ihr in allgemeiner Form ausgesprochen hat, daß fiebererzeugende Mittel Fieber auslöschen.

Erst im Jahre 1796 ist er sich soweit im klaren, daß er das Wichtigste seiner neuen Lehre der Öffentlichkeit mitteilt in der Arbeit „Versuch über ein neues Prinzip zur Auffindung der Heilkräfte der Arzneisubstanzen nebst einigen Blikken auf die bisherigen" (Hufelands Journal, Bd. 2). Zuerst übt er Kritik an den bisherigen Wegen, die Heilkräfte bestimmter Stoffe festzustellen. Weder die Chemie noch der Geruch oder Geschmack noch auch die Verwandtschaft mit anderen schon anerkannten Heilpflanzen könnten Maßgebendes darüber sagen; es bleibe nur die geflissentliche Erforschung der Arzneikräfte am gesunden menschlichen Körper. Man solle jedoch nicht erwarten, daß man auf diese Weise für jede Krankheitsart ein spezifisches Mittel finden werde. „Wenn ich nun durchaus leugne, daß es absolute Spezifika für einzelne Krankheiten gebe ... so glaube ich auf der andern Seite überzeugt zu sein, daß es soviel Spezifika gibt, als es verschiedene Zustände der einzelnen Krankheiten gibt, d. h. für die reine Krankheit Spezifika und für die Abweichungen und übrigen unnatürlichen Körperzustände besondere" (Tischner, S. 25)[III]. Es ist also der Grundsatz des Individuell-Spezifischen.

Er unterscheidet drei Wege der Heilmittelanpassung. „Der erste Weg, die Grundursachen der Übel wegzuräumen oder zu zerstören war der erhabenste, den sie betreten konnte." Alles Dichten und Trachten der Ärzte ging darauf, aber die Kenntnis der Grundursachen aller Krankheiten erlangten sie nie. Er lasse deshalb diese „königliche Straße" beiseite.

Der zweite Weg sei der der Unterdrückung der Krankheit durch Arzneien, die entgegengesetzte Veränderungen hervorbringen, wie die Behandlung der Magensäure durch Alkalien, der Verstopfung mit Abführmitteln, der Schmerzen mit Opium. In akuten Krankheiten sei dies Verfahren richtig und hinreichend, nicht aber bei chronischen Krankheiten, damit würden diese nur übertüncht aber nicht geheilt.

Der dritte Weg sei die Verwendung von spezifischen Mitteln, und diese lassen sich nur finden durch Versuche am Körper des gesunden Menschen; daneben könne man noch Erfahrungen bei Vergiftungsfällen benützen. Seinen Grundsatz, nach dem dann die Arzneimittelwahl folgen soll, spricht er in folgendem Satz aus: „*Man ahme die Natur nach*, welche zuweilen eine chronische Krankheit durch eine andere hinzukommende heilt *und wende in der zu heilenden Krankheit dasjenige Heilmittel an, welches eine andre, möglichst ähnliche, künstliche Krankheit zu erregen imstande ist, und jene wird geheilet werden. Similia similibus*". (Tischner, S. 35)[IV]. Hier hat er zum ersten Mal die verallgemeinernde Schlußfolgerung aus seinen Überlegungen über die Fieberbehand-

---

[III] s. a.: Journal der practischen Arzneykunde und Wundarzneykunst, hrsg. von C. W. HUFELAND, 2. Bd., Jena 1796, S. 419-421 [Anmerkung der Redaktion, 1999]

[IV] s. a.: Journal der practischen Arzneykunde und Wundarzneykunst, hrsg. von C. W. HUFELAND, 2. Bd., Jena 1796, S. 433 [Anmerkung der Redaktion, 1999]

lung mit Fieber ausgesprochen, und zwar knüpft er sie an die Beobachtung an, daß die Natur zuweilen eine chronische Krankheit durch eine andere heile.

Man hat HAHNEMANN oft vorgeworfen, daß er unfolgerichtig handle, indem er einerseits die Naturheilkraft leugne und anderseits dann doch sie zum Muster nehme und damit seinen Ähnlichkeitssatz erklären wolle. Dagegen ist mancherlei einzuwenden! Erstens hat HAHNEMANN die Naturheilkraft nicht geleugnet, er hat sie nur vielfach als *„nicht nachahmenswert"* bezeichnet. Wenn er also hier einen Vorgang in der Natur heranzieht und ihn „nachahmt", der „zuweilen" eine Krankheit heile, so ist das kein „Widerspruch". Auch ist dieser Vorgang nicht der „Ausgangspunkt" seiner Lehre, wie ihn NEUBURGER bezeichnet hat, den Ausgangspunkt bilden offenbar die durch ein geflissentlich herbeigeführtes künstliches Fieber geheilten fieberhaften Erkrankungen. Mir scheint, die Heranziehung dieser Selbstheilung der Natur erfolgt hier mehr zu Lehrzwecken, um durch Anknüpfungen an eine jedem Arzt bekannte Erscheinung seinem Lehrsatz das vielleicht vielen Befremdliche zu nehmen. Schließlich aber hat man den Satz überhaupt zu wichtig genommen, da HAHNEMANN später selbst betont, daß er auf die Erklärung des Vorgangs wenig Wert lege.

Um auf Grund des Similesatzes heilen zu können, müsse man die Krankheiten nach ihrem wesentlichen Charakter und ihren Zufälligkeiten auf der einen Seite und auf der anderen die reinen Wirkungen der Arzneien ihrem wesentlichen Charakter nach nebst den zufälligen Symptomen kennen.

Man hat wohl HAHNEMANNS Anschauungen von den „künstlichen Krankheiten" bekrittelt, es ist das jedoch keineswegs eine Eigenheit von ihm, diese Anschauung wurde auch von andern führenden Klinikern vertreten, wie z. B. von HUFELAND in seinem „System d. prakt. Heilkunde" (Bd. I, 1800, S. 21). Er spricht gleichfalls von einer künstlichen Krankheit, „die sich von der natürlichen nur dadurch unterscheidet, daß sie den Zweck hat, diese zu heben, und zu ihr in dem Verhältnis steht, sie aufheben zu können."

Wie wir eben hörten, spricht HAHNEMANN geflissentlich zweimal von dem wesentlichen Charakter der Krankheit und der Arzneiwirkung; damit tritt eine Wertung und Heraushebung des „Wesentlichen" ein, also eine Auswahl, die nur auf Grund von Kenntnissen auf dem Gebiet der Krankheitslehre möglich ist. Es handelt sich also dabei nicht um einen völlig ungegliederten Haufen von Symptomen, und das mechanische Symptomendecken und -zählen, wie es besonders wohl bei Angelsachsen üblich ist, wird damit als unhahnemannisch erwiesen. HAHNEMANN hat sich auch später mehrfach noch über diesen Punkt ausgesprochen, immer aber handelt es sich dabei um ein Urteilen auf Grund der Krankheits- und Arzneimittellehre. Hierauf fußen auch die Bemühungen, den wesentlichen Charakter der Arzneien herauszuarbeiten, die wir schon bei HAHNEMANN finden können, wie die Arzneibilder von Nux vomica, Pulsatilla usw. zeigen.

Bevor HAHNEMANN nun ins Einzelne geht und die Wirkungen der Arzneien nach seinen Feststellungen bespricht, stellt er noch einige Hauptsätze auf: „Die meisten Arzneien haben mehr als einerlei Wirkung; eine *direkte* anfängliche, welche allmählich in die zweite (ich nenne sie *indirekte* Nachwirkung) übergeht. Letztere ist gewöhnlich ein der ersteren gerade entgegengesetzter Zustand." Und zwar solle man das Arzneimittel wählen, das in seiner „direkten anfänglichen Hauptwirkung" den Krankheitserscheinungen am besten entspricht. So klar das auch aussieht in der Theorie, so strittig ist es in der Praxis, was als Erst- und Zweitwirkung (Nachwirkung) zu gelten hat. So wird man wohl z. B. bei der Quecksilberwirkung den Speichelfluß als Erst- und die Mundgeschwüre als Zweitwirkung auffassen müssen. Man hat auch an diese Zweiphasenwirkung anknüpfend damit die „Biologische Reizregel" (Biologisches Grundgesetz nach ARNDT-SCHULZ) in Verbindung gesetzt (s. u.), das ja auch eine Umkehr der Wirkung kennt; aber ohne durchgreifenden Erfolg, da sich die Erst- und Nachwirkungen nicht restlos unter die Begriffe der Reizung und Lähmung bringen lassen. Verwickelter wird die Frage noch, wenn sich das Arzneibild aus Reizungs- und Lähmungserscheinungen zusammensetzt. Man sieht deshalb oft davon ab, streng die Erst- und Nachwirkungen zu scheiden, dann aber besteht die Schwierigkeit, an welche Symptome soll man bei der Arzneimittelwahl anknüpfen? An die zur Erstwirkung gehörenden oder an die der Nachwirkung? Da diese ja vielfach gerade entgegengesetzt sind, könnte man auf diese Weise zu ganz entgegengesetzten Ergebnissen kommen, und aus der Simile- würde eine Contrariumwirkung. Andere haben die Schwierigkeit zu umgehen versucht, indem sie den Ähnlichkeitssatz gar nicht als Heilungs-, sondern als Findungsgrundsatz ansehen.

Bei der nun folgenden Besprechung der einzelnen Arzneien werden noch mehrfach Mittel mit palliativer Wirkung erwähnt, wie z. B. Fingerhut; er lehnt also allem Anschein nach diese Verwendung noch nicht ganz ab. – Seine Ausführungen über die Gabenfrage sollen erst später behandelt werden. Er bekämpft auch hier schon die Arzneimischungen und fordert, man solle nur Einzelmittel geben, da man sonst nie reine Erfahrungen sammle und die Mischungen außerdem oft widersprechend zusammengesetzt sind.

Die Arbeit fand nicht die Beachtung, die sie wohl verdient hätte, immerhin sind mir zwei ausführliche Auseinandersetzungen mit ihr bekannt. Die von A. F. HECKER lehnt die Gedanken im Wesentlichen ab und äußert sich insbesondere abfällig über HAHNEMANNS „Giftpraxis" („Journal d. Erfindungen..." Gotha, 1797, 22. Stück). Eine weitere von HARLESS werden wir unten noch kurz berühren. Im übrigen findet man in Arbeiten der nächsten Jahre mitunter eine kurze Erwähnung der HAHNEMANNschen Gedanken, z. T. anerkennender, z. T. skeptischer Art.

4. Der Ausbau der Lehre

1797 geht er in einer längeren Arbeit „Sind die Hindernisse der Gewißheit und Einfachheit der praktischen Arzneikunde unübersteiglich?" (Hufelands Journal, Bd. 4) besonders auf Fragen der Lebensordnung ein, dabei mit klarem

Blick zwischen notwendigen und überflüssigen Änderungen in verständiger und elastischer Anpassung an den einzelnen Fall unterscheidend. Er dringt immer auf möglichste Einfachheit der Vorschriften, wobei er sich auch gegen die damals üblichen verwickelten Rezepte wendet.

Scharlachverhütung. Im Jahre 1800 trat er mit einer kleinen Mitteilung hervor, in der seine neue Lehre auf eine bestimmte Krankheit angewendet wurde: Belladonna als ein Vorbeugungsmittel gegen Scharlach. (Medic.-chirurg. Ztg. Bd. 2, Nr. 42). Eine kleine Schrift teilte dann 1801 genaueres mit, zugleich die Kleinheit der Gaben enthüllend (Heilung und Verhütung des Scharlachfiebers, Gotha, 1801). Darin wird Belladonna nicht nur als Vorbeugungs- sondern auch als Heilmittel empfohlen; die Lösung enthielt in jedem Tropfen $1/_{24.000.000}$ Gran getrockneten Belladonnasaft, und es war nicht verwunderlich, daß die Kleinheit der Gabe vielfach bei den Ärzten Anstoß erregte; seit dieser Zeit war HAHNEMANN als Außenseiter und Empörer eine für alle sichtbare Gestalt. Aber das hinderte doch nicht, daß man das Mittel ausprobte und auch darüber zum großen Teil in günstigem Sinne berichtete (Tischner, S. 165 ff). Noch im Jahre 1826 fand HUFELAND das Mittel so wichtig, daß er eine Sammlung von Arbeiten einer Anzahl angesehener Ärzte über die Belladonnabehandlung des Scharlachs herausgab und sich selbst günstig darüber aussprach (s. u.).

Es gab jedoch auch Epidemien, in denen es mehr oder weniger versagte und HAHNEMANN erklärte, es handle sich dabei nicht um den echten Scharlach, sondern um eine andere Krankheit, die er „Purpurfriesel" nannte. Andere, wie z. B. KIESER, meinten dagegen, es sei nur eine bösartige Abart des Scharlachs. – Der aufmerksame Leser wird schon bemerkt haben, daß HAHNEMANN hier beim Scharlach nicht auf Grund der Erscheinungen beim Einzelfall die Arzneimittelwahl vornahm, sondern unterschiedslos zur Verhütung und bald auch zur Heilung allen Kranken Belladonna gab. Das sieht in der Tat sehr unfolgerichtig aus, ist es aber nicht, denn bei den ansteckenden Krankheiten tritt ein anderer Gesichtspunkt beherrschend hervor, der sein sonstiges Verfahren außer Kraft setzt (s. unten in dem Abschnitt „Die festständigen Krankheiten und das ursächliche Denken". Teil II, 6).

Monita. Zu gleicher Zeit erschien eine Arbeit „Monita über die drei gangbaren Kurarten" (Hufelands Journal 1801, Bd. 11, s. Tischner, S. 109), in der er zuerst seine theoretischen Ansichten über die „festständigen Krankheiten" kurz darlegt (s. u.) Die drei Kurarten sind die Kur des Namens, des Symptoms und der Ursache. Die Kur des Namens, bei der nach oberflächlicher Diagnose irgendein Schlendriansmittel gegeben wird, bekämpft HAHNEMANN scharf, da es nicht Rücksicht auf die Gegebenheiten des einzelnen Falles nimmt. Die Kur des Symptoms, bei dem ein wichtiges und hervorstechendes Symptom mit einem Gegenmittel überdeckt wird, werde auch den Gesamterscheinungen nicht gerecht. Die Kur der Ursache scheitere daran, daß wir meist die Ursache nicht kennen und auch nicht kennenlernen werden. Er unterscheidet materielle und dynamische Ursachen. Zu ersteren rechnet er nur eingedrungene

Fremdkörper, Blasen- und Gallensteine und ähnliches. Alle andern Erkrankungen sind „dynamischer" Natur, die, da sie übersinnlicher Natur sind, nie Gegenstand unserer sinnlichen Erfahrung werden können.

Im gleichen Jahr erschien noch eine kleine Arbeit in Hufelands Journal „Über die Kraft kleiner Gaben der Arzneien überhaupt und der Belladonna insbesondere", in der er Verständnis zu wecken sucht für die beim Scharlach vorgeschlagenen kleinen Belladonnagaben, dabei aber auch im allgemeinen für die kleinen Gaben eintretend bei der Arzneimittelwahl nach dem Simile. Er schreibt: „Welche Organe sie [die Belladonna] in ihrer Tätigkeit hindert, welche sie anders modifiziert, welche Nerven sie vorzüglich betäubt oder erregt, welche Umstimmung sie dem Blutlaufe, dem Verdauungsgeschäft gibt, wie sie die Denkart, wie sie das Gemüt affiziert, welchen Einfluß sie auf einige Absonderungen äußert, welche Modifikation die Muskelfaser von ihr erhält, wie lange ihre Wirkung dauert und wodurch sie unkräftig gemacht wird", – das alles soll durch Versuche festgestellt werden. (Angeführt nach Tischner „Quellenschriften", Bd. 2, S. 35)[V]. – Man beachte den Widerspruch zwischen der dynamischen Ansicht in den „Monita" und diesen physiologischen Überlegungen! (S. unten II, 6. „Innere Veränderungen").

Man ersieht daraus, was er beachtet wissen will: es sind hauptsächlich funktionelle Störungen, die er hier nennt, und es ist verständlich, daß er darauf besonders sein Augenmerk lenkt, standen ja auch bei seinen Arzneiprüfungen die betrieblichen Störungen aus begreiflichen Gründen im Vordergrund, denn es leuchtet ein, daß man bei den Prüfungen nicht größere Gaben für längere Zeit reichen darf, so daß deutliche anatomische Veränderungen an wichtigen Organen auftreten; man wird sich mit der Feststellung feinerer betrieblicher Störungen begnügen müssen. Mit diesen Fragen stellt er gewissermaßen einen Forschungsplan für die Zukunft auf, der mit den Mitteln der damaligen Zeit gar nicht ausgeführt werden *konnte*. Diese Beachtung der Betriebsstörungen ist auch später kennzeichnend für die Homöopathie und als Mitte des neunzehnten Jahrhunderts das pathologisch-anatomische Denken herrschend wurde, kamen die Homöopathen bald darüber ins klare, daß das Anatomische für sie wenig ergiebig bleiben mußte. Demgegenüber wurde dann immer bewußter die Bedeutung des Funktionellen betont, so schreibt Ludwig GRIESSELICH 1848 in seinem „Handbuch zur Kenntnis der homöopathischen oder spezifischen Heilkunst" mit Beziehung auf diese Stelle bei HAHNEMANN: „Es ist natürlich, daß das, was er von der Belladonna äußerte, seine Meinung von *allen* Arzneien sein mußte; es ist also von ihm anerkannt, daß die Ermittlung der *funktionellen Störungen*, welche sich bei Arzneiversuchen zeigen, von hoher Wichtigkeit ist." (Vgl. dazu weiter unten II, 6.: „Pathologie und pathologische Anatomie"). Die nächsten Jahre widmete sich HAHNEMANN in der Stille dem Ausbau seiner Lehre, insbesondere der Anstellung von Arzneiprüfungen, die er zuerst vor-

---

[V] s. a.: Journal der practischen Arzneykunde und Wundarzneykunst, hrsg. von C. W. HUFELAND, 13. Bd., Jena 1801, S. 152-159 [Anmerkung der Redaktion, 1999]

zugsweise an sich selbst vornahm, wozu dann bald auch noch Familienangehörige und später auch seine Schüler herangezogen wurden. Nur eine kleine Schrift „Der Kaffee und seine Wirkungen" unterbrach diese Stille im Jahre 1803, in der er eine sehr ausführliche Schilderung seiner Wirkungen auf Körper und Seele gibt und dann kritisch gegen ihn Stellung nimmt[VI]. In stark übertreibender Weise werden alle möglichen Krankheiten auf den Kaffeegenuß zurückgeführt. Es ist eine bekannte Erscheinung, daß Neuerungen, besonders bei Genußmitteln, die in kurzer Zeit stark an Verbreitung gewinnen, von irgendwelchen Gegnern bekämpft und ihnen schlimmere Fehler nachgesagt werden, als es bei kühler Betrachtung berechtigt wäre. So ging es auch HAHNEMANN hier. Vielleicht hat er ihn selbst nicht recht vertragen und deshalb so schwarz gesehen, jedenfalls hat er in sehr einseitig übertreibender Weise dem Kaffee alles mögliche Schlechte nachgesagt und zahlreiche Krankheiten und Unpäßlichkeiten auf den Genuß des braunen Trankes zurückgeführt.

Fragmenta. 1805 erschienen dann fast gleichzeitig drei wichtige Schriften. Die „Fragmenta de viribus medicamentorum positivis" (Leipzig, 1805, 2 Bde.) bringen die Ergebnisse von HAHNEMANNS bis dahin geprüften Arzneien. Das Werk ist vollständig in lateinischer Sprache abgefaßt und stellt einen Vorläufer der späteren „Reinen Arzneimittellehre" dar; auch die Anordnung der Symptome ist im wesentlichen die gleiche, indem sie nach Körperregionen geordnet einander folgen, ohne Unterscheidung der Versuchspersonen; auch über die angewendeten Versuchsgaben wird nichts mitgeteilt. Im ganzen enthält das Werk 27 Mittel. Abgesehen von seinen Versuchsergebnissen sind auch die bei gelegentlichen Vergiftungen aufgetretenen Erscheinungen berichtet. Der zweite Band erhält in abc-licher Anordnung die Gesamtheit der Symptome, wozu er später bei der „Reinen Arzneimittellehre" nicht mehr gekommen ist. Die Zahl der mitgeteilten Symptome ist im Vergleich zur RAM. gering, so sind es bei Pulsatilla 309 gegen später 1153!

Aeskulap auf der Wagschale. Im gleichen Jahre erschien die Schrift „Aeskulap auf der Wagschale" (Leipzig, 1805). Wie Gelehrte auch sonst, wenn sie bei ihren Berufsgenossen nicht das rechte Verständnis zu finden glauben, so hat sich auch HAHNEMANN in der Schrift an die Laienwelt gewendet. Aber er hat dabei einen zweiten verständlichen, ja berechtigten Grund. Da sein Heilverfahren in vielem von dem Gewohnten abwich, verlangte er später von seinen Kranken, daß sie sein „Organon" läsen, damit sie Verständnis für seine Vorschriften hätten. In ähnlicher Weise sollte auch schon die Schrift „Aeskulap auf der Wagschale" den Laien über medizinische Dinge aufklären, ohne daß er jedoch seine neue Lehre behandelt.

Heilkunde der Erfahrung. Als dritte Schrift erschien 1805 die „Heilkunde der Erfahrung" als Aufsatz in „Hufelands Journal" (Bd. 22 und dann als Sonderschrift), in der HAHNEMANN zum ersten Mal seine Lehre planmäßig zu-

---

[VI] Der Kaffee in seinen Wirkungen. Nach eignen Beobachtungen von Samuel HAHNEMANN, Leipzig, 1803, E.F. Steinacker. (auch: Dresden, 1803, Arnoldsche Buchhandlung) [Anmerkung der Redaktion, 1999]

sammenhängend vortrug; erst jetzt ließ sich ihre Eigenart und ihre Bedeutung klar übersehen.

Nach Erwähnung der „festständigen Krankheiten" – hier „eigenartige" genannt, die aus einem sich immer gleichbleibenden „Ansteckungszunder" entspringen, und denen man wegen der Gleichförmigkeit auch einzelne Namen geben kann, geht er auf die andern Krankheiten über. Diese andern Krankheiten sind so sehr voneinander verschieden, daß man jeden vorkommenden Krankheitsfall als eine individuelle Krankheit ansehen muß, wie sie „sich noch nie so ereignete – und genau ebenso nie wieder in der Welt vorkommen wird." (Tischner, S. 213)[VII].

Die Diagnosen der Schulmedizin enthielten nach HAHNEMANNS Ansicht zu viel unsichere Vermutungen, insbesondere würden solch grobe Verallgemeinerungen wie „Wassersucht" oder „Durchfall" der vielfältigen Wirklichkeit nicht gerecht. Um allen Vermutungen aus dem Wege zu gehen, wollte er deshalb bei den sinnlich feststellbaren Einzelerscheinungen stehen bleiben.

Dazu kamen im 18. Jahrhundert besondere Bestrebungen. Der durch die Erforschung fremder Länder unaufhörlich nach Europa strömende neue Wissensstoff in Gestalt neuer Tiere und Pflanzen schuf das Bedürfnis Ordnung in dem Wirrsal zu schaffen und führte zu Systemversuchen, von denen der berühmteste das LINNÉsche System der Pflanzenwelt ist. Aber auch auf das medizinische Gebiet griffen diese Versuche über, und LINNÉ selbst stellte ein solches „nosologisches System" auf. Die einzelnen Krankheitsfälle gehören zu einer scharf umrissenen Krankheitsart und diese zu einer Gattung, woran sich höhere Zusammenfassungen schließen. Dergleichen konnte natürlich nicht ohne Vergewaltigung der Wirklichkeit durchgeführt werden und fand auch bei vielen Widerspruch.

Zu beiden Bestrebungen trat HAHNEMANN in scharfen Gegensatz, wenn er bei den Einzelerscheinungen stehen blieb; damit verstieß er gegen die „Würde der Wissenschaft", und man wird ihn nur recht verstehen, wenn man seine Ansichten von größeren Gesichtspunkten aus betrachtet. Die Frage der Einzelbeschreibung und der Verallgemeinerung bildet einen wichtigen Gegenstand der philosophischen Methodologie, und soll hier zuerst an einem anscheinend fernliegenden Beispiel geklärt werden.

Einen Hügel kann man mit anderen Hügeln vergleichen und ihn etwa mit einigen von ihnen dem verallgemeinernden, zusammenfassenden Begriff „Moränenhügel" unterordnen; damit ist er in seiner Eigenart „erklärt" und zu den Akten gelegt. Von andern Gesichtspunkten aus aber kann man ihn auch als diesen Einzelhügel studieren und feststellen, daß sich auf dem Hügel eine vorgeschichtliche Begräbnisstätte befindet. Sodann kann ich auf ihm ein germani-

---

[VII] s. a.: Heilkunde der Erfahrung, von Samuel Hahnemann. Berlin, in Commission bei L. W. Wittich. 1805, S. 8-11. / o. a.: Kleine medizinische Schriften / von Dr. Samuel Hahnemann.- 2., unveränderter Nachdr. d. Erstausg. Dresden u. Leipzig, Arnold, 1829 / mit e. Geleitw. von Klaus-Henning Gypser. – Heidelberg: Haug, 1989. [Anmerkung der Redaktion, 1999]

sches Heiligtum entdecken und seine Umbildung zu einer christlichen Wallfahrtskapelle beschreiben und weiter die wichtige Rolle schildern, die der Hügel später in einer Schlacht gespielt hat. So kann ich die „individuellen Geschehnisse", die „Geschichte" eines einzelnen Hügels oder eines bestimmten Dorfes usw. beschreiben.

Auch KARL DEN GROSSEN, PARACELSUS oder KANT kann ich von verallgemeinernden Gesichtspunkten aus betrachten und sie in das entsprechende Fach „Kaiser", „Arzt" und „Philosoph" einordnen. Das wäre aber in diesem Fall recht unergiebig, ihre Bedeutung liegt ganz überwiegend bei den Einzelheiten ihres Lebens und Tuns samt dessen Ergebnissen und Folgen und dem *Einmaligen* ihrer Leistung.

Der Standpunkt des verallgemeinernden Denkens ist im wesentlichen der der Naturwissenschaften und ihr hauptsächliches Werkzeug ist die ursächliche Forschung, indem sie auf diese Weise das Wesen der Erscheinungen klärt und das Verwandte unter allgemeine Regeln und Gesetze zusammenfaßt; sie ist also „*nomothetisch*" (Gesetze aufstellend). Bei der ungeheuren Verwickeltheit, zumal der biologischen Vorgänge, und der Schwierigkeit, alle Bedingungen eines Vorganges klarzustellen, haftet diesen Feststellungen vielfach ein gewisses Maß von Unsicherheit an, und es bedarf oft langer Forschungsarbeit, ehe alle in Betracht kommenden Beziehungen restlos geklärt sind. Die Erforschung der Ursachen der Erscheinungen, wie sie die Schulmedizin betreibt, die von Ursache zur Ursache der Ursache usw. führt, stellt immer eine unendliche Reihe dar; sie ist vielfach irrtümlich, oft ergänzungsbedürftig und selten endgültig. Die einmal festgestellten einzelnen Erscheinungen im Sinne der Homöopathie dagegen bleiben immer dieselben.

Diese Untersuchung und Darstellung des Einzelnen, des Individuellen ist nun im großen und ganzen gesehen das Verfahren der Geisteswissenschaften, insbesondere der Geschichtswissenschaften; sie alle sind im wesentlichen „*idiographisch*" (einzelbeschreibend), indem z. B. die einzelnen Taten eines Staatsmannes, die Werke eines Dichters oder anderen Künstlers erforscht und geschildert werden.

Von diesen Gesichtspunkten aus habe ich die Schulmedizin als „nomothetisch" der „idiographischen" Homöopathie gegenübergestellt. Soweit die Schulmedizin individualisiert, hat auch sie einen idiographischen Einschlag; das Entsprechende gilt umgekehrt von der Homöopathie. Auf dieser Grundlage kann auch der Schulmediziner der Homöopathie ein gewisses Verständnis entgegenbringen, falls man nicht der idiographischen Einstellung überhaupt jede Berechtigung in der Wissenschaft absprechen will, womit man große Wissenschaftsgebiete, insbesondere das meiste in den Geisteswissenschaften, verneinen würde. Schulmediziner, wie z. B. MATTHES, haben, sich auf meine Ausführungen beziehend, gleichfalls betont, daß der Arzt nicht ausschließlich als Naturwissenschaftler nomothetisch-verallgemeinernd vorgehen darf, daß vielmehr dem Einzelfall gegenüber idiographisches Denken am Platz ist (s. Tischner:

Untersuchungen zur Methodologie der Medizin; Ärztl. Rundschau 1916, Nr. 17/18 und 1917 Nr. 38, Abdruck in AHZ 1917[VIII]).

Diese idiographisch-individualisierende Einstellung der Homöopathie ist seit jeher ihre Eigenheit und ihre Stärke gewesen, und ihre naturwissenschaftlich-kritische Richtung würde Wesentliches über Bord werfen, wenn sie den idiographischen Einschlag übersehen würde. Es kann sich ja nicht darum handeln, einen Grundsatz zu Tode zu reiten, um „folgerecht" zu bleiben, sondern darum, *beiden* Einstellungen jeweils nach der Logik der Tatsachen ihr Recht zu lassen. Wenn sogar Schulmediziner bei der Behandlung des Einzelfalles für die idiographische Einstellung eintreten, hat die Homöopathie keinen Grund, diese ihr auf den Leib geschriebene Rolle zu vernachlässigen. Es ist deshalb auch kein Widerspruch, wenn HAHNEMANNS Stellung in diesem Buch in manchen wichtigen Punkten der Schulmedizin angenähert, hier dagegen die Besonderheit der Homöopathie in bezug auf eine Individualbehandlung stark herausgehoben wird.

Entsprechend dieser Einstellung, nicht über die reinen Erscheinungen hinausgehen zu wollen, schreibt HAHNEMANN: „Das innere Wesen jeder Krankheit, jedes einzelnen Krankheitsfalles, soweit es uns zum Behufe der Heilung zu wissen nötig ist, spricht sich durch die vorhandenen *Zeichen* aus, wie sie sich in ihrem ganzen Umfange, ihrer individuellen Stärke, Verbindung und Sukzession dem echten Beobachter darbieten."[IX]

„Nach dieser Auffindung aller vorhandenen, bemerkbaren Zeichen der Krankheit hat der Arzt die Krankheit selbst gefunden, hat er den völligen, zu ihrer Heilung nötigen Begriff von ihr."

Dies Vorgehen HAHNEMANNS, bei den reinen Erscheinungen stehenzubleiben, ohne die Lücken mit Vermutungen auszufüllen, die die sinnliche Erfahrung überschreiten, erinnert geradezu an den Positivismus (D'ALEMBERT, HUME) der auch ein Überschreiten der reinen Erfahrung verbietet. (Vergl. Tischner: „Hahnemann und der Positivismus" AHZ 1940, Nr. 6). Daß er diese „Idee" der Homöopathie in der Praxis doch nicht streng durchgeführt hat, hörten wir schon oben, wo wir über die „Wertung" der Symptome sprachen und werden das auch sonst noch sehen.

Neben den Berichten des Kranken und der Angehörigen zeichnet der Arzt sich alles auf, was er „sieht, hört, fühlt usw."; über das Wesen der Krankheit könne man keine Kenntnis erlangen. Mehrfach warnt HAHNEMANN davor, mit ungeschickten Fragen dem Kranken etwas zu „suggerieren".

In bezug auf die individuelle Arzneimittelwahl bezeichnet HAHNEMANN die beständigsten, auffallendsten, ungewöhnlichsten, beschwerlichsten Symptome als die Hauptzeichen. „Die singulärsten, ungewöhnlichsten Zeichen geben das

---

[VIII] AHZ 165 (1917), Heft 8, 165-174; Heft 9, 181-188; Heft 10, 197-201. [Anmerkung der Redaktion, 1999]

[IX] Heilkunde der Erfahrung ... , in: Kleine medizinische Schriften ... , Bd. 2, S. 11. [Anmerkung der Redaktion, 1999]

Charakteristische, das Unterscheidende, das Individuelle an." (Tischner, S. 215)[X].

Da diese Eigenschaften der Symptome vielfach ganz unabhängig voneinander sind und keineswegs zusammenzuhängen brauchen, gibt er hier einen sehr breiten und unbestimmten Spielraum für die Mittelwahl. Wie schon in seiner ersten Arbeit setzt er auch hier die Kenntnis der Pathologie voraus, nur diese erlaubt uns ein Urteil darüber, was auffallend, singulär usw. ist. Er überschreitet damit entgegen seiner eigentlichen Absicht doch das Gebiet des unmittelbar Gegebenen und die zusammenhangslose Menge der Einzelerscheinungen und trifft Unterscheidungen und Wertungen, ohne sich allerdings damit so weit in das Reich der Vermutungen zu begeben, wie die damalige Schulmedizin.

Als zwei „Erfahrungsgrundsätze" teilt HAHNEMANN dann mit: „Wenn zwei widernatürliche allgemeine Reize zu gleicher Zeit auf den Körper wirken, so wird, *wenn beide ungleichartig sind,* die Wirkung des einen (schwächern) Reizes von der des andern (stärkern) auf einige Zeit zum Schweigen gebracht und suspendiert"; hingegen: „*Wenn beide Reize große Ähnlichkeit miteinander haben,* so wird der eine (schwächere) Reiz samt seiner Wirkung von der analogen Kraft des andern (stärkern) gänzlich ausgelöscht und *vernichtet.*" (Tischner; S. 222–23)[XI].

Zur Erläuterung bringt er dann einige Beobachtungen, wie die Erscheinung, daß die Masern, falls die Pocken ausbrechen, zurückgehen und erst wieder hervorkommen, wenn diese abklingen. Dabei handle es sich um zwei ungleichartige Reize. Zur Erläuterung des zweiten Satzes berichtet er von Fällen, in denen die Kuhpocken vernichtet wurden, wenn die Menschenpocken auftraten.

Daß HAHNEMANN mit dieser Auffassung nicht allein steht, zeigen z. B. Äußerungen von HUFELAND, der 1795, also ein Jahr vor HAHNEMANNS erster Arbeit darüber, ähnliche Gedanken äußert. Der stärkere Reiz hebe den schwächeren auf. Vielleicht ist HAHNEMANN durch diese Äußerungen in der Entwicklung seiner Gedanken gefördert worden.

„Um also heilen zu können, werden wir bloß nötig haben, dem *vorhandenen widernatürlichen Reize der Krankheit eine passende Arznei, das ist eine andere krankhafte Potenz von sehr ähnlicher Wirkung, als die Krankheit äußert, entgegenzusetzen.*" (Tischner, S. 229)[XII].

„*Bloß jene Eigenschaften der Arzneien, eine Reihe spezifischer Krankheitssymptome im gesunden Körper zu erzeugen, ist es, wodurch sie Krankheiten heilen, das ist, den Krankheitsreiz durch einen angemessenen Gegenreiz aufheben und verlöschen können.*" (Tischner, S. 230)[XIII]. An diese Auffassung von

---

[X] ebenda, S. 12 [Anmerkung der Redaktion, 1999]
[XI] ebenda, S. 16-17 [Anmerkung der Redaktion, 1999]
[XII] ebenda, S. 21 [Anmerkung der Redaktion, 1999]
[XIII] ebenda, S. 21-22 [Anmerkung der Redaktion, 1999]

HAHNEMANN erinnert die heutige Reizbehandlung, bei der auch ein Gegenreiz zur Heilung verwendet wird.

Bei der Behandlung muß man dann entsprechend den obigen Sätzen einen Reiz, d. h. eine Arznei, entgegensetzen, der den beim Kranken vorhandenen Erscheinungen möglichst ähnlich ist. Dazu muß man am Menschen geprüfte Arzneien unvermischt geben, denn die Wirkung von Arzneimischungen, die nicht geprüft sind, kann man nicht beurteilen, und sie sind deshalb nicht am Platze. Ohne genauer auf die Gabengröße einzugehen, erwähnt er doch, daß man bei seinem Verfahren „unglaublich kleine Gaben" reichen könne. Palliativmittel dürfe man nur geben bei augenblicklicher Gefahr; in akuten Krankheiten sei in gelinden Fällen der Nachteil der Palliative nicht bedeutend. Auf Grund seiner Erfahrung warnt er vor zu schneller Wiederholung, sie könne die Heilung vereiteln. In unserer Zeit hat BIER diese Anweisung HAHNEMANNS bestätigt und sich sehr anerkennend über seine Beobachtungsgabe ausgesprochen.

Wenn jemand die Fragwürdigkeit der damaligen Medizin durchschaut hatte, was die Verursachung und Erkennung der Krankheiten angeht, sowie die mangelhaften Kenntnisse über die Arzneiwirkungen, so war HAHNEMANNS Lehre ein in sich folgerechter Versuch, diese Schwierigkeiten, wenn nicht aus dem Wege zu räumen, so wenigstens zu umgehen.

Die Heilkunde der Zeit. Wenn HAHNEMANN sich hier und anderwärts vielfach sehr abfällig über den damaligen Zustand der Medizin ausgesprochen hat, so steht er damit keineswegs allein, wie einige Zeugnisse von angesehenen Zeitgenossen zeigen mögen. Christoph GIRTANNER sagt 1797 von der Heilkunde, sie habe „gar keine festen Prinzipien", nichts in ihr sei ausgemacht, es gebe „nur wenig sichere Erfahrung". „In der dicken ägyptischen Finsternis der Unwissenheit, in welcher die Ärzte herumtappen, ist auch nicht der mindeste Strahl des Lichts vorhanden, vermöge welches sie sich orientieren könnten."

Der Erfurter und später Berliner Professor A. F. HECKER läßt 1805 sich folgendermaßen über die Medizin des 18. Jahrhunderts aus: „Wer zählt die Opfer des, seit Stahls Zeiten, so allgemein eingerissenen Aderlassens, der auflösenden Methode, der unzeitig gegebenen Brech- und Purgiermittel? Wer berechnet den Schaden jener unglücklich gewählten Heilmethoden, die man den Schärfen, der Fäulnis u.a. vermeintlichen Fehlern der Säfte, entgegensetzte?" – „Der Wahn der errungenen Vollkommenheit war seit jeher die Pest der Heilkunde. Wir dürfen uns nie verhehlen, daß wir unendlich viel Dinge nicht wissen. Wir haben noch keine Physiologie! Wir wissen nicht, was Krankheit ist, nicht wie die Heilmittel wirken, nicht wie Krankheiten geheilt werden." HECKER werden wir später als erbitterten Gegner HAHNEMANNS kennenlernen.

Auch später urteilte man ganz ähnlich über diese Zeit. Nach längerer Kritik im einzelnen faßt der Königsberger S. SAMUEL seine Meinung wie folgt im Jahr 1908 zusammen: „Eine wissenschaftliche Therapie, gegründet auf die Kenntnis der Ursache, des Krankheitsprozesses, der Heilmittel, konnte es in jener Zeit nicht geben, wo noch alle Voraussetzungen, insbesondere auch eine genaue

Unterscheidung der zugrundeliegenden Krankheiten fehlte." Im gleichen Jahr sagt der sehr kenntnisreiche Arzneikundler Rud. KOBERT: „So kam es, daß hinter dem Aufschwung, welchen die Anatomie, Physiologie und pathologische Anatomie im 17. und 18. Jahrhundert nahmen, die Arzneibehandlung nicht nur kläglich zurückblieb, sondern immer mehr versumpfte. Die Geburt einer Pharmakotherapie mußte mit einem gänzlichen Hinauswerfen aller überhaupt vorhandenen Arzneimittel beginnen. Diese Tatsache, welche mit dem Ausräumen des Augiasstalles treffend verglichen werden kann, ging von der sogen. Wiener Schule aus."

Man kann allen diesen Ärzten gewiß keine Vorliebe für Außenseiter und Unschulgemäße vorwerfen, sie sind alle echte Vertreter der Universitätsmedizin ihrer Zeit. Wenn man das bedenkt, wird man wohl Verständnis haben für HAHNEMANNS Versuch, auf neuen Bahnen einen Ausweg aus dieser Lage zu suchen, die er ganz ähnlich wie z. B. SAMUEL beurteilte.

Einen Einblick in die damalige praktische Medizin gestattet uns HUFELANDS (1762–1836) „System der prakt. Heilkunde" (Jena-Leipzig, 1800–1805). Er kennt z. B. überhaupt keine eigentlichen Herzkrankheiten, das ganze große Gebiet wird in neun Zeilen abgehandelt. Bei den Nierenkrankheiten weiß er über den Urin nur zu sagen, daß er „feurig, rot und heiß" sei. Bei der Lungenentzündung kennt er an Zeichen nur gewisse Eigenheiten der Atmung, Husten mit und ohne Auswurf, blutig oder schleimig, die subjektiven Empfindungen des Schmerzes, Bedrückung und Angst, bestimmte Beschwerden beim Liegen, den schnellen, häufigen Puls, der hart, stark, klein oder weich sein kann, sowie die Symptome des Fiebers, wobei das Thermometer nicht erwähnt wird. Über die pathologische Anatomie schweigt er, nichts von Urinuntersuchung, Behorchen und Beklopfen. HAHNEMANN *bewegt sich also ganz im Rahmen der Zeit, wenn er bei der Unwissenheit der Zeit und im Streben, alle Vermutungen tunlichst zu vermeiden, die damalige Pathologie mit ihren Hypothesen wenig beachtete.*

HAHNEMANN in der Geschichte der Heilkunde. Über die Vorgänger HAHNEMANNS in bezug auf die Besonderheiten seiner Lehre haben wir schon im ersten Teil ausführlicher gesprochen, hier möge noch einiges über seine Stellung in der Gesamtmedizin gesagt sein. Er selbst fühlte sich durchaus als Nachfolger des HIPPOKRATES: „Man war der Entdeckung der Arzneikunde nie näher als zu Hippokrates Zeiten. Dieser aufmerksame, schlichte Beobachter suchte die Natur in der Natur. Er sah und beschrieb die ihm vorkommenden Krankheiten genau, ohne Zusatz, ohne Malerei, ohne Raisonnement. In dieser reinen Beobachtungsgabe übertraf ihn kein Arzt irgendeines nachfolgenden Zeitalters. Nur noch ein Hauptteil der Arzneikunde fehlte diesem Lieblinge der Natur, sonst wäre er der Kunst ganz mächtig geworden: die Kenntnis der Heilmittel und ihrer Anwendung". (Aeskulap auf der Wagschale, Tischner, S. 297)[XIV].

Man sieht, er fühlte sich nicht nur als Nachfolger des HIPPOKRATES, sondern unausgesprochen leuchtet durch seine Worte die Überzeugung hindurch, der Vollender der Hippokratischen Heilkunde zu sein. (Tischner „Hahnemann u. d. Hippokratische Medizin", Janus, 1923, sowie AHZ 1924).

Die meiste Ähnlichkeit zeigt die HAHNEMANNsche Lehre mit der von HIPPOKRATES ausgehenden Richtung der „Empiriker" (entstanden etwa 250 bis 200 v. Chr.). Anknüpfend an die philosophische Schule der Skeptiker (Pyrrhon) lehnte man Ergrübelungen über das Wesen und die verborgenen Ursachen ab. Die medizinischen Hilfsfächer, wie Anatomie, vernachlässigte man, genauere Kenntnisse seien auf diesem Gebiet überflüssig. Die Aufgabe des Arztes sei im wesentlichen Krankenbeobachtung und -behandlung. Nur die am Tage liegenden Bedingungen berücksichtigte man. – Auch die „Methodiker", eine Schule, die im letzten vorchristlichen Jahrhundert in Rom entstand, läßt manche Ähnlichkeiten mit HAHNEMANNS Ansichten erkennen, indem man eine weitergehende ursächliche Erklärung beiseite ließ und auch den Krankheitssitz weniger beachtete, sowie eine kritische Stellung zur Naturheilkraft und Zweifel an den Krisen und ihrer Bedeutung für die Heilung zeigte. CELSUS (um 30 n. Chr.) hat uns folgenden Ausspruch der Methodiker überliefert: „Es kommt nicht auf das an, was die Krankheiten verursacht, sondern auf das, was sie vertreibt". In etwas überspitzter Redeweise hätte sich auch HAHNEMANN so ausdrücken können.

HAHNEMANNS Gegner, wie z. B. A. F. HECKER, haben in der Tat ihm den „Empirismus" seiner Anschauungen vorgeworfen, sie beachten dabei aber nicht, daß die beim Empirismus drohende Gefahr, das ganze Erfahrungswissen des Arztes in eine Menge zusammenhangsloser Einzeltatsachen auseinanderfallen zu lassen, bei HAHNEMANN durch seinen die ganze Lehre beherrschenden und zusammenhaltenden Ähnlichkeitssatz vermieden wird.

Wir haben oben die Ansichten des PARACELSUS kennengelernt, wobei schon die Auswahl so getroffen wurde, daß die Ähnlichkeit mit HAHNEMANN deutlich hervortritt. Wenn man diese Auslese aus PARACELSUS mit HAHNEMANNS Lehre vergleicht, so kommt man leicht zu einer Überschätzung der Ähnlichkeiten; im Gesamtwerk des PARACELSUS betrachtet dagegen fällt sie nicht so auf. Von den Ähnlichkeiten nenne ich hier nochmals die Arzneiwahl nach dem Simile, die dynamische Auffassung der Arzneiwirkung, das Reichen von nur einem Mittel, die Auffassung des Begriffes „Gift", die Vernachlässigung des Anatomischen.

Diese Verwandtschaft ist auffallend genug, und so hat schon C.H. SCHULTZ-SCHULTZENSTEIN in seiner Schrift „Die Homöobiotik" (Berlin, 1831) HAHNEMANN vorgeworfen, er habe seine Gedanken von PARACELSUS entlehnt,

---

[XIV] Aeskulap auf der Wagschale ... , in: Kleine medizinische Schriften ... , Bd. 2, S. 258-259. [Anmerkung der Redaktion, 1999]

und der Homöopath KATSCH hat sich unabhängig von SCHULTZ in ähnlicher Weise (1890) geäußert (BHZ, Bd. 9). Andere wieder haben, ohne die Ähnlichkeiten leugnen zu wollen, diesen Zusammenhang bestritten. Auch ich habe diese Ansicht vertreten und möchte hier noch einen Gesichtspunkt beisteuern. Für das rationalistische 18. Jahrhundert war PARACELSUS ein abergläubischer Phantast, und wenn HAHNEMANN trotz diesem Ruf zu seinen Werken gegriffen haben sollte, wird er sie gewiß bald entrüstet in die Ecke geworfen haben ob seines Aberglaubens. Aber wie ist diese auffallende Ähnlichkeit zu erklären? Ein Blick auf das Werden von HAHNEMANNS Lehre gibt vielleicht einige Klarheit. Man hat durchaus den Eindruck, daß der Similegedanke auf Grund seiner Arzneimittelstudien langsam und organisch bei ihm gewachsen ist. Wenn er dann weitergehend die Brüchigkeit der damaligen Krankheits- und Arzneimittellehre erkannte und sich ans Werk machte, auf der reinen Erfahrung ohne „Vermutungskunst" eine neue Lehre aufzubauen, dann lagen die Steine dazu gewissermaßen am Wege, sie brauchten nur von ihm aufgehoben und eingebaut zu werden.

Als Vitalist und Schöpfer einer phänomenologischen, das Funktionelle in erster Linie berücksichtigenden Arzneimittellehre, der eine ebensolche Krankheitslehre entsprechen mußte, konnte er mit dem Anatomischen wenig anfangen und hat es infolgedessen vernachlässigt. Mit dem Phänomenologisch-Idiographischen war dann das Individualisieren ohne weiteres gegeben. Auch das Verwenden von Einzelmitteln folgte sozusagen von selbst aus der Natur und dem Sinn seiner Arzneiprüfungen.

Besonders klar aber zeigt seine Auffassung von Gift, daß seine Arzneimittelstudien ihn dahin führen mußten. Wenn er im „Versuch über ein neues Prinzip ..." als allgemeines Ergebnis seiner Forschungen den Satz über die Erst- und Nachwirkungen, die meist einander entgegengesetzt sind, aufstellt und damit die Zweiphasenwirkung der Arzneien in dieser allgemeinen Form als erster ausgesprochen hat, so war es kein großer Schritt mehr, das Wort „Gift" als einen Verhältnisbegriff aufzufassen. Und er zieht auch den Schluß schon in dieser Arbeit, indem er für eine ausgiebigere Anwendung des Arseniks eintritt, den man „kühn und doch behutsam" verwenden müsse, womit er auf seine kleinen Gaben anspielt. HUFELAND jedoch, der diese Zweiphasenwirkung in ihrer ganzen Bedeutung noch nicht verstanden hat, macht dazu die Anmerkung, daß er sich zum innerlichen Gebrauch des Arseniks noch nicht verstehen könne. Da HAHNEMANN für seine Auffassung kein rechtes Verständnis gefunden hatte, hat er einige Jahre später in einer Arbeit „Was sind Gifte? Was sind Arzneien?", (Huf. Journ. 24. H. 3), ausführlicher zu dieser Frage Stellung genommen: „Bloß durch unrechten Gebrauch werden Arzneien Gifte; an sich selbst sind keine Arzneien Gifte." Unter dem „unrechten Gebrauch" versteht er in erster Linie die „übermäßige Gabe". *Diese Auffassung des Giftes ist also durchaus auf eigenem Boden bei HAHNEMANN gewachsen und läßt keinen Zusammenhang mit PARACELSUS entdecken.* Daß HAHNEMANN mit diesen Ausführungen keine offenen Türen einrannte, zeigt eine Arbeit von C. F. HARLESS aus dem Jahre 1811, der damals HAHNEMANNS Ansichten in manchem nahe stand und in seinem Buch in langen Ausführungen die gleiche Ansicht zur Anerkennung bringen will (s. u.), (vergl. Tischner: „Paracelsus und Hahnemann", AHZ 1941, Nr. 6).

Im 18. Jahrhundert machten sich allmählich die großen Fortschritte der anorganischen Naturwissenschaften auch in den Lebenswissenschaften geltend und RADL rechnet in seinem ausgezeichneten Buch „Geschichte der biologischen Theorien der Neuzeit" (B. I, S. 297, Leipzig, 1913) den Beginn der Biologie als selbständige Wissenschaft von BUFFON (1707–1788) ab. HALLER war der erste Physiologe, der planmäßig zum Studium einer Frage den Tierversuch in ausgedehntem Maße angewendet hat und in seinen „Elementen der Physiologie des Menschen" (Lausanne, 1757–66, acht Bände) alles Wissen auf diesem Gebiete zusammenfaßte. Damit war die Zeit reif für umfassende Anwendung des Versuchs in den medizinischen Naturwissenschaften. HAHNEMANN führte ihn in der Arzneimittellehre ein und *schuf so die erste auf Versuchen beruhende Arzneiwirkungslehre*. (Tischner, Hahnemanns geistesgeschichtliche Stellung; Wien. med. Wochenschr. 1940, Nr. 30, Abdruck: AHZ 1941, Nr. 5).

Als Hauptkennzeichen des Genies darf man die Fähigkeit bezeichnen, unter Absehen von den überkommenen Gesichtspunkten, die Welt einmal sozusagen mit ganz neuen Augen betrachten zu können, und man darf deshalb auch HAHNEMANNS Leistung gewiß genial nennen. Alles stellte er in einen neuen Zusammenhang oder schuf es völlig um, so daß wirklich eine ganz neue unerhörte Lehre entstand. Die Krankheitslehre änderte er, die Diagnose bekam einen ganz neuen Sinn, die Arzneimittellehre wurde von Grund auf neu gebaut und die Arzneimittelwahl geschah auf gänzlich geänderter Grundlage; dazu kommt noch seine Gabenlehre, das Reichen nur eines Mittels und weitere Vorschriften. Es waren aber nicht einzelne Teile, die des Zusammenhangs entbehrten, sie waren alle in genialer Weise von ihrem Schöpfer unter dem schützenden Dach des Ähnlichkeitssatzes nach strengen Regeln zu einem in sich geschlossenen Bau zusammengefügt worden.

Einzelheiten. Die nächsten seßhaft in Torgau verbrachten Jahre benützte HAHNEMANN zu einem weiteren Ausbau der Lehre in Einzelarbeiten, ohne grundsätzliche Bedeutung, die deshalb nur einer kürzeren Erwähnung bedürfen. Infolge der „Kontinentalsperre", die NAPOLEON in seinem Krieg mit England verkündet hatte, um dessen Handel zu zerstören, wurden ausländische Pflanzenmittel allmählich seltener, insbesondere die in großen Mengen verwendete Chinarinde. Man sah sich deshalb nach Ersatz um und knüpfte dabei in ganz äußerlicher Weise an irgendeine Eigenschaft an, bei Chinarinde z. B. an die Bitterkeit. HAHNEMANN ergriff deshalb das Wort und betonte, jedes Mittel habe seine Besonderheiten und könne nicht durch andere ersetzt werden, insbesondere nicht auf Grund einer so äußerlichen Eigenschaft wie der Bitterkeit, es gäbe viel Bittermittel, die nicht die Eigenschaften der Chinarinde hätten. Auf seine Gabenlehre anspielend, machte er darauf aufmerksam, daß, wenn man nicht so verschwenderisch mit den Gaben umgehe, die vorhandenen Mengen noch lange reichen würden (Hufelands Journal, Bd. 23, 1806).

In einer größeren Arbeit „Fingerzeige auf den homöopathischen Gebrauch der Arzneien" (Hufelands Journal, Bd. 26, 1807) bringt HAHNEMANN eine größere Anzahl von Anführungen aus den Werken anderer, mit denen er zeigen will, daß einerseits bei Reichung eines Mittels bestimmte Vergiftungserscheinungen aufgetreten seien, während dasselbe Mittel an Kranken gerade bei diesen Erscheinungen heilend gewirkt habe. Doch hat vieles davon geringe Beweiskraft, da man oft im unklaren bleibt, ob die Besserung, die nach dem Mittel eintrat, auch durch das Mittel erfolgt ist, und das bleibt um so ungewisser, da es sich meist um Mischungen handelt. Gerade HAHNEMANN hätte gut daran getan, sich nicht darauf zu berufen, da er ja selbst immer wieder betont, daß man mittels Mischungen keine reinen Erfahrungen sammeln kann. Außerdem hat er oft aus den Mitteilungen mehr herausgelesen, als drin steht. Bemerkenswert ist die Arbeit noch dadurch, daß er in ihr zum ersten Mal das Wort „homöopathisch" gebraucht, und es verdient der Merkwürdigkeit halber Erwähnung, daß man seit langem immer lesen konnte, das Wort sei zum ersten Mal in einem offenen Briefe gebraucht, den HAHNEMANN 1808 an HUFELAND geschrieben hat (Tischner, S. 337), während es schon groß und breit im *Titel* der vorliegenden Arbeit steht und seit über hundert Jahren auch in Bibliographien (von STAPF, AMEKE u. HAEHL) zu lesen ist! – In wenig veränderter Form steht die Arbeit als Einleitung in den drei ersten Auflagen des Organons.

Im ersten Jahrzehnt des 19. Jahrhunderts hatte unter dem Einfluß des Philosophen Fr. W. SCHELLING die „romantisch" eingestellte naturphilosophische Medizin, über die wir später noch hören werden, starken Einfluß auf die Ärzte gewonnen, und es mußte deshalb nahe liegen, daß HAHNEMANN sich mit dieser die nüchterne Erfahrung eilfertig überfliegenden Richtung auseinandersetzte. Er tat das 1808 in einem Aufsatz „Über den Wert der spekulativen Arzneisysteme" (Allg. Anzeig. d. Deutschen, Nr. 263–64). Der Arzt brauche über das metaphysische Wesen des Lebens ebensowenig etwas wissen, wie der Erzieher über das Wesen der Seele. Dieser halte sich „an das, was die Seele durch Tatäußerungen von sich hat bemerken lassen, an die Erfahrungsseelenkunde". Ebenso beschränke sich der Arzt auf das, *„was man Erfahrungsvitalitätskunde nennen könnte, nämlich, welche in die Sinne fallenden Äußerungen vom gesunden menschlichen Körper geschehen und in welcher Verbindung*; – das Unmögliche: Wie es geschehe, bleibt hiervon völlig ausgeschlossen."

Von dieser Grundlage aus setzt er sich aufs schärfste mit den Verächtern dieser nüchternen Bestrebungen, den naturphilosophischen Ärzten, auseinander und wirft ihnen „Schwärmerei, hochtönende exzentrische Phrasen ohne Sinn", und „übersinnliche Spitzfindigkeiten" vor. „Man hat der Naturphilosophie die Verschraubung und Desorganisation einer Menge von Köpfen junger Ärzte zu danken." Zum Schluß zieht er gegen die damaligen Arzneimittellehren zu Felde mit ihren schematischen, nicht dem Einzelfall angepaßten Verordnungen, sowie gegen die Vielgemische.

5. Auf der Höhe

Das „Organon". Während seiner Torgauer Zeit reifte auch HAHNEMANNS Hauptwerk aus und erschien 1810 als „Organon der rationellen Heilkunde", das jedoch von der zweiten Auflage ab (1819) seinen Titel in „Organon der Heilkunst" änderte. Es ist gewissermaßen die ausführlichere, in vielem ergänzte und auch abgeänderte „Heilkunde der Erfahrung", die man „das kleine Organon" nennen könnte.

Wesentlich geändert sind seine Ausführungen über die „inneren Veränderungen", außerdem sind die Anweisungen über die Arzneiprüfungen und die Anwendung der Arzneien am Kranken bedeutend ausführlicher.

Vor dem eigentlichen in Paragraphen eingeteilten Organon steht eine längere Einleitung, eine etwas umgearbeitete schon 1807 erschienene Arbeit „Fingerzeige auf den homöopathischen Gebrauch der Arzneien in der bisherigen Praxis" (s. o.). Diese Einleitung beginnt mit der Bemerkung, man habe bisher die Krankheiten des Menschen nicht rationell kuriert, erst er habe den rechten Heilweg angegeben: „Wähle, um sanft, schnell und dauerhaft zu heilen, in jedem Krankheitsfalle eine Arznei, welche ein ähnliches Leiden (homoion pathos) vor sich erregen kann, als sie heilen soll (similia similibus curentur)!" Hier findet sich zum ersten Male der volle Wortlaut des berühmten Satzes bei HAHNEMANN, während er sonst schon mehrfach „Similia similibus" gesagt hat. Schon 1808 führt er den Satz an „contraria contrariis curentur". Man sieht, HAHNEMANN gebrauchte nur die Fassung mit „curentur" und nicht „curantur", es ist bei ihm nicht eine Aussage, sondern eine Forderung. Damit erübrigt sich jede weitere Erörterung, wie es heißen müsse; ich sehe keine Veranlassung von der HAHNEMANNschen Fassung abzuweichen.

Das in 271 Paragraphen eingeteilte eigentliche Werk beginnt mit den kennzeichnenden Worten: „Der Arzt hat kein höheres Ziel, als kranke Menschen gesund zu machen, was man heilen nennt" (I Aufl.)[3]. Er fühlt sich demnach in erster Linie als Arzt und nicht als Mediziner. Die ersten Erörterungen knüpfen an seine Ausführungen in der „Heilkunde der Erfahrung" an, sie bringen aber auch einige Änderungen, auf die erst später bei den „innern Veränderungen" eingegangen werden soll.

Er geht schon damals auf die Benennung der Krankheiten ein und meint, Krankheitsnamen könnten nur Zweck für den Arzt als „Naturhistoriker" haben, sowie der Botaniker als Naturbeschreiber ihrer zu Ordnungszwecken bedarf. Für den Arzt als *Heilkünstler* seien die Namen von keinem Nutzen. Das ist der wahre Sinn, des von den Gegnern oft verwendeten Satzes „HAHNEMANN

---

[3] Wenn nicht ausdrücklich anders bemerkt, ist immer die I. Auflage gemeint, die andern sind mit II., III. usw. bezeichnet.

kennt keine Krankheitsnamen". Später hat er nochmals in einer Anmerkung dazu Stellung genommen und betont, um sich verständlich zu machen, möge man von einer „Art Wassersucht" sprechen, jedoch nicht sagen „er hat die Wassersucht" (Organon VI, § 81). HAHNEMANN mag hier in dem Streben, die Gefahr des Verallgemeinerns mittels eines Namens und einer „Kur des Namens" zu vermeiden, die Sache etwas überspitzt haben, aber man wird dafür heute etwas mehr Verständnis haben als im Zeitalter der Herrschaft der pathologischen Anatomie, wenn man bei Ludolf von KREHL den Satz liest: „Jeder Krankheitsvorgang ist ein neues Ereignis im Naturgeschehen, wie es noch nie da war". Dieser Satz könnte geradezu von HAHNEMANN stammen. (Vgl. dazu seine Äußerung S. 48).

Wie schon früher betont er, daß man bei der Behandlung besonders an die „auffallenden, sonderlichen, ungewöhnlichen und einheitlichen Symptome"[XV] des jeweiligen Krankheitsfalles anknüpfen solle. Er strebt also an, die alte so selten erfüllte Forderung einer individualisierenden Behandlung zu erfüllen, und er ist in der Tat diesem alten Ideal mit seinen individuell-spezifischen oder, um ein anderes Wort zu gebrauchen, mit seinen „personotropen" Mitteln so nahe gekommen, wie kein anderer Arzt.

HAHNEMANN geht auch auf die seelischen und gemütlichen Symptome ein, und er berücksichtigt sie ebenso bei dem Kranken wie bei den Prüfungen; man hat sich darüber oft lustig gemacht, bei Licht besehen hat aber auch das seinen Sinn. Nicht selten ist mit einer bestimmten *körperlichen* Störung auch eine bestimmte *subjektive* verbunden, und vielfach sind sie sogar als feinstes Stimmungsbarometer *Vorläufer* der Erkrankung. Gewisse Störungen in der Umwelt offenbaren sich zuerst als gemütliche Verstimmungen wie z. B. bei der „Wetterfühligkeit". Bei dem Mangel an klinischen Untersuchungsverfahren war es an sich durchaus berechtigt und sinnvoll, diese subjektiven Zeichen in stärkerem Maße auszuwerten, und das mußte HAHNEMANN um so näher liegen, als sie auch bei den Arzneiprüfungen naturgemäß vielfach im Vordergrund standen. Heutzutage jedoch hat man auch dafür mehr Verständnis, wie z. B. das Buch von MACKENZIE „Krankheitszeichen und ihre Auslegung" (5. Aufl. 1923) beweist. Und während man früher den Spiritualismus HAHNEMANNS nicht genug tadeln konnte, las man 1946 in einer Semesterschlußansprache von Professor R. SIEBECK (Heidelberg): „Ob bei einem Kranken die Störung der Verdauung oder seine 'Verstimmung', seine üble Laune das erste ist, ist oft gar nicht zu entscheiden". Wie in manchen Aussprüchen von HAHNEMANN die seelische Verstimmung der Lebenskraft das Führende sein kann, so ist das gleiche hier bei der seelischen Verstimmung der Fall. Ähnlich betonte G. v. BERGMANN in seiner Münchener Antrittsvorlesung das Ungenügende des Mechanismus und die Wichtigkeit, ja das Beherrschende des Seelischen (s. „Klinik und Praxis", 1946).

[XV] im Original: „ ... eigenheitlichen (charakteristischen) ... ", vermutlich ein Setzfehler beim Druck der ersten Auflage [Anmerkung der Redaktion, 1999]

Über die Geisteskrankheiten schreibt HAHNEMANN: „Fast alle sogenannten Geistes- und Gemütskrankheiten sind nichts anderes als Körper-Krankheiten" (VI, § 215). Es ist diese Auffassung bei dem angeblich so „spiritualistischen" HAHNEMANN um so bemerkenswerter, als damals diese Ansicht keineswegs schon die herrschende war.

HAHNEMANN stellte beim Reichen seiner Mittel nach dem Ähnlichkeitssatz vielfach fest, daß zuerst eine mehr oder weniger deutliche „Erstverschlimmerung" eintritt; er entdeckte demnach für die Arzneibehandlung etwas, was das Volk und die alten Ärzte als Folgen einer Bäderkur schon längst kannten. Und wenn er die Häufigkeit und Bedeutung zuerst wohl überschätzt hat, so ist diese Erstverschlimmerung in der Tat nicht selten und kann bei etwas großer Gabe durch Verstärkung der vorhandenen Beschwerden und Hinzutreten neuer recht unangenehm werden. Auch BIER macht auf diese Entdeckung HAHNEMANNS aufmerksam und spricht in Rücksicht darauf und andere Feststellungen HAHNEMANNS von seinen „erstaunlich scharfsinnigen Beobachtungen". So habe HAHNEMANN mit seiner Angabe recht, daß oft schon nach der ersten Gabe die Krankheit ohne Beschwer ausgelöscht sei; er selbst und seine Schüler hätten das auch beobachtet nach homöopathischer Behandlung. BIER betont weiter, daß man HAHNEMANN vielfach auch recht geben müsse, wenn er die zweite Gabe erst anwenden wolle, nachdem die erste ausgewirkt habe; seine Angaben über die Wirkungsdauer der Mittel seien gleichfalls beachtenswert; bei der Reizbehandlung erweise sich ein Zwischenraum von einer Woche vielfach als zu kurz. Da jedoch bei solch seltenen Gaben die Kranken und ihre Umgebung mitunter eine begreifliche Ungeduld zeigten, reichte HAHNEMANN nicht selten Scheinarzneien, sogenannte „Nihilpulver" (lat. und engl. „placebo"). Später hat er jedoch als wünschenswert angesehn, solche „Hilfen" tunlichst zu unterlassen; wieweit in der Tat diesem Wunsche nachgegeben wurde, ist nicht festzustellen. Der Rat HAHNEMANNS sogenannte Zwischenmittel, z. B. insbesondere Sulfur als solches zu geben wird von BIER gleichfalls aus eigener Erfahrung als zweckmäßig bezeichnet.

Auch sogenannte örtliche Krankheiten rät HAHNEMANN stets – von den unmittelbaren Folgen von Verletzungen und dergl. abgesehen – innerlich zu behandeln, da stets alle Teile des Organismus zusammenhängen, sie „bilden ein unteilbares Ganzes in Gefühlen und Tätigkeit" (Org. I, § 160 f; VI, § 189). Dieser Standpunkt der „Ganzheit" war der Schulmedizin im Zeitalter der pathologischen Anatomie, die von ihrem zergliedernden Standpunkt aus fast nur örtliche Krankheiten kannte, beinahe vollständig verlorengegangen. Auch hier hat unsere Zeit mehr Verständnis dafür bekommen. Abgesehen von vitalistischen Einflüssen haben dazu besonders die Forschungen über die Einsonderungsdrüsen und ihr feines Zusammenspiel, sowie die Serologie beigetragen.

Später hat er im Organon von seinem Ganzheitsstandpunkt aus betont, die Schule irre sich, wenn sie glaube, mit der Entfernung einer skirrhösen Brust, eines Gliedes mit Knochenfraß Kausalkuren zu verrichten. Wir Heutigen werden ihm darin bedingt recht geben, wenn wir z. B. an die Bestrebungen von ROLLIER und BIER denken bei Knochentuberkulose; wir werden aber doch darauf aufmerksam machen, daß mit solchen Eingriffen in vielen Fällen zum mindesten wertvolle palliative Hilfe geleistet und oft auch ein Dauererfolg erzielt wird.

In scheinbarem Gegensatz dazu hält er es für „selbstverständlich", daß man Fremdkörper der Hornhaut entfernt, Blasensteine zermalmt und eine verletzte Arterie unterbindet. Der tiefere Grund für diese Unterscheidung liegt für ihn darin, daß Skirrhus und Knochenfraß in innigerer Weise mit dem übrigen Körper in Verbindung stehen. Im übrigen ist es, wie HAHNEMANN sagt, gewiß „selbstverständlich", daß man in solchen Fällen chirurgisch eingreift, und es ist hier auch nur erwähnt worden, da die Gegner den Homöopathen dergleichen verbieten wollten, ebenso wie man ihnen vor nicht langer Zeit es nicht gestatten wollte, einem Sterbenden mit einer Morphiumspritze eine Erleichterung zu geben, dazu sollte der Homöopath einen Allopathen hinzuziehen müssen.

Mehrfach empfiehlt HAHNEMANN auch die Schleimhaut des Mundes zur Aufsaugung der Arznei, ein Verfahren, was vor nicht langer Zeit unter dem Namen der „perilingualen" Darreichung in der Schulmedizin seine Auferstehung feierte.

Die „allopathischen" Verfahren, die Krankheit an einen andern Ort zu ziehen – das „derivierende" Verfahren –, lehnt HAHNEMANN ab, da durch die Erregung einer unähnlichen Krankheit nur eine kurze Besserung erzielt würde. Demgegenüber ist BIER der Meinung, daß die ableitenden Verfahren, wie etwa das Glüheisen durch Erregung einer Entzündung an anderer Stelle, geradezu ein homöopathisches Verfahren darstelle. Ähnliches gelte von der Transfusion. – Wenn HAHNEMANN auch gegen den Aderlaß und Blutegel nebst den andern Entleerungskuren Stellung nimmt, so ist auch das nur bedingt richtig, da kleine Aderlässe oder einige Blutegel auf die Blutbildung und den Stoffwechsel günstig wirken können, man könnte also auch hier von einem „homöopathischen" Reiz sprechen.

Die palliative (enantiopathische) Methode bekämpft er jetzt noch schärfer als früher, denn er will sie auch in akuten Krankheiten nicht mehr zulassen. Es ist eine eigene Ironie des Schicksals, daß man HAHNEMANN, der diese palliative, oft nur ein hervorstechendes Symptom (etwa Husten, Kopfschmerz) unterdrückende Methode, bekämpft, selbst des symptomatischen Verfahrens beschuldigt hat, ja daß man in Verkennung von Sinn und Ziel ihres Vorgehens die Homöopathie selbst als Symptomenkuriererei verfemt hat, während sie grundsätzlich am „*Inbegriff* der Symptome" anknüpft und so auf das Netz der Bedingungen einwirken will.

Was nun die Wirkung der homöopathischen Arzneien angeht, so besteht über HAHNEMANNS Meinung betreffs der Theorie der Arzneiwirkung und der homöopathischen Heilung mancherlei Unklarheit, so wenn BIER schreibt, der Begriff von Reiz und Reaktion sei HAHNEMANN fremd (Homöopathie, S. 145).

61

Richtig daran ist wohl, daß er diese *Worte* im Organon bewußt meidet, während er sie früher, so in der „Heilkunde der Erfahrung" gebraucht, wo er von Reiz und Gegenreiz spricht. Aber wenn er die Worte im Organon nicht verwendet, so kennt er doch den Begriff, indem er häufig die Worte „Wirkung" und „Gegenwirkung" benützt, sowie „Erstwirkung", „Nachwirkung", „Heilwirkung". Am klarsten und ausführlichsten spricht er über seine reizphysiologischen Vorstellungen in § 112 (VI), wo er von Vergiftungen mittels zu großer Arzneigaben ausgeht. Dabei treten im Verlauf der Zeit Erscheinungen auf, die den anfänglichen ganz entgegengesetzt sind. „Diese der *Erstwirkung* oder eigentlichen Einwirkung der Arzneien auf die Lebenskraft entgegenstehenden Symptome, sind die *Gegenwirkung* des Lebensprinzips des Organismus, also die *Nachwirkung* desselben." Um die Heilwirkung zu erklären, knüpft er an Ansichten von HUNTER an, daß nur jeweils eine Krankheit im Körper bestehen könne und beruft sich darauf, daß mitunter eine Krankheit durch eine neu hinzutretende entweder zeitweise unterdrückt oder ausgelöscht werde. Letzteres geschehe, wenn die dazutretende Krankheit der ersten ähnlich sei. Auf eine wissenschaftliche Erklärung setze er wenig Wert, doch bewähre sich folgende Ansicht als die wahrscheinlichste: „Indem jede (nicht einzig der Chirurgie anheim fallende) Krankheit nur in einer besonderen, krankhaften, dynamischen Verstimmung unserer Lebenskraft (Lebensprinzips) in Gefühlen und Tätigkeiten besteht, so wird bei homöopathischer Heilung dies, von natürlichem Krankheit dynamisch verstimmte Lebensprinzip, durch Eingabe einer, genau nach Symptomen-Ähnlichkeit gewählten Arznei-Potenz, von einer etwas stärkern, ähnlichen, künstlichen Krankheits-Affektion *ergriffen*; es erlischt und entschwindet ihm dadurch das Gefühl der natürlichen (schwächern) dynamischen Krankheits-Affektion, die von da an nicht mehr für das Lebensprinzip existiert, welches nun bloß von der stärkern, künstlichen Krankheits-Affektion beschäftigt und beherrscht wird, die aber bald ausgewirkt hat und den Kranken frei und genesen zurückläßt." (VI, § 29)

Es fällt auf, daß er hier entgegen seiner sonstigen Ansicht die Krankheit wie eine abgeschlossene Wesenheit betrachtet und damit die sogenannte „ontologische" Auffassung vertritt. Gewiß gewinnt die Sache dadurch an Anschaulichkeit, daß er diese beiden Krankheiten einander wie zwei Personen gegenübertreten läßt, die beide eine bestimmte, vergleichbare und grundsätzlich auch meßbare Stärke haben, aber das trägt den wirklichen Verhältnissen nicht Rechnung. In Kürze sei nur ein Punkt berührt: Wenn man gewisse, von den Arzneien veranlaßte Wirkungen als „Auslösungsvorgänge" betrachtet, so spielt die Stärke keine Rolle, da solche Vorgänge mit geringstem Energieaufwand zustande kommen können. – Nur wenige Homöopathen sind HAHNEMANN in dieser Anschauung gefolgt, aber er selbst legt ja auch wenig Wert darauf.

Seine Anweisung, wie die Fälle unmittelbarer Lebensgefahr, bei denen seine Mittel nicht mehr zur Wirkung kommen, zu behandeln sind, läßt einen deutlichen Einblick in seine Denkweise tun. Er empfiehlt bei Ersticken und

Erfrieren elektrische Erschütterungen und starken Kaffee, um die Reizbarkeit anzuregen. Man ersieht daraus, wie er sich die homöopathische Heilung denkt. Das homöopathische Mittel benötigt des Gegenreizes (Reaktion) des Körpers; wo diese aus Schwäche nicht mehr zustande kommt, da ist die Macht der homöopathischen Mittel zu Ende. An der gleichen Stelle befürwortet er die Anwendung von Gegenmitteln bei Vergiftungen, z. B. Alkalien gegen verschluckte Mineralsäuren, Kaffee und Kampfer gegen Opiumvergiftung (I, § 269; VI, § 67) – Man hat den Homöopathen einen Vorwurf daraus gemacht, daß sie neben ihren Mitteln noch das Naturheilverfahren anwenden, es sei das ganz unfolgerecht, ja unehrlich, denn HAHNEMANN leugne ja die Heilkraft der Natur. Wie wir aber bald sehen werden, ist das keineswegs der Fall.

Auch sonst hat sich HAHNEMANN mehrfach noch über die Heranziehung anderer Gesichtspunkte ausgesprochen. In 5 (VI) fordert er die Berücksichtigung der Veranlassung und der Grundursache der Krankheit (meist ein chronisches Miasma).

Auch den tierischen Magnetismus (Mesmerismus) erwähnt er, und in seiner Spätzeit ist dieser – wenn man von warmen und kalten Bädern absieht – das einzige von ihm zugelassene ärztliche Verfahren neben seiner Homöopathie. Wie ich aus Briefen feststellen konnte, hat er ihn in der Tat bei seinen Kranken angewendet oder bei seinen auswärtigen Kranken anwenden lassen. Den tieferen Grund für diese Ausnahme darf man darin erblicken, daß seiner Auffassung nach der Mesmerismus durch die vom Mesmerierer überströmende Lebenskraft auf diejenige des Kranken wirkt, sie ersetzt, mindert, verteilt und überhaupt ihre krankhafte Verstimmung auslöscht, er also der Homöopathie innerlich verwandt ist, da bei dieser die „fast geistigen" Arzneien auch unmittelbar auf die geistartige Lebenskraft einwirken. Es verdient der Erwähnung, daß er bei Berührung dieses Gegenstandes davon spricht, daß man den tierischen Magnetismus dankbarer nach seinem Begründer „Mesmerismus" nennen sollte. Aus dieser Bemerkung geht hervor, daß er es auch als „dankbar" empfunden hätte, wenn man die Homöopathie „Hahnemannismus" nennen würde. Wohl wird mitunter die streng rechtgläubige Richtung im Gegensatz zu den Freieren so genannt, aber der Name hat sich doch nicht durchgesetzt (s. Org. VI, § 288).

HAHNEMANN hat in jeder Auflage des Organon Änderungen vorgenommen und Zusätze gemacht. Es kann jedoch nicht die Aufgabe dieses Buches sein, das im einzelnen zu verfolgen. Bei den naturwissenschaftlich-kritisch Eingestellten gilt die vierte Auflage als die beste, da in der fünften die Lehre von der Psora (s. u.) und von den Hochpotenzen vorgetragen wird. –

Es ist nicht leicht, zum Organon Stellung zu nehmen. Das Buch liest sich nicht angenehm, was mit verschiedenen Eigenheiten zusammenhängt. Schon der Umstand, daß HAHNEMANN es in einzelnen, oft recht kurzen Paragraphen abgefaßt hat, verführt leicht dazu, die Gedanken mehr in behauptender Form hintereinander zu stellen, statt sie auseinander abzuleiten, eine Gefahr, der HAHNEMANN vielfach unterlegen ist. Nachdem er sein großes Ziel sieht und seine Lehre ausgebaut hat, übersieht er die Schwierigkeiten, die seiner Ansicht entgegenstehen und läßt das geduldige Aufknüpfen der Problemknoten vermissen. Er überspringt oft Einwände mit der entgegengesetzten Behauptung und bekämpft jeden aufs schärfste, der nicht völlig seiner Meinung ist, wie es z. B. dem ehrwürdigen, milden HUFELAND ergangen ist. Durch all das hat das Organon etwas Unduldsames, Starr-Einseitiges, oft mehr Behauptendes als Beweisendes bekommen. Auch Gelehrte, die der Homöopathie wohlwollend und bedingt bejahend gegenüberstehen, wie SCHULZ und BIER, haben mehrfach betont, wie unerfreulich es sei, das Organon zu lesen.

Die Wirkungen des Organons. Wenn HAHNEMANN gehofft hatte, mit seinem Buch bald einen starken Erfolg zu haben, so hat er sich getäuscht. Keiner der bekannteren Ärzte schloß sich ihm an, und in keiner Klinik wurde die neue Lehre auf breiter Grundlage am Krankenbett nachgeprüft; nur einige Besprechungen setzten sich mit dem Buche auseinander. Die ausführlichste von über hundert Seiten stammte von A. F. HECKER, der auf HAHNEMANNS frühere Arbeiten zurückgriff und insbesondere an den „Fragmenta" eine ins Einzelne und Kleinliche gehende Kritik übt, wobei es an wohl vermeidbaren Mißverständnissen, ja an Mißverstehenwollen nicht fehlt. („Annalen d. ges. Medizin" Bd. II, S. 31–75 und 193–256, 1811). In der dann folgenden Besprechung der „Fingerzeige" aus dem Jahre 1807 weist er eine Anzahl von Ungenauigkeiten in HAHNEMANNS Ausführungen aus den Arbeiten früherer Forscher nach, und auch seine Einwände gegen HAHNEMANNS Vorschriften im Organon über die Arzneimittelwahl sind z. T. berechtigt, indem er betont, daß oft weder die beständigsten, noch die auffallenderen, noch die beschwerlichsten, noch die singulärsten und ungewöhnlichen Symptome die wichtigsten seien. Mehrfach wendet er den Streit ins Persönliche und an einer Stelle, an der HAHNEMANN einwandfrei recht hat, bezichtigt er ihn ohne jeden Umschweif in aller Schärfe der Lüge. Ein starkes Mißverständnis stellt es dar, wenn er einwendet, Quecksilber habe noch nie die Lustseuche und Schwefel noch nie die wahre Krätze hervorgebracht, was HAHNEMANN auch nie behauptet hatte. Im Gegensatz zu der oben (Seite 52) angeführten scharfen Kritik an der damaligen Heilkunde, hat HECKER hier auf einmal nur 6 Jahre später eine recht günstige Meinung von ihr, wenn er schreibt, die Medizin habe „wahre fest gegründete Kenntnisse von der Natur der Krankheiten und der Wirkungsart der Heilmittel." HECKER war vielfach wegen seiner persönlichen und gehässigen Kampfesweise bekannt, und sie wurde auch in diesem Fall von andern Gegnern gerügt, wie von PUCHELT.

Wegen der Schwere und Ausführlichkeit des Angriffs sah sich HAHNEMANN veranlaßt, darauf in einer eigenen Schrift zu erwidern, aber obwohl die Arbeit unverkennbar aus seiner Feder geflossen ist, ließ er sie unter dem Namen seines damals 25 Jahre alten Sohnes Friedrich erscheinen („Widerlegung der Angriffe Heckers ...", Dresden, 1811). Leider war auch sie in sehr persönlichem Tone gehalten, entbehrt größerer Gesichtspunkte und erschöpft sich im wesentlichen in Richtigstellungen und Erläuterungen in vielen

Einzelpunkten. In einer Kritik in den „Allgemeinen medizinischen Annalen des 19. Jahrhunderts" (1810) wird HAHNEMANN als „denkender Arzt und guter Beobachter" gelobt, während sich im übrigen der Kritiker mit einem Bericht begnügt. Ähnliches gilt von zwei Besprechungen in der „Medizinisch-chirurg. Zeitung" (1811); beide sind in ruhigem Tone gehalten. Besonders die erste anerkennt die Bedeutung der HAHNEMANNschen Forschungen für die Arzneimittellehre, und beide lehnen den Ähnlichkeitssatz in dieser Verallgemeinerung ab. Alle drei Besprechungen sind ohne Namen erschienen.

6. Die Probleme

Da nunmehr im Organon die Lehre ausgebreitet vor uns liegt, sollen einige wichtigere Einzelpunkte genauer erörtert werden, wobei zeitlich sowohl nach rückwärts als auch nach vorwärts über das Organon hinausgegriffen werden soll, um das Werden der Ansichten zu zeigen.

Zur Krankheitslehre. Die „innern Veränderungen". HAHNEMANN sagt im Beginn des Organons in §§ 5 und 6: „Es läßt sich denken, daß jede Krankheit auf einer *Veränderung im Innern des menschlichen Organismus* gegründet sein müsse; diese wird jedoch bloß nach dem, was die äußern Zeichen davon verraten, vom Verstande geahnet; *an sich erkennbar aber auf irgend eine Weise ist sie nicht*. Das unsichtbare krankhaft Veränderte im Innern und die merkbare Veränderung des Befindens im Äußern (Symptomen-Inbegriff) machen zusammen aus, was man Krankheit nennt, beide sind die Krankheit selbst."

Ähnlich drückt sich HAHNEMANN noch vielfach aus, und man hat diese Stellen allgemein so aufgefaßt, als ob er damit sagen will, daß die *anatomisch faßbaren* Veränderungen im Körperinnern unerkennbar seien. Ich nenne von guten Kennern HAHNEMANNS hier nur BASTANIER, SCHLEGEL und den Amerikaner KENT, alle machen zwischen den äußerlich erkennbaren Symptomen und den innerlichen körperlichen Veränderungen einen scharfen Schnitt. Unter diesem Gesichtspunkt verstand man alle Äußerungen, und las es auch in Darlegungen hinein, die an sich in eine andere Richtung wiesen. Auch ich habe das natürlich zu Anfang getan, wenn mich auch manches befremdete und ich mich über die Ansichten HAHNEMANNS wunderte. Wo ist die Grenze zwischen „innen" und „außen"? Ist ein Zungengeschwür deshalb unerkennbar, weil es im Körperinnern sitzt oder sitzt es außen, weil man es sehen kann? Das schien mir eine unglaubhaft törichte Einteilung. Genaue Zergliederung aller dieser Bemerkungen HAHNEMANNS führte mich dann zu einer überraschenden Lösung. Er versteht unter den „innern Veränderungen" die sinnlich nicht erfaßbaren Störungen der Lebenskraft; die anatomisch faßbaren körperlichen Veränderungen im Innern (eine Lebergeschwulst, eine Lungeneiterung usw.) gehören dagegen zum „Symptomen-Inbegriff", von dem er in § 6 spricht. Diese Behauptung mutet auf den ersten Blick geradezu widersinnig an; wie kann man die innern körperlichen Veränderungen zu den äußeren Erscheinungen (Symptomen) rechnen? Man höre aber, was er in § 12 sagt. „Die unsichtbare krankhafte Veränderung im Innern und der Komplex der von außen wahrnehmbaren Symptome sind beide wechselseitig und notwendig durcheinander bedingt; beide bilden zusammen die Krankheit in ihrem Umfange, das ist eine solche Einheit, daß letztere mit ersterer zugleich stehen und fallen, *daß sie zugleich miteinander dasein und zugleich miteinander verschwinden müssen*"[4)] Die Anmerkung dazu ist ein weiterer besonders klarer Beweis, daß er mit den „innern Veränderungen" Immaterielles meint. Er spricht darin von Krankheitsentstehung durch einen Traum, eine abergläubische Einbildung und Prophezeiung, die nicht selten alle Zeichen entstehender Krankheit, den herannahenden Tod, ja den Tod selbst, erzeugt hätten, „welches ohne gleichzeitige Bewirkung der (dem von außen wahrnehmbaren Zustande entsprechenden) *innern Veränderungen* nicht möglich." Anderseits seien durch Täuschung oder Gegenüberredung nicht selten alle Krankheitsmerkmale verscheucht und plötzlich die Gesundheit wiederhergestellt, „welches ohne Wegnahme der Tod bereitenden, *innern krankhaften Veränderungen* ebenfalls nicht möglich war." Im ersten Fall entstanden also die sichtbaren Zeichen der Krankheit in notwendigem und gesetzmäßigem Zusammenhang zugleich mit den durch die seelischen Einwirkungen der Prophezeiung suggestiv hervorgerufenen seelisch-dynamischen Störungen, und ebenso verschwanden die Krankheitsmerkmale mit der durch Gegenüberredung erzeugten veränderten geistigen Einstellung.

Besonders beweisend ist folgende Stelle (Org. VI, § 17, ähnlich schon früher): „Da nun jedesmal in der Heilung, durch Hinwegnahme des ganzen Inbegriffs der wahrnehmbaren Zeichen und Zufälle der Krankheit, zugleich die ihr zum Grunde liegende, innere Veränderung der Lebenskraft – also das Total der Krankheit – gehoben wird, so folgt, daß der Heilkünstler bloß den Inbegriff der Symptome hinwegzunehmen hat, um mit ihm zugleich die innere Veränderung, das ist die krankhafte Verstimmung des Lebensprinzips, also das Total der Krankheit, die *Krankheit selbst*, aufzuheben und zu vernichten." Hier heißt es ausdrücklich, daß die innere Veränderung die Verstimmung der Lebenskraft ist, aber auch darüber hat man hundert Jahre hinweggelesen!

So merkwürdig, ja widerspruchsvoll, diese Ansicht auf den ersten Blick scheint, so gewinnt man doch Verständnis dafür, wenn man an das Begriffspaar „Innenwelt und Außenwelt" denkt, wobei man ja auch nicht unter „Innenwelt" Herz und Leber versteht, sondern die unsinnliche, geistig-seelische Welt. Von Seiten der Gegner hat man HAHNEMANN oft seine „übersinnliche, spiritualistische" Krankheitslehre vorgeworfen, schon ihretwegen glaubten viele über ihn und seine Anschauungen hinweggehen zu können. Es leuchtet ohne weiteres ein, daß nach dieser neuen Auffassung seine Krankheitslehre wesentlich wirklichkeitsnäher ist. Nach ihr sind alle grundsätzlich sinnlich feststellbaren Veränderungen zu den „äußeren Erscheinungen" zu rechnen, und dementsprechend

---

[4)] Von mir *kursiv*.

gegebenenfalls bei der Behandlung auch zu berücksichtigen; das gilt von einer Lungenkaverne ebenso, wie von einem Herzfehler und von einem abnormen Schatten im Röntgenbild in gleicher Weise wie von einer Senkungsbeschleunigung oder einem abnormen EKG.

Während bei den frühesten Schülern sich einige Stellen finden, an denen die „innern Veränderungen" vielleicht in diesem Sinne zu verstehen sind, so gibt es doch schon bei Moritz MÜLLER, dem Begründer des naturwissenschaftlichen Flügels der Homöopathie, Ausführungen, die das große Mißverständnis zeigen. Abgesehen von den ersten Schülern ist Paul WOLF der Einzige, der sich in § 7 seiner „Achtzehn Thesen" (Leipzig, 1836) klar und unmißverständlich darüber in unserm Sinn ausgesprochen hat (s. u.). Aber auch darüber hat man immer hinweggelesen, und auch mir ist das so gegangen; erst als ich selbst mir diese Anschauung gebildet hatte, fand ich darin eine Bestätigung. Jetzt ist diese Ansicht sogar von Herbert FRITSCHE anerkannt worden in seinem stark spiritualistisch gefärbten „HAHNEMANN"; leider jedoch hat er nicht die entsprechenden Folgerungen daraus gezogen.

Auf welchem Boden sind nun die Ansichten HAHNEMANNS aufgebaut? Recht verständlich werden sie nur auf dem Boden einer Identitätsphilosophie; nur in einer solchen kann man sagen, daß die übersinnliche Verstimmung der Lebenskraft und die sinnlich faßbaren Krankheitserscheinungen „Eins und Dasselbe" sind. Manche seiner Sätze entsprechen auch der eng verwandten Anschauung des psychophysischen Parallelismus. Bei manchen leuchtet vielleicht eine funktionelle Abhängigkeit des einen vom andern durch, so wie die Größe eines Quadrates eine „Funktion" der Seitenlänge ist. An wieder andern Stellen steht jedoch die Verstimmung der Lebenskraft als Ursache durchaus im Vordergrund, und die sinnlichen Krankheitserscheinungen sind nur eine Wirkung, aber umgekehrt wirken auch diese auf die Lebenskraft, so z. B. in § 12 (VI), wo es heißt: „Einzig die krankhaft gestimmte Lebenskraft bringt die Krankheiten hervor . . . Hinwiederum bedingt aber auch das Verschwinden aller Krankheits-Äußerungen ... ebenso gewiß die Wiederherstellung der Integrität des Lebensprinzips ..." Nun wird jedoch bei der Parallelismustheorie, wie sie SPINOZA vertritt, und auch bei der von FECHNER gegebenen Fassung eine *ursächliche* Beeinflussung einer Seite durch die andere oder gar die wechselseitige ausdrücklich abgelehnt! Die Abläufe, in beiden Reihen stehen ebensowenig in ursächlichem Zusammenhang und „bedingen" einander ebensowenig gegenseitig, wie die Werke zweier genau gleich gehender Uhren. Und bei der Identitätstheorie gilt das womöglich noch in erhöhtem Maße. HAHNEMANN jedoch vertritt hier kurz gesagt die „Identitätstheorie mit wechselseitiger ursächlicher Beziehung" beider Reihen, eine logisch kaum haltbare Theorie. Für uns handelt es sich jedoch nicht um die Richtigkeit oder Möglichkeit dieser Verbindung der beiden, sondern nur um die Tatsache, daß HAHNEMANN diese Auffassung gehabt hat. Wie der ganze Zusammenhang bei ihm zeigt, hebt er mit der in § 12 (VI) vorgetragenen Ansicht die Identitätslehre keineswegs auf, sie bleibt vielmehr bestehen mit der grundsätzlichen Gleichberechtigung der sinnlich faßbaren Krankheitserscheinungen. Wenn also, wie es besonders von den Gegnern geschehen ist, Äußerungen wie die in § 31 (VI, Anm.), die Krankheiten seien „blos geistartige, dynamische Verstimmung des Lebens" in dem Sinne verstanden werden, HAHNEMANN habe in der Tat eine rein spiritualistische Krankheitsauffassung gehabt, so ist das nur bedingt richtig, da andere Stellen, die vom Standpunkt der Identitätstheorie gedacht sind, die sinnlichen Krankheitserscheinungen der Lebenskraft nicht *unterordnen*, sondern ihr *gleichsetzen*.

Außerdem beachtet man nicht, daß an dieser Stelle HAHNEMANN gegen die Schulmedizin Stellung nimmt und gegen ihre rein materialistische Auffassung der Krankheit ankämpft, wobei er, wie auch sonst öfter, im Eifer des Gefechts zu weit geht, seine antimaterialistische Einstellung überbetont und die materiellen Veränderungen außer acht läßt. Die Stellen jedoch, an denen er seine Ansicht lehrbuchmäßig zu Beginn des Organons vorträgt, beachten meist *beide* Seiten.

Ein solches Abweichen von der strengen Theorie findet man bei Anhängern der Identitätslehre nicht selten; der „idealistisch" Gesinnte entgleitet allzu leicht zu idealistischen oder besser gesagt „spiritualistischen" Anschauungen und rückt das Übersinnliche in den Vordergrund, wie es HAHNEMANN tut, und der materialistisch Gesinnte vernachlässigt das Übersinnliche und hält sich nur an das Materielle. Die spiritualistische Ausdeutung HAHNEMANNS durch die Hahnemanniuner kann sich auf manche Aussprüche zur Krankheitslehre und außerdem auf vieles in seiner Arzneiwirkungslehre berufen, derzufolge die Wirkung der Mittel „fast geistig" sein soll und deshalb durch Potenzierung von der Materie tunlichst befreit werden muß. In ihren extremen Äußerungen stehen die beiden Auffassungen bei HAHNEMANN in unausgeglichenem Widerstreit miteinander, und jede der beiden Richtungen, die der strengen Hahnemanniuner und der kritisch-naturwissenschaftlich eingestellten „Freien", wird jeweils an *die* Äußerungen anknüpfen, die ihren eigenen Anschauungen entsprechen. Letztere wird sich dazu um so mehr berechtigt fühlen, als HAHNEMANN an den Stellen im Beginn des Organons, an denen er die Grundlage lehrbuchartig darstellt, sie im wesentlichen vom Standpunkt der Identitätsphilosophie vorträgt, während die anderslautenden Äußerungen von diesem Standpunkt aus als eine Unfolgerichtigkeit erscheinen. D. h. die kritische Richtung wird diejenige Darstellung seiner Lehre hervorheben, in der er in realistischer Weise die Veränderung der Innern Organe als sinnlich faßbar versteht und sie deshalb grundsätzlich zum „Inbegriff der Symptome" rechnet, die man zur Erkennung der Krankheiten heranziehen muß. Dazu kommt, daß die kritischen Homöopathen schon längst, bevor HAHNEMANNS realistische Auffassung der Innern Organe erkannt worden war, von sich aus, der Logik der Tatsachen folgend, diesen Weg beschritten hatten, die Pathologie der Schule anerkannten und jeweils, soweit sie genügend Anknüpfungspunkte für die Behandlung bot, auch berücksichtigten. Man darf diese Auffassung deshalb auch als die zukunftsträchtige betrachten.

Diese realistische Beurteilung von HAHNEMANNS Ansichten wird noch gestützt durch meine neuerlichen Feststellungen über die „feststängen Krankheiten" und HAHNEMANNS Einstellung zur Ursache (s. u.), die gleichfalls zeigen, daß er nicht so weit von der Schulmedizin entfernt steht, als es nach der spiritualistischen Deutung seiner Ansichten scheinen könnte.

HAHNEMANN steht mit seinen Anschauungen auf den Schultern der großen damaligen idealistischen deutschen Philosophie, wie sie KANT und seine Schüler und Anhänger vertreten. Über KANT sagt er einmal in einem Brief: „Ich verehre Kant sehr, vorzüglich, weil er die Grenzen der Philosophie und alles menschlichen Wissens da verzeichnet, wo die Erfahrung aufhört". Damit ist KANTS erkenntnistheoretische Hauptleistung mit drei Worten sehr gut gekennzeichnet. Von diesem Standpunkt aus sagt HAHNEMANN, daß die Veränderungen der Lebenskraft ewig unerkennbar sind; es ist die grundsätzliche Unterscheidung der Gegenstände der möglichen Erfahrung, dem „Phänomenon", von dem Übersinnlichen, dem „Noumenon". Wenn er dann aber beide zusammen „ein Ganzes" und „eins und dasselbe" nennt, die „zugleich miteinander dasein und zugleich miteinander verschwinden müssen", so geht er damit einen Schritt weiter ins Unerkennbare und überschreitet die Grenzen der möglichen Erfahrung. Hier spricht er als Identitätsphilosoph, und ich konnte nachweisen, daß er in dieser Beziehung auf SCHELLING aufbaut (s. Tischner, „Hahnemann und Schelling" in: Sudhoffs Archiv Bd. 30, H. 1 und 2, 1937, sowie: „Hahnemann und die geistigen Strömungen seiner Zeit" in: AHZ 1938, Nr. 4–5). Die Gegner stellen es mitunter so dar, als ob seine Anschauung von der Lebenskraft und die Verursachung von Krankheiten durch sie eine besondere Merkwürdigkeit von HAHNEMANN sei, dem ist aber keinesfalls so. Georg Ernst STAHL, der Begründer des modernen Vitalismus, sagt z. B. 1707, daß die Lebenskraft durch ihre Mängel „nicht nur den Krankheiten den Zugang eröffnet, sondern auch durch irgendeine Kraft ihr ungehindertes Fortschreiten aufhält." (Theoria medica vera, Halle, 1707, II, S. 39). Daß HAHNEMANN zu seiner Zeit mit seiner Ansicht von der Bedeutung der Lebenskraft nicht allein stand, möge ein Satz von HUFELAND zeigen: „Alles äußere Leben und also auch das abnorme, die Krankheit ist nichts anderes als die Offenbarung einer Innern höheren, durch die Sinne nie zu erfassenden oder zu erkennenden Kraft, der Lebenskraft". Auch hier finden wir denselben Gegensatz von innen und außen (Enchiridion medicum, 1836. S. 68).

Indem sich HAHNEMANN bei der Krankheit auf das sinnlich Erfaßbare beschränken will und keine Ergrübelungen übersinnlicher Art im Stil der damaligen naturphilosophischen Ärzte gestattet, tut er auf seinem Gebiete dasselbe wie KANT, für den das „Ding an sich" ursprünglich ein „Grenzbegriff" war, über den man keine Aussagen machen konnte. Und wie KANT dann doch positive Aussagen über Gott, Freiheit und Unsterblichkeit gemacht hat und damit das Gebiet der möglichen Erfahrung überschritt, so hat auch HAHNEMANN diese Grenzen überschritten und der übersinnlichen Lebenskraft mehr Einfluß eingeräumt, als es berechtigt war.

Die „festständigen Krankheiten" und ihre Ursache. Ein weiterer wichtiger Begriff, der nie beachtet und dessen Bedeutung für die HAHNEMANNsche Lehre gar nicht verstanden worden war, ist der der „festständigen" Krankheiten. Gerade er gestattet jedoch tiefe Einblicke in die Beweggründe HAHNEMANNS bei Aufstellung seiner Lehre. Das Wort taucht zum ersten Mal 1801 in den „Monita" auf, und er versteht darunter gewisse „endemische Übel, Krankheiten von deutlicher Ursache", sowie „Ansteckung von sich ziemlich gleichbleibenden Miasmen". Es sind also im wesentlichen Krankheiten, die wir jetzt „ansteckende" nennen, und die auf eine einheitliche Ursache zurückgeführt werden; dazu kommen noch einige andere wie Pellagra, sowie Vergiftungen mit Blei, „Kohlendunst" und ähnliche, also auch Erkrankungen von einheitlicher Ursache. Bei diesen „festständigen" Krankheiten kennt er auch eine „festständige" Behandlung, indem er ohne individuelle Arzneimitteldiagnose allen Kranken ein oder zwei bestimmte Mittel reicht (Tischner, S. 116 ff.).

Im gleichen Jahr gibt er auch schon das erste praktische Beispiel dafür, wie er solche festständigen Krankheiten behandelt wissen will, indem er bei einer Scharlachepidemie, entgegen seinen sonstigen Grundsätzen, die individuellen Erscheinungen als Führer zur Arzneimittelwahl zu benützen, ganz unterschiedslos jedem Kranken als erstes Mittel Mohnsaft und als zweites Ipecacuanha reicht. Belladonna empfiehlt er damals nur als Vorbeugungsmittel. (Heilung und Verhütung des Scharlachfiebers, Gotha, 1801; Tischner, S. 165 ff.). In gleicher Weise spricht er sich in der „Heilkunde der Erfahrung" im Jahre 1805 aus. Hier betont er deutlich das Besondere dieser Krankheitsgruppe und sagt, daß sie entweder „aus einer einzigen, sich immer gleichbleibenden Ursache" oder „aus einem sich gleichbleibenden Zusammenflusse mehrerer bestimmter, sich leicht zusammengesellender Ursachen entstehen". „Ist für eine derselben ein Heilmittel erfunden, so wird es dieselbe allemal heilen, weil sich eine solche Krankheit im ganzen immer gleichbleibt in ihren Äußerungen (den Repräsentanten ihres Innern Wesens) sowie in ihren Ursachen".

AMEKE, gewiß einer der besten Kenner HAHNEMANNS, erblickt bei Erwähnung dieser Ausführungen in der „Heilkunde der Erfahrung" darin nur eine „Inkonsequenz", er erkennt nicht die Bedeutung dieser Anschauung im Rahmen der ganzen Lehre, und so auch alle andern. Denn was liegt vor? Bei einer Krankheitsgruppe, bei der er die einheitliche Ursache zu kennen glaubt, handelt er nicht nach dem von ihm aufgestellten Similisatz in Anknüpfung an die jeweils beim einzelnen Kranken vorliegenden Erscheinungen, sondern auf Grund einer Verallgemeinerung, dabei die „königliche Straße" der ursächlichen Behandlung wandelnd. *Hier ist der Hauptnerv seiner Lehre bloßgelegt: er handelt auf Grund der Erscheinungen des einzelnen Krankheitsfalles, wenn und solange die königliche Straße nicht gangbar scheint*; es ist gewissermaßen ein

Notausgang, solange er sich nicht über die Ursache im klaren ist (W. Ameke: Entstehung und Bekämpfung der Homöopathie, Berlin, 1884).

Man könnte nun vielleicht glauben, das habe HAHNEMANN wohl nur am Anfang getan, solange er sich seiner Sache nicht sicher gefühlt habe. Aber das stimmt nicht, auch im Organon spricht er darüber, wenn es auch, wie verständlich, bei der Darlegung seiner neuen Lehre nicht so hervortritt, als die Schilderung der Heilung nach dem Similesatz. In § 49 (I) heißt es, man müsse bei den miasmatischen Krankheiten sich bemühen „für jede derselben eine feststehende Heilart als Regel einzuführen". (Vgl. VI, § 50, § 81 A, § 100–102). Aber es bleibt nicht nur bei der Theorie, er handelt auch danach, so z. B. hat er bei einer Art von Kriegstyphus im Jahre 1813 in der Regel allen Kranken Bryonia und Rhus gegeben, falls er jedoch in Delirium und Wahnsinn übergeht, gibt er Bilsenkraut, für einen dritten Zustand empfiehlt er „versüßten Salpetergeist". Das gleiche gilt im Jahre 1816 für die Behandlung von Syphilis, bei der er den „Mercurius solubilis" anwendet. „Bloß dies ist das unschädliche und kräftigste Präparat, womit die venerische Krankheit in allen Graden geheilt werden kann." In der gleichen Arbeit empfiehlt er gegen die Krätze den Schwefel als „spezifisches Heilmittel".

Vielfach hat man es als unfolgerichtig bezeichnet, ja als eine Verleugnung seiner eigenen Grundsätze, daß er bei der Psora, die er als eine chronischmiasmatische Krankheit auffaßt, in allen Fällen Sulfur gibt und erst dann je nach Art des Einzelfalles andere Arzneien; wie er es einmal kurz und klar ausdrückt: man solle für alle Fälle „eine gemeinsame Heilmethode mit den therapeutischen Rücksichten auf jeden individuellen Fall" anwenden.

Besonders hat man es HAHNEMANN häufig vorgeworfen, daß er bei seiner Behandlung der Cholera seinen eigenen Grundsätzen untreu geworden sei, indem er ohne Berücksichtigung der individuellen Erscheinungen nach Stellung der Diagnose jedem Kranken Kampfer geben ließ und zwar sogar in großen Gaben. Auch hier hat man seine Absicht völlig verkannt, denn er war hier in besonderem Maße folgerichtig. Da er – als einziger der damaligen Ärzte – bei ihr als Ursache Kleinlebewesen annahm, gab er nach seinen Grundsätzen für die Behandlung ansteckender Krankheiten ein bestimmtes Mittel; und daß er es in großen Gaben reichte, hat seinen besonderen Grund darin, daß er mit dem Mittel die Erreger abtöten wollte; das erste Beispiel in der Geschichte der Medizin, daß ein Arzt bewußt eine „Therapia magna sterilisans" anwendete, wobei natürlich kleine Gaben ein Unsinn gewesen wären. Man sieht, wie wenig HAHNEMANN hier alles über einen Kamm scherte (s. u. II, 9).

Auch August BIER hat HAHNEMANNS Ansichten über die „feststäändigen" Krankheiten und sein sich daraus ergebendes Vorgehen mißverstanden und hat sich deshalb mehrfach abfällig über dessen auch in diesem Punkte unfolgerechtes Handeln geäußert, wo dies nicht gerechtfertigt ist (s. besonders „Homöopathie", S. 146).

Betrachten wir also seine Lehre von den „festständigen" Krankheiten im ganzen, so stellen wir fest, daß es keinen Sinn hat von „Inkonsequenz" zu sprechen. Im Gegenteil! Er hat diesen Gesichtspunkt, bei den festständigen Krankheiten die Ursache zu berücksichtigen und bei ihnen auch eine festständige Behandlung anzuwenden, aus seiner schulmedizinischen Zeit mit herüber genommen und mit großer Folgerichtigkeit bis ins Alter beibehalten. Dies Mißverständnis ist dadurch zustande gekommen, daß er bei Besprechung der Similebehandlung nicht jedesmal die Ausnahmen erwähnt und auch bei Mitteilung der festständigen Behandlung (beim Kriegstyphus, der Psora, der Cholera) sich nicht auf seinen allgemeinen Grundsatz dieser Behandlung beruft, sondern nur die Behandlung der jeweiligen Krankheit darlegt. Auf alle Fälle bedeutet es ein völliges Mißverstehen HAHNEMANNS, wenn SIECKMANN (Hippokrates, 1941, Nr. 33 bis 34) sagt, dieser habe das ursächliche Denken „gehaßt". Nicht der Haß hat HAHNEMANN die Behandlung auf Grund der Erscheinungen eingegeben, sondern die damalige Unwissenheit über die Ursachen der meisten Krankheiten und die daraus folgende Unsicherheit der ursächlichen Behandlung. Bedenkt man, daß HAHNEMANN die festständige Behandlung bei den akuten und chronischen ansteckenden Krankheiten anwendet, sowie bei einer Anzahl anderer Krankheiten ziemlich einheitlicher Verursachung und beachtet man außerdem, daß er $^7/_8$ aller chronischen Krankheiten auf die Psora zurückführt, so kommt man zu dem Ergebnis, daß er in einem sehr beträchtlichen Hundertsatz die wirkliche oder vermutliche Ursache irgendwie berücksichtigt.

Es leuchtet ohne weiteres ein, daß bei Berücksichtigung der Ursache das Simile zurücktreten muß, aber es wäre doch falsch anzunehmen, daß in diesen Fällen das Simile überhaupt vernachlässigt werde. Was allerdings stark eingeschränkt wird, ist die individuelle Arzneimittelwahl auf Grund der Gesamtheit der Symptome, aber das Simile spielt trotzdem dabei noch eine Rolle, denn man wählt die Epidemiemittel nach dem Simile auf Grund der wichtigsten Erscheinungen der Epidemie, wobei man auch die klinischen Erfahrungen mitsprechen läßt. Wenn andere Symptome in den Vordergrund treten, werden dann unter Umständen andere Mittel gegeben, wie wir das oben bei dem Kriegstyphus sahen.

Aber auch sonst spielt das ursächliche Denken bei HAHNEMANN eine Rolle, wie z. B. in seinem „Versuch über ein neues Prinzip" aus dem Jahre 1796, wo er mehrfach bei den einzelnen Mitteln Bemerkungen über ihr Anwendungsgebiet macht, die über die reinen Erscheinungen hinausgehen und einen Einschlag ursächlichen Denkens zeigen, so wenn er bei Scilla maritima sagt, die dieser Pflanze „zukommende Schärfe besitzt eine sehr dauerhafte Neigung, die Kapazität des Blutes zum Wärmestoffe zu mindern". Sie scheine mehr bei „reinen Entzündungen und straffer Faser ... als bei kalter oder hektisch entzündlicher Beschaffenheit der Säfte und leicht beweglicher Faser angezeigt zu sein". Hier geht er deutlich über die reinen Erscheinungen hinweg zur ursächlichen Deutung über. Ähnliches sagt er noch mehrfach z. B. über

Sambucus. Vielleicht darf man darin noch die Eierschalen seiner früheren Anschauungen sehen; aber auch später finden sich verwandte Gedankengänge, so in seiner Arbeit „Über die Kraft der kleinen Gaben" aus dem Jahre 1801, wo er in der schon oben angeführten Stelle (S. 46) physiologische Feststellungen fordert, die nur durch ursächliche Untersuchungen erfahrbar sind. In den nächsten Jahren treten diese Gesichtspunkte zurück, in der „Reinen Arzneimittellehre" dagegen finden sich mehrfach kurze Bemerkungen, welche die reine Erfahrung überschreiten und deutende Verallgemeinerungen darstellen, sowie Berücksichtigung der Ursachen enthalten, so wenn er Ignatia empfiehlt bei „Ärgernisfällen" und bei Krankheitsfällen, die infolge Grams entstanden sind. In ähnlicher Weise äußert er sich bei Nux vomica, Dulcamara, Arnica und andern mehr. – Daß er die Berücksichtigung der Veranlassung der akuten Krankheiten und bei den langwierigen Siechtümern die Auffindung der Grundursache fordert (Org. VI. § 5), hörten wir schon oben.

Vom Standpunkt der landläufigen Auffassung der „innern Veränderungen" und der völligen Unkenntnis von HAHNEMANNS Ansichten über die „festständigen Krankheiten" ist es schließlich verständlich, daß die Schulmedizin in schärfsten Gegensatz zur Homöopathie geriet, denn HAHNEMANNS angebliche Meinung von der Unerforschbarkeit der innern (körperlichen) Veränderungen schien jeden wissenschaftlichen Fortschritt in Erforschung der Krankheiten unmöglich zu machen. Und seine Lehre von der Anwendung des Simile auf Grund der Erscheinungen schien das ursächliche Denken völlig zurückzudrängen. Überblickt man jedoch das oben über die „innern Veränderungen", sowie die „festständigen Krankheiten" und ihre Beziehungen zum ursächlichen Denken Gesagte, so erhält das herkömmliche Hahnemannbild eine Anzahl neuer Züge, die ihm ein wesentlich erdenhafteres Aussehen verleihen, als das bisherige Bild mit seinen stark vergeistigten, dem Stoff abgewandten Zügen. Mit andern Worten: Seine Lehre wird durch diese Auffassung der „innern Veränderungen" und durch die Aufdeckung des Sinnes und Zweckes des Begriffs von den „festständigen" Krankheiten bedeutend wirklichkeitsnäher. Wenn die Erkrankungen der innern Organe zum „Inbegriff der Symptome" gehören, die grundsätzlich der sinnlichen Erfahrung zugänglich sind, so steht HAHNEMANN der schulmedizinischen Krankheitslehre keineswegs so fern, und sie können und sollen dann auch möglichst erforscht werden.

Und auch der Nachweis, daß HAHNEMANN seine phänomenologische Heilkunde aufstellte, um die damalige Unsicherheit der ursächlichen Erkenntnisse zu umgehen, und daß er die Ursache berücksichtigte, wenn er sie mit Sicherheit zu kennen glaubte, zeigt, daß er keineswegs das ursächliche Denken grundsätzlich vermied oder gar haßte. Diese beiden neuen Auffassungen nähern die Lehre HAHNEMANNS in wesentlichen Punkten der Schulmedizin, indem er im Grundsatz die ursächliche Betrachtungsweise, sowie die schulgemäße Krankheitslehre anerkannt und sich im wesentlichen nur durch seine Behandlung von der Schule trennt. Mit dieser neuen Auffassung der „innern Veränderungen" und der Lehre von den „feststündigen Krankheiten" mit den sich daraus ergebenden Folgerungen müßte sich auch die spiritualistische Richtung der Homöopathie ausführlich auseinandersetzen. Diese Erkenntnis ist für die Beurteilung der Homöopathie von größter grundsätzlicher Bedeutung. Die Geschichte der Homöopathie in den letzten hundert Jahren wäre glücklicher gewesen, wenn man den Standpunkt HAHNEMANNS nicht so mißverstanden hätte. Dadurch geriet die Lehre in eine Vereinzelung, die gerade in diesem Punkte nicht nötig gewesen wäre (vgl. Tischner: „Hahnemann und das ursprüngliche Denken"; Hippokrates 1943, Nr. 5, sowie „Hahnemann und Goethe", Hippokrates 1947).

Pathologie und pathologische Anatomie. HAHNEMANN stand, wie schon oben bemerkt wurde, im Beginn seiner Tätigkeit auf humoral-pathologischem Standpunkt, aber wenn er auch von den „bösen Säften" spricht, so steht er doch der auf humoralpathologischen Anschauungen beruhenden Behandlung mittels Ausleerungen schon 1784 skeptisch gegenüber. Bald verschwindet auch der Begriff der „bösen Säfte", und er betont dementsprechend in einer Anmerkung zu CULLENS Werk im Jahr 1790, daß CULLEN Recht habe, „die Beschaffenheit der festen Teile als Hauptursache der Krankheiten anzusehen", aber es sei nicht die einzige Ursache aller Krankheitserscheinungen. Die festen Teile spielen zwar die Hauptrolle, es gäbe aber noch „Nebenrollen, welche offenbar von den Säften ausgeführt werden". Er vertritt hier also in sehr besonnener Weise einen vermittelnden Standpunkt; diesem ist er im wesentlichen auch später wohl treu geblieben, er spricht jedoch unter dem Einfluß seiner bald hervortretenden „dynamischen" Ansichten nur wenig darüber. Die Behauptung, HAHNEMANN sei in seinem Alter bei Aufstellung seiner Psoralehre zur Humoralpathologie zurückgekehrt, beruht auf dem Mißverständnis, daß er die Psora als eine „Säfteverderbnis", eine „Dyskrasie" auffaßt, worüber wir später noch Genaueres hören werden.

Man liest häufig, HAHNEMANN habe der pathologischen Anatomie und der Anstellung von Sektionen ablehnend gegenübergestanden, aber auch das beruht auf einer schiefen Auffassung seiner Ansichten, wobei besonders die irrtümliche Meinung mithineinspielt, die von ihm als unerkennbar bezeichneten „innern Veränderungen" seien die anatomisch faßbaren Veränderungen innerer Organe. Was unerkennbar sei, versuche man natürlich auch nicht zu erforschen. Er erwähnt jedoch auch in seiner homöopathischen Zeit in Schriften und Briefen die Anstellung von Sektionen und schreibt 1836 an seinen Schüler Constantin HERING, der eine homöopathische Akademie bei Philadelphia gegründet hatte, nur die Sektionen von Personen, die an einer natürlichen Krankheit gestorben sind, seien lehrreich; bei allopathisch Behandelten würden die Befunde durch diese Behandlung verfälscht. Ohne sonst auf diese Bemerkung einzugehen, sei aus ihr nur hervorgehoben, daß er Sektionen „lehrreich" nennt. Das alles bestätigt meine Ansicht über die „innern Veränderungen", die er als sinnlich erkennbar und deshalb als berücksichtigenswert betrachtet hat.

Auch seine Anhänger, wie Moritz MÜLLER und WISLICENUS, haben mehrfach betont, HAHNEMANN habe auch später noch Sektionen beigewohnt und habe auch die feststehenden Ergebnisse der Pathologie berücksichtigt, „nur gegen das Hypothetische in bezug auf die Kur erklärte er sich". Man muß bei diesen Angriffen berücksichtigen, daß sie meist erst aus der Zeit der Vorherrschaft der pathologischen Anatomie seit VIRCHOWs Forschungen stammen. Zu HAHNEMANNS Zeiten herrschte noch nicht wie später unter VIRCHOWs Einfluß der „anatomische Gedanke". Dazu kommen aber noch wichtige innere Gründe! Alle Lehren, die etwas Geistartiges, den Körper beherrschendes annehmen, neigen dazu, die Krankheiten als Allgemeinkrankheiten aufzufassen und dementsprechend die örtlichen krankhaften Veränderungen weniger zu beachten. Außerdem ist die Homöopathie ihrer ganzen Wesensart nach insbesondere wegen der bei den Arzneiprüfungen auftretenden leichteren funktionellen Störungen mehr darauf eingestellt, betriebspathologisch zu denken. Infolgedessen erkannten die Homöopathen schon frühzeitig, daß die pathologisch-anatomische Denkweise für sie wenig ergiebig war. Und wir Heutigen werden dafür auch Verständnis haben, wenn wir hören, daß der bedeutende Berliner Kliniker Friedrich KRAUS in einem Jubiläumsaufsatz über VIRCHOW 1921 sagte, „daß die einseitig pathologisch-anatomische Richtung, selbst VIRCHOW eingeschlossen, in therapeutischer Hinsicht wenig fruchtbar war". Man sieht also, daß die HAHNEMANN in dieser Beziehung gemachten Vorwürfe einerseits nur bedingt zutreffen und seine Einstellung und die seiner Anhänger aus dem Wesen des homöopathischen Denkens verständlich ist, andererseits aber die Vorwürfe von unserm heutigen Standpunkt aus gar nicht das Gewicht haben, das man zu VIRCHOWS Zeiten ihnen zumaß.

Das Simile. Es ist gewiß ein großgearteter Gedanke, die ganze Heilkunde auf einen Grundsatz und gerade auf diesem Grundsatz der Ähnlichkeit aufzubauen, steht er ja in enger Beziehung zu der besonderen Eigenschaft alles Belebten, auf eine Wirkung, auf einen Reiz mit einer Gegenwirkung zu antworten. Und auch die nähere Ausführung der Lehre mit dem Streben auf der reinen Erfahrung aufzubauen, darf hohe Anerkennung fordern, wenn es auch bei der Ausführung zu schweren Fehlern und Unklarheiten gekommen ist. Das gilt schon vom Ähnlichkeitsgedanken selbst. Der Begriff der Ähnlichkeit ist keineswegs so eindeutig, wie er auf den ersten Blick erscheint. Schon bei vergleichsweise einfachen Verhältnissen ist die Frage, was einander ähnlich ist, oft nicht so leicht zu beantworten; ob z. B. ein bestimmtes Zinnoberrot einem bestimmten Purpurrot oder einem Orangerot ähnlicher ist. Eine Blindschleiche ist rein dem Erscheinungsbilde nach einer Schlange ähnlicher als einer Eidechse, während sich für eine vertiefte Anschauung gerade das Gegenteil ergeben würde. Das gilt in verstärktem Maße von so verwickelten Erscheinungen wie Krankheiten mit ihren verschiedenartigsten und -wertigsten Erscheinungen. Nach welchem Grundsatz soll die Ähnlichkeit beurteilt werden?

Schon HAHNEMANN hat das empfunden und mehrfach Anweisungen gegeben, was dabei in erster Linie zu beachten sei, wie wir schon oben bei dem „Versuch über ein neues Prinzip" und der „Heilkunde der Erfahrung" sahen. Und es wurde dabei auch schon betont, daß damit eine Wertung auf Grund der Krankheitslehre verbunden ist. Also auch hier bleibt er nicht bei den reinen Erscheinungen stehen. Aber auch das befriedigte noch nicht, und so sind viele Homöopathen dazu übergegangen, die sogenannten „Modalitäten" zu berücksichtigen, d. h. die Umstände, unter denen die Symptome am Kranken und beim Prüfer sich bessern oder verschlechtern, wie die Tageszeiten, Kälte, Wärme, Bewegung, Witterung. Es handelt sich dabei also um funktionelle Antworten des Körpers auf bestimmte Reizänderungen.

Bei HAHNEMANN findet sich auch schon der Keim zu einer andern Betrachtungsweise, indem er in der „Reinen Arzneimittellehre" bei einer Anzahl Mittel den „Charakter" der Arznei herausarbeitet und ein allgemeines Bild von dem Menschentypus entwirft, der seiner Erfahrung nach besonders gut auf das Mittel anspricht. So sagt er vom Krähenaugsamen (Nux vomica): „Hierher gehört, daß er sich vorzüglich nur für Personen eignet, welche feurigen, eifrigen, hitzigen Temperaments sind, auch wohl zu stürmischem Zorn aufgelegt; unter welche Zahl gewöhnlich diejenigen gehören, welche in gesunden Tagen viel Gesichtsröte haben." In ähnlicher Art spricht er sich über Mittel wie Pulsatilla, Ignatia u. a. m. aus. Es sind meist sogen. „Polychreste", d. h. „vielnützige" Mittel, wie sie HAHNEMANN auch nennt, Mittel, die häufig und vielseitig verwendbar sind, wobei auch der klinische Erfolg stark berücksichtigt wird. Ich nenne von diesen Mitteln noch Sulfur, Calcium carbonicum und phosphoricum, Phosphor, Sepia, Graphit, Barium carbonicum, Lycopodium, Bryonia, Thuja und Silicea.

Diese Betrachtungsweise mußte den Homöopathen sehr willkommen sein und es entstand mit der Zeit eine Anzahl von Konstitutionstypen, ja man spricht geradezu von Arzneikonstitutionen, die wohl eine gewisse Verwandtschaft mit Konstitutionstypen der heutigen Schulmedizin haben aber doch nicht ihnen gleichgesetzt werden können. Sie haben mit dazu beigetragen, daß der Konstitutionsgedanke in der Homöopathie immer lebendig blieb, und auch E. v. GRAUVOGL hat bei seiner Konstitutionslehre z. T. hieran angeknüpft (s. u.). Diese Mittel werden von den Homöopathen vielfach in der Weise angewendet, daß ein solches wenigstens zwischendurch oder nebenbei verabreicht wird, wenn es der Eigenart des Kranken entspricht, auch wenn sonst keine genauere Symptomenentsprechung vorhanden ist. Der Kürze halber spricht man vielfach von einem „Sulfurkranken" und von einem „Pulsatillamädchen". Da dabei meist funktionelle Gesichtspunkte obwalten, so war die Homöopathie in diesem Punkte der Schule überlegen, die zur Zeit der Herrschaft des Anatomischen konstitutionelle Gedanken kaum kannte und, soweit das der Fall war, diese anatomischer Art waren, die für die Behandlung unfruchtbar bleiben mußten.

Wenn, wie wir oben sahen, die „Modalitäten" schon als Einzelerscheinungen bei der Arzneimittelwahl beachtet wurden, so lag es doch nahe, sie bei der

Konstitutionsbetrachtung heranzuziehen, mit ihr zu verbinden, und sie in die verschiedenen Konstitutionssysteme hineinzuarbeiten. – Um Mißverständnisse zu vermeiden, muß betont werden, daß HAHNEMANN selbst die Arzneien *nicht* zu besonderen Konstitutionstypen in Verbindung gesetzt hat, er spricht seltener, als es damals üblich war, von der Konstitution; diese Schaffung der verschiedenen Arznei-Konstitutionen erfolgte erst später durch seine Anhänger.

Schon bald wurde darauf aufmerksam gemacht, daß, wenn HAHNEMANN die auffallenden, sonderlichen, charakteristischen Symptome beachtet wissen will, für ein vertieftes funktionelles Denken damit oft nicht viel gewonnen ist, denn ein Symptom kann für eine Krankheit wohl bezeichnend und deshalb zur Erkennung wichtig sein, ohne für das Wesentliche der Krankheitserscheinungen viel zu bedeuten, man denke z. B. an das entzündete Gelenk der großen Zehe bei der Gicht. Deshalb strebt man an, die Krankheitsvorgänge möglichst genau zu erkennen und darauf aufbauend das „funktionelle Simile" zu finden, sei es im Sinne einer organspezifischen Beziehung zwischen Krankheit und Arzneimittel, sei es unter vorzugsweiser Berücksichtigung anderer funktioneller Gesichtspunkte. Man muß sich aber darüber klar sein, daß man damit den reinen phänomenologischen Standpunkt verläßt und sich mehr oder weniger dem kausalforschenden der Schulmedizin nähert.

Für HAHNEMANN ist der Ähnlichkeitssatz ein Naturgesetz, ja später die einzige Heilregel; die übrige Heilkunst ist eine „Unheilkunst". Tatsächlich ist es jedoch nicht möglich vom Schreibtisch aus zu bestimmen, welches das richtige Mittel ist; erst die Erfahrung im einzelnen Fall kann darüber endgültiges sagen. So z. B. erzeugt Jod die bekannte Jodakne, während Jod bei bestehender Akne versagt. Es ist deshalb richtiger, den Ähnlichkeitssatz einen Findungssatz zu nennen, der uns Hinweise gibt, die sich erst zu bewähren haben. Soviel ich sehe, steht die oft betonte Berücksichtigung der feinsten individuellen Symptome auch bei erfahrenen Homöopathen nicht selten mehr auf dem Papier, als daß es eine in der Praxis erfüllte Forderung wäre.

Die Naturheilkraft. Die Lebenskraft oder, wie man in Hinsicht auf die Krankheiten auch sagt, die „Naturheilkraft", ist ein heikles Gebiet, über das man um so mehr geschrieben hat, je weniger man davon weiß. Der sinnlichen Erfahrung entzieht sie sich und der streng mechanistisch Denkende darf, wenn er folgerichtig vorgeht, weder eine Lebens- noch eine Naturheilkraft anerkennen, sondern nur Ursachen und Wirkungen auf Grund der jeweiligen Gesamtlage. Wenn man jedoch die modernen Forschungen kennt – ich verweise besonders auf die berühmten Versuche an Seeigeleiern von DRIESCH –, so wird man doch darauf aufmerksam machen, daß sich in genauen Versuchen an Lebewesen Wirkungen feststellen lassen, die, wie DRIESCH in scharfsinniger Zergliederung zeigte, nicht rein mechanistisch und chemisch-physikalisch erklärbar sind, die vielmehr einen „nicht mechanischen Naturfaktor" beweisen.

Ohne sonst hier auf die alte Streitfrage Vitalismus–Mechanismus eingehen zu können, sei nur betont, daß der besonnene Vitalist nicht bestreiten wird, daß alle materiellen Änderungen auf mechanischen Wegen zustande kommen, die es nachzuweisen gilt. Wer aber glaubt, damit am Lebewesen alles erklärt zu haben, gleicht einem Forscher, der alle Bewegungen eines Malers während seiner Tätigkeit beim Herstellen eines Bildes bis ins kleinste graphisch aufgezeichnet und den Energieverbrauch berechnet hätte, und nun behaupten würde, er habe die Entstehung des Bildes ursächlich „erklärt", es fehlt nur eine „Kleinigkeit": die Berücksichtigung der mit dem Bild im Zusammenhang stehenden seelischen Vorgänge, die die materiellen Geschehnisse geleitet und zu dieser geistigen Schöpfung geführt haben. Der *Sinn*, die Bedeutung, der künstlerische Wert, also das Wichtigste, würden durch das von dem Forscher Geleistete gar nicht berührt werden.

Schon zu Zeiten des HIPPOKRATES nahm man in der Heilkunde eine Naturheilkraft (Physis–Natur) an, die man jedoch sehr verschieden auffaßte, und über die man auch viel stritt, die aber nie aus der Erörterung verschwand, wenn auch andererseits immer wieder versucht wurde, die Naturheilkraft, die man damals meist wirklich als eine besondere Kraft (Energie) auffaßte, zu leugnen, wie es zu HAHNEMANNS Zeiten BROWN machte, dem, wie schon hier eingeschaltet sei, HAHNEMANN vorwarf, daß er den Kräften der Natur nichts zutraute, und der deshalb immer entweder stimulieren oder schwächen mußte. „Welche Naturlästerung!" ruft HAHNEMANN hier aus. (S. Tischner, S. 154, Monita, 1801).

Wie die Meinungen über die Naturheilkraft sehr unterschiedlich waren, so waren es auch die Folgerungen, die man aus der jeweiligen Theorie zog. Und es entbehrt nicht einer gewissen Ironie, daß sowohl die Lobsinger der Allmacht der Naturheilung, als auch ihre Leugner, dazu neigten, die Hände in den Schoß zu legen. Die ersteren, weil sie meinten, der Natur alles überlassen zu dürfen, die es am besten machen werde; die andern, die meist strenge Mechanisten waren, glaubten den starr mechanischen Ablauf der Geschehnisse doch nicht beeinflussen zu können. Einschränkend muß dabei, was mit dem Wort „neigten" angedeutet wurde, bemerkt werden, daß die Not des Kranken beide Parteien vielfach zwang, im Einzelfall doch von ihrem geraden Weg abzuweichen und irgendwie in den Ablauf einzugreifen. Daß mit diesem Nichtstun die Bejaher der Allmacht der Natur die Folgerichtigeren waren, leuchtet ein, denn es ist vom mechanistischen Standpunkt aus nicht einzusehen, warum man nicht den chemisch-physikalischen Ablauf der Geschehnisse im Lebewesen durch Eingriffe irgendwelcher Art in günstigem Sinne sollte beeinflussen können.

HAHNEMANNS Stellung zur Naturheilkraft ist vielfach Gegenstand von Erörterungen geworden; insbesondere die Gegner haben mit großer Schärfe von HAHNEMANNS „Leugnung der Naturheilkraft" gesprochen, mit einer Schärfe, die in mehrfacher Hinsicht wundernehmen muß, denn meist stehen die Gegner auf mechanistischem Standpunkt, der folgerichtig durchgeführt, keinen Raum für einen derartigen teleologischen Begriff haben sollte. Die Angriffe machen vielfach den Eindruck, als ob HAHNEMANN der einzige sei, der diese Lästerung begeht, und man dem gehaßten Gegner auch in diesem Punkte gerne etwas am Zeuge flickt. So z. B., wenn der einflußreiche HAESER in seinem „Lehrbuch der Geschichte der Medizin" (Jena 1845, S. 685) schreibt: „Diese gänzliche Verleugnung, oder vielmehr schamlos-freche Verhöhnung, der Naturtätigkeit bei dem Genesungsprozeß bildet eine wesentliche Grundlage der HAHNEMANNschen Lehre". Was würde HAESER erst sagen, wenn er den Chirurgen hören würde, von dem uns GOLDSCHEIDER mitteilt: „Ein seinerzeit namhafter Chirurg sagte mir einmal: 'Die Natur macht alles falsch, erst der Chirurg bringt die Fehler in Ordnung'!" (D.M.W. 1932, S. 920).

Ist es denn überhaupt richtig, daß HAHNEMANN kurz und klar die Naturheilkraft geleugnet hat? Das wäre schon deshalb auffällig, da er im übrigen Vitalist war. Genauere Betrachtung zeigt denn auch, daß die Sachlage nicht so einfach ist. Man wird dem Problem nur gerecht werden können, wenn man HAHNEMANNS Einstellung von seinen Frühzeiten an berücksichtigt und auch seine allgemeinen Anschauungen kennt.

Schon bei den Begriffen der Lebenskraft und der Naturheilkraft bestehen bei ihm Unklarheiten. Vielfach gebrauchte er beide Wörter in gleichem Sinn für den Naturfaktor, der den Körperbetrieb in gesunden und kranken Tagen leitet. An manchen Stellen aber gibt er dem Wort Lebenskraft (Lebensprinzip) eine wesentlich eingeschränktere Bedeutung. So wenn er im Organon (VI, § 22, Anm.) von der „bloß instinktartigen, verstandlosen Lebenskraft" sagt, sie sei „unserm Organism nur anerschaffen …, um, solange dieser gesund ist, unser Leben in harmonischem Gange fortzuführen, nicht aber, um in Krankheiten sich selbst zu heilen. Denn besäße sie hiezu eine musterhafte Fähigkeit, so würde sie den Organism gar nicht haben krank werden lassen."

Man beachte dabei das Wort „*musterhaft*", an vielen Stellen spricht er auch davon, die Bemühungen der Naturheilkraft seien nicht „*nachahmenswert*". Er bestreitet also auch hier nicht die Bemühungen der Lebenskraft (in engerem Sinn verstanden), nennt sie nur „nicht musterhaft". Wenn man das nicht genügend beachtet, wird man den Sinn vieler Ausführungen verfehlen. Falls nun jemand ohne sonstige Kenntnis von HAHNEMANNS Ansichten derartige Stellen liest, wird er in der Tat mit einem gewissen Recht folgern können, der Körper sei nach HAHNEMANN im Erkrankungsfalle völlig wehrlos, da ja die Lebenskraft nur den gesunden Körper gesund erhalte. – Ich selbst werde hier keinen Unterschied zwischen Lebenskraft und Naturheilkraft machen und meist von letzterer sprechen.

Wie wir bereits oben hörten, stand HAHNEMANN den sogenannten „Krisen" kritisch gegenüber und betont vielfach das Unzureichende dieser kritischen Bemühungen, die nur auf Umwegen und nicht selten unter Aufopferung wichtiger Organe notdürftig zum Ziele führen. In vielen Verfahren der Schule sah er nur verunglückte Nachahmungen solcher Krisen wie Durchfälle, Erbrechen, Blutungen, Schweiße, indem man dabei an „anderer" Stelle „allopathisch", durch Ausleerungen die Krankheiten heilen wollte. (Organon VI, S. 22–23).

Andere Verfahren wie Haarseile, Fontanelle, Moxen (Glühzylinder), Glüheisen, Canthariden, faßte er als antagonistische Reizmittel auf, ebenfalls „nach dem Vorgange der sich selbst überlassenen rohen Natur, welche sich durch Schmerzerregung an entfernten Körperteilen, durch Metastasen und Abszesse, durch erregte Ausschläge und jauchende Geschwüre" von der Krankheit befreien will (Organon VI, S. 24). Da er diese Bemühungen der Naturheilkraft als ungenügende Versuche und als Irrwege ansah, so glaubte er um so mehr Grund zu haben, die an diese Naturheilversuche anknüpfenden Verfahren der Schulmedizin aufs schärfste verurteilen zu müssen. Diese feindselige Einstellung wirkte sich dann sogar rückwirkend gegen die unglückliche „Lebenskraft" aus, die er der allopathischen Umtriebe bezichtigte, indem er von ihr sagt: „Diese Selbsthilfe der bloß nach der organischen Einrichtung unseres Körpers, nicht nach geistiger Ueberlegung bei Beseitigung der akuten Krankheit zu Werke gehenden Lebenskraft, ist meist nur eine Art Allöopathie." (Org. VI, S. 26).

Nach diesen allgemeinen Darlegungen ist es leichter, ohne allerlei Mißverständnissen zum Opfer zu fallen, seine Ausführungen zu verstehen, und es sollen nun von seiner Frühzeit an einige Sätze aus seinen Werken zeigen, wie er zur Naturheilkraft gestanden hat.

Schon 1782 in den „Medizinischen Beobachtungen" spricht er von der „Natur" als Wegweiserin. In den „Alten Schäden" heißt es unter manchen andern Stellen: „Die Natur ist höchst einfach, besonders in den Mitteln zu Erreichung ihres Endzwecks ... Sind bei Wunden die Kräfte noch überwiegend, so dürfen wir nur die Hindernisse der Heilung hinwegnehmen, und die Natur vollendet ihr Werk.". Hier scheint sich schon ein Gedankengang anzukündigen, den wir viel später schärfer ausgeprägt finden. Er ist nicht der Verkünder der Allmacht der Lebenskraft, sondern sieht schon, daß man ihr den Weg bereiten muß, damit sie die Heilung vollbringe. Diese kritische Haltung finden wir noch stärker ausgeprägt, wenn er meint: „Geschwüre, Beulen und Geschwülste sind die Formen, unter denen sich zuweilen die Natur nach Krankheit übriggebliebener Säfte entledigt, die dann vieles Unheil anzurichten pflegen."

Er sieht also die Erfolge *nicht als mustergültig an*, ein Gesichtspunkt, der bis in seine spätesten Zeiten immer wiederkehrt, aber merkwürdigerweise nicht genügend beachtet worden ist und auch vielfach zu Mißverständnissen geführt hat. In gleichem Sinne spricht er z. B. in der „Heilkunde der Erfahrung" von der „Unvollkommenheit und therapeutischen Unmacht unserer sich selbst überlassenen Natur." An der gleichen Stelle äußert er sich wie folgt: „Es bleibt zwar immer der tiefsten Bewunderung wert, wie die Natur, ohne chirurgische Handanlegung, ohne ein passendes Heilmittel von außen zu erlangen, oft sich ganz allein überlassen, aus sich selbst unsichtbare Veranstaltungen entwickelt, Krankheiten und Übel mancherlei Art, freilich oft sehr mühsam, schmerzvoll und mit Lebensgefahr – aber doch wirklich – zu heben. Aber uns zur Nachahmung tut sie das nicht."

In anderm Sinne wandelt er dasselbe Thema 1808 ab: „Wurden die Armen nicht oft weit eher gesund, die keine Arznei brauchen konnten, an eben der Art Übel, wo der bemittelte Kranke alle Fenster voll mit großen Arzneiflaschen besetzt hatte?" In seiner Streitschrift „Die Allöopathie" (1831) schreibt er über die Lebenskraft mit Beziehung auf die allopathische Behandlung: „Was aber zuerst ihre Behandlung der schnell verlaufenden (akuten) Krankheiten anlangt, so zeigt ebenfalls die Erfahrung, daß die daran Erkrankten, die ohne der Allopathen Zutun, allein ihrer Lebenskraft überlassen blieben, im Durchschnitt weit eher und sichrer genasen, als wenn sie sich der eingeführten Behandlung überließen" (S. 6). Diese beiden letzten Anführungen zeigen, daß er im Vergleich mit der allopathischen Behandlung der Naturheilkraft immerhin manches zutraut; wenn er dagegen von der Naturheilkraft in anderem Zusammenhange spricht, wobei er dann verständlicherweise an seine eigene homöopathische Behandlung denkt, so ist die Naturheilkraft immer unzulänglich und nicht nachahmenswert. Wenn man beachtet, daß die Bewertung der Naturheilkraft wechselt je nach dem Zusammenhang, in welchem das geschieht, dann enthüllen sich diese angeblichen Widersprüche als standpunktmäßig bedingt, und verlieren zum mindesten ihre Schärfe. So wird er durch Abneigung und Wohlwollen vielfach zu einer verschiedenen Verteilung der Gewichte zwischen der Naturheilkraft und der Heilkraft der Arzneien veranlaßt.

In der Einleitung zum Organon betont er wieder, daß die Heilkunst der Natur nicht „nachahmungswürdig" sei. An der gleichen Stelle heißt es (V., S. VII; VI, S. LXXVI): „Die Homöopathie weiß, daß Heilung nur durch Gegenwirkung der Lebenskraft gegen die eingenommene, richtige Arznei erfolgen kann.". Noch im höchsten Alter drückt er sich im Jahre 1838 ähnlich aus in seinem Aufsatz „Blick auf die Art, wie homöopathisches Heilen zugehe" (Chron. Krankh., 2. Aufl., Bd. 4, S. IV–VI, 1838). Wie schon früher, betont er, daß die Lebenskraft auch akute Krankheiten nicht besiegen könne, „ohne einen Teil der flüssigen und festen Teile des Organismus durch sog. Crisen aufzuopfern". Also immerhin besiegt sie die Krankheiten, wenn auch mit „Opfern"! Von den chronischen Krankheiten heißt es dann weiter: „Die chronischen, aus Miasmen entsprungenen, vermag sie auch nicht einmal mit solchen Verlusten allein zu heilen und wahre Gesundheit herzustellen. Aber ebenso sicher ist es, daß, wenn sie auch durch wahre (homöopathische) Heilkunst vom menschlichen Verstande geleitet in Stand gesetzt wird, sowohl die sie befallenden, schnell verlaufenden, als die chronischen, durch Miasmen entstandenen, Krankheiten direkt und ohne solche Aufopferungen, ohne Verlust an Leib und Leben zu überwältigen und zu übermannen (zu heilen), es doch immer sie, es doch immer die Lebenskraft ist, welche obsiegt." Allein ist die Lebenskraft den „feindlichen Potenzen" nicht gewachsen. „Diesen tritt sie kaum mit gleicher Kraft, als sie die feindliche Einwirkung auf sie ausübt, entgegen, und zwar mit mancherlei Zeichen des Selbstleidens (die wir Krankheitssymptome nennen) ... Kaum mit gleichem Widerstande, sage ich, tritt die Lebenskraft dem Krankheitsfeinde entgegen, und doch kann ein Feind nur durch Übermacht überwältigt werden. Nur die homöopathische Arznei kann diese Übermacht dem kranken Lebensprinzip verleihen." Die Heilung wird also vollbracht mit homöopathischen Arzneien, die die Naturheilkraft unterstützen.

Einige Zeilen weiter unten tritt dann jedoch noch eine andere Auffassung hervor: „Können wir Ärzte aber dieser instinktartigen Lebenskraft ihren Krankheitsfeind, durch Einwirkung homöopathischer Arzneien auf sie, gleichsam vergrößert – selbst nur um etwas vergrößert – vorhalten und entgegenstellen, und vergrößern wir auf diese Art für das Gefühl des Lebensprinzips, das Bild des Krankheitsfeindes durch täuschend ähnlich die ursprüngliche Krankheit nachbildende homöopathische Arzneien, so veranlassen und zwingen wir nach und nach diese instinktartige Lebenskraft, allmählich ihre Kraft zu erhöhen und immer mehr und so weit zu erhöhen, daß sie endlich weit stärker als die ursprüngliche Krankheit war, sie wieder Selbstherrscherin in ihrem Organism werden, selbst wieder die Zügel der Gesundheitsführung halten und fernerhin leiten kann ..."

Wir sehen aus diesen Anführungen, daß HAHNEMANN keineswegs eine Gegenwirkung der Lebenskraft gegen die Krankheit überhaupt bestreitet, er hält sie nur für nicht ausreichend. Außerdem ersieht man hier, daß er die Krankheitssymptome nicht nur auf die Krankheit selbst, sondern z. T. auch auf das kämpfende Lebensprinzip zurückführt. Der letzte Absatz schließlich zeigt eine veränderte Auffassung, indem hier nicht die Lebenskraft selbst durch die Arznei unmittelbar unterstützt, sondern durch Nachbildung der ursprünglichen Krankheit allmählich zu erhöhter Leistung angereizt wird.

Es würde zu weit führen, auf diese Erklärungsversuche HAHNEMANNS ausführlicher einzugehen; er hat dies Problem ebensowenig gelöst wie andere Forscher. Uns genügt es, daß er auch hier in diesen Äußerungen aus der letzten Lebenszeit die Naturheilkraft anerkennt. Logisch betrachtet ist sie für ihn eine *notwendige Bedingung* und es stellt eine ganz bedeutende Verzeichnung der Wirklichkeit dar, wenn man immer wieder davon spricht, daß HAHNEMANN die Naturheilkraft verleugnet habe.

Der letzte Allopath, der sich ausführlich und eindringlich mit dem Streben nach Objektivität mit HAHNEMANNS Ansichten von der Naturheilkraft auseinandergesetzt hat, ist der angesehene Wiener Medizinhistoriker Max NEUBURGER in seiner ausgezeichneten Schrift „Die Lehre von der Naturheilkraft" (Stuttgart, 1926). Er erwähnt darin zwei Stellen aus dem Organon (V., S. 8 und § 262), und knüpft daran die Bemerkung, ihr Widerspruch mit der Verleugnung der Natur sei unverkennbar. An der ersten heißt es, daß ein mit schwerverdaulichen Speisen angefüllter Magen nie ein arzneiliches Brechmittel erfordere, da die Natur den Überfluß selbst durch Brechen wieder von sich gebe. An der zweiten sagt HAHNEMANN über die Diät bei Kranken: „In hitzigen Krankheiten hingegen – außer bei Geistesverwirrung – entscheidet der feine, untrügliche, innere Sinn des hier erwachten Lebenserhaltungstriebes so deutlich und bestimmt, daß der Arzt die Angehörigen und die Krankenwärter bloß zu bedeuten braucht, dieser Stimme der Natur kein Hindernis in den Weg zu legen durch Versagung dessen, was der Kranke sehr dringend an Genüssen fordert, oder durch schädliche Anerbietungen und Überredungen." Diese Beispiele sind von NEUBURGER nicht glücklich gewählt zum Nachweis eines Widerspruches in der angeblichen Verleugnung der Naturheilkraft; er hat dabei übersehen, daß in diesen beiden Fällen nicht von eigentlichen Krankheiten die Rede ist, sondern von Diätfehlern und diätetischer Ernährung, die HAHNEMANNS Meinung nach gar nicht der Naturheilkraft unterstehen, sondern der Lebenskraft, die den Körper gesund erhält, und die HAHNEMANN immer ganz unmißverständlich anerkannt und oft gepriesen hat. Zu allem Überfluß bemerkt HAHNEMANN im darauffolgenden Paragraphen, daß dies Verlangen der Kranken sich auf Dinge von „nicht eigentlich arzneilicher Art" beziehe, also nicht auf eigentliche Bekämpfung der Krankheit durch die Naturheilkraft. Es entfällt also dieser Widerspruch der Leugnung der Naturheilkraft aus zwei Gründen.

Auch NEUBURGERS Behauptung ist schief, HAHNEMANN sei bei Aufstellung seiner Lehre „maßgebend" durch Beobachtungen bestimmt worden, daß manche Leiden durch dazutretende Krankheiten günstig beeinflußt würden, und diese Art Naturheilung sei HAHNEMANNS „Ausgangspunkt". Er knüpfe an diese Art der Naturheilung an und leugne sie doch andererseits wieder. HAHNEMANN ist jedoch keineswegs „maßgebend" durch diese Beobachtung beeinflußt, sie ist auch nicht der „Ausgangspunkt", erst nachträglich hat er zur Erklärung diesen Umstand herangezogen. Doch befriedigte sie ihn bald selbst nicht und er betonte später, daß auf die Erklärung wenig ankomme. Man sieht, er legte selbst gar keinen Wert darauf.

Welch geringe Rolle geschichtlich genommen HAHNEMANNS skeptische Einstellung zur Naturheilkraft innerhalb der Homöopathie gespielt hat – denn von Verleugnung kann man ja gar nicht sprechen –, zeigt der Satz in den „Wolfschen Thesen" (s. u.), die im Jahre 1836 von der Magdeburger Versammlung *einstimmig* angenommen wurden: „Hahnemann leugnet zwar die Naturheilkraft nicht, aber er schildert ihr Wirken als überall nicht nachahmenswert und selten ausreichend. Diese Meinung Hahnemanns ist, wie jeder wissen muß, von den meisten Homöopathen nie geteilt worden." („18 Thesen", Nr. 17, s. u. Teil III, 2 b).

Zusammenfassend sei gesagt, daß HAHNEMANN sein Leben lang Vitalist war und als solcher die Lebenskraft (Naturheilkraft) immer anerkannt hat. Er hat sie also nie geleugnet, hielt sie aber vielfach für unzureichend und außerdem in ihren Bemühungen nicht für nachahmenswert, aber immer war sie für ihn eine *notwendige Bedingung*. Diesen Standpunkt hat er mit wechselnder Klarheit und je nach dem Zusammenhange in wechselnd starker Betonung der Mitwirkung der „Naturheilkraft" festgehalten. Die vorhandenen wirklichen und vermeintlichen Widersprüche sind häufig weniger logische Fehler, als psychologisch zu erklärende Schwankungen, indem er in der Hitze des Gefechtes, je nachdem, ob er über die homöopathische Behandlung oder über die allopathische spricht, die Rolle der Naturheilkraft verschieden bewertet.

*

Nachdem wir schon mehrfach HAHNEMANNS philosophische Anschauungen gestreift und besonders in diesem Abschnitt seine Beziehungen zu KANT und SCHELLING kennengelernt haben, seien hier noch einige zusammenfassende Bemerkungen über seine philosophischen und religiösen Ansichten gemacht. Wie wir schon hörten, war er von seinem Vater frühzeitig im Sinne des aufklärerischen Deismus der Zeit und der „natürlichen Religion" erzogen worden. Seine Abschiedsrede von der Schule St. Afra in Meißen zeigt diese Anschauungen sehr deutlich, indem er in seinen Betrachtungen über die zweckmäßige Bildung der menschlichen Hand sich nicht genug tun kann, die Weisheit und Güte des „Menschenschöpfers" zu preisen (s. E. Preuß: Der 20jährige H., Leipzig, 1929). Dieser teleologische Optimismus bleibt sein ganzes Leben lang kennzeichnend für ihn, und er scheint aus dieser Anschauung heraus geradezu die Anregung erhalten zu haben, durch seine Forschungen die Heilmittel zu finden, die der „gütige Menschenerhalter" zur Erlangung der Gesundheit bereitet hat. Mit diesem teleologischen Optimismus war dann ohne weiteres gegeben ein Vitalismus, der in den Lebensvorgängen nicht rein mechanische Abläufe, sondern ein zweckhaftes, durch die Lebenskraft geleitetes Geschehen sieht. Auf der Hochschule konnte er dann bei dem Philosophen und Mediziner PLATNER, einem Anhänger von G. E. STAHL, noch tiefer in diese Anschauung eingeführt werden. Diese hat er dann sein ganzes Leben über beibehalten, jedoch nicht ohne Schwankungen. – Die Jugend neigt leicht extremen Anschauungen zu, und so scheint er sich als Student eine Zeit lang dem Materialismus zugeneigt zu haben. Ich konnte einen Brief veröffentlichen aus dem Jahre 1779, in dem er bei einem Verleger anfragt, ob er die Übersetzung vom „Système de la Nature" des Freiherrn v. HOLBACH, der zu dem Kreise der französischen Enzyklopädisten gehörte, herausgeben würde. Er muß also wohl den Anschauungen dieser „Bibel des Materialismus" nahegestanden haben; doch er hat sich davon bald wieder abgewendet. Auch sein „Positivismus" in bezug auf die Krankheitsauffassung weist auf eine Beeinflussung durch diesen Kreis insbesondere durch D'ALEMBERT hin, wie wir schon oben sahen (siehe S. 48; vergl. Tischner: Zur Geschichte der Homöopathie. AHZ 1939, Nr. 6–7; H. u. d. Positivismus. AHZ 1940, Nr. 6; H. u. d. geist. Strömungen seiner Zeit. AHZ 1938, Nr. 4–5).

Vielfach scheint durch seine Äußerungen auch deutlich eine Beeinflussung durch ROUSSEAU in bezug auf seine Lebensanschauung, besonders gilt das von seiner mehrfach hervortretenden „Empfindsamkeit". Daß er auch als Arzt von ihm beinflußt worden ist, sahen wir oben (s. S. 37). – Schon 1777 war er in den Freimaurerorden eingetreten und dementsprechend finden sich vielfach Äußerungen, die nach Inhalt und Wortwahl daran erinnern. Da in der Freimaurerei neben trocken-nüchtern verstandesgemäßen Anschauungen auch ein Einschlag von Schwärmertum steckt, darf man auch die bei HAHNEMANN nicht selten anzutreffenden Äußerungen eines schwärmerischen, empfindsamen Mystizismus über das Göttliche und die Aufgabe des Menschen auf derartige Einflüsse zurückführen, soweit nicht auch hier Einwirkungen von ROUSSEAU vorliegen. – Besonders im Alter finden sich in seinen Briefen nicht selten Bemerkungen mit einem theistischen Einschlag, aber nie solche mit eigentlich christlicher Färbung; dem Christentum scheint er seit seiner Jugend ferngestanden zu haben. Noch im Jahre 1826 schreibt er in sehr lobendem Sinne über KUNGTSE (Konfuzius), den die Aufklärung seit je hoch schätzte mit seiner verstandesmäßigen Nüchternheit, während er in Gegensatz zu diesem dort Jesus einen „Erzschwärmer" nennt (über SCHELLING s. u.).

7. Leipzig (1811–1821)

Nachdem HAHNEMANN in der stillen Kleinstadt Torgau das Organon hatte ausreifen lassen, fühlte er den Drang, den Stätten der Wissenschaft wieder näherzukommen, um von dort ins Weite wirken zu können. Mitbestimmend für diesen Ortswechsel war nach einer brieflichen Mitteilung der Plan Napoleons Torgau zu einer starken Festung auszubauen. Nach einigem Schwanken entschloß er sich dazu, wieder nach Leipzig zu ziehen, was denn auch im August 1811 geschah. Nach einem mißglückten Versuch einen privaten praktischen Lehrgang für Ärzte einzurichten, strebte er die Habilitation an, und, da man sie ihm nicht verwehrte, hielt er am 29. September 1812 die erste Vorlesung. In seiner lateinischen Habilitationsarbeit „De helleborismo veterum" verteidigt er die Ansicht, daß unter *Helleborus* die heute *Veratrum album* genannte Pflanze zu verstehen sei, dabei zur Stützung seiner Meinung zahlreiche ältere Forscher aus den verschiedensten Sprachen, auch aus der arabischen, anführend. Die Homöopathie wird mit keinem Wort erwähnt. Er hat dann im Wintersemester 1812/13 bis zum Wintersemester 1820/21 an Hand des Organons über seine Lehre vorgetragen, daneben außerdem in den ersten Jahren auch eine Vorlesung über Geschichte der Medizin haltend. HAHNEMANNS Sohn war von 1813–15 Privatdozent in Leipzig und las unter anderem auch über Arzneimittellehre im Sinne seines Vaters (s. Tischner: „Friedrich Hahnemann", Leipzig. popul. Zeitschrift f. Hom. 1935).

HAHNEMANNS Auftreten als akademischer Lehrer war nicht sonderlich glücklich. Auf das Feinste gekleidet und mit betonter Würde den Raum betretend verlor sich diese Würde dann in der Hitze des Gefechts bald, wenn er zornig gegen die Schulmedizin loswetterte. Sein Verhältnis zu seinen Amtsgenossen wurde dadurch nicht besser, was sich später noch ungünstig gegen ihn auswirkte.

Doch gelang es ihm bald einen Kreis von Schülern um sich zu scharen, mit denen er auch außerhalb des Hörsaals verkehrte, sie auch zu den Arzneiprüfungen heranziehend. Langsam breitete sich nun sein Ruf aus unter Ärzten und

Laien, so daß 1819 der Prager Professor Ign. Rud. BISCHOFF die erste selbständige Schrift gegen die Homöopathie mit den Worten begann: „Das ungemeine Aufsehen, welches die homöopathische Heilkunde bei einem großen Teil des Publikums erregte..." In den Brennpunkt der Öffentlichkeit gelangte HAHNEMANN jedoch erst 1820, als bekannt wurde, daß der berühmte österreichische Feldmarschall Fürst SCHWARZENBERG, der „Sieger von Leipzig", sich zu Leipzig in seine Behandlung begeben hätte, nachdem dieser es abgelehnt hatte, den Fürsten, der einige Monate vorher einen Schlaganfall erlitten, aufzusuchen. HAHNEMANN bedang sich aus, daß er allein Behandlung und Lebensweise bestimmen dürfe, was jedoch nicht durchgeführt wurde, da die Leibärzte des Fürsten sich hinter HAHNEMANNS Rücken in die Behandlung mischten. Das ging so lange gut – oder vielmehr schlecht – bis nach einigen Monaten HAHNEMANN einen der Leibärzte dabei antraf, wie er dem Fürsten einen Aderlaß machte. Er stellte darauf die Behandlung ein, um so mehr, da der Fürst nicht davon ablassen konnte, schwere geistige Getränke zu sich zu nehmen. Einige Wochen später erlag SCHWARZENBERG am 15. Oktober 1820 einem erneuten Schlaganfall und wurde am gleichen Tage, an dem er sieben Jahre früher seinen glänzenden Einzug in die Stadt gehalten hatte, in prunkvollem Leichenzuge aus der Stadt hinausgeleitet. Dicht hinter dem Sarg schreitend nahm HAHNEMANN an dem Trauerzuge teil, unbekümmert um die neugierigen und schadenfrohen Blicke des Volkes und seiner Feinde.

Schon seit einiger Zeit hatten sich über HAHNEMANNS Haupt schwere Gewitterwolken geballt, indem man ihm die Ausübung der Praxis in Leipzig oder wenigstens das Selbstabgeben der Arzneien untersagen wollte. Der Ausbruch des Wetters wurde durch das Ersuchen SCHWARZENBERGS beim König und der Regierung vorerst verzögert; nun jedoch zuckte der Strahl, indem am 30. November 1820 das Verbot erlassen wurde. HAHNEMANN, der bei der Unzuverlässigkeit der Apotheker auf die Selbstabgabe nicht verzichten wollte, zog es vor, sich mit fünfundsechzig Jahren nochmals auf die Wanderschaft zu begeben und nach Köthen überzusiedeln, wo ihm durch den Herzog die Selbstabgabe ausdrücklich gestattet worden war.

Man wird seinen Standpunkt verstehen, wenn man daran denkt, daß schon in den mittleren Verdünnungen die Arznei nicht mehr mit chemischen Mitteln nachgewiesen werden konnte und so dem Betrug Tür und Tor geöffnet wurde. Und der Betrug lag um so näher, als durch die allgemeine Hetze gegen HAHNEMANN natürlich auch die Apotheker sowieso gegen ihn eingenommen waren. Dazu kam, daß die Apotheker noch einen besonderen Grund hatten gegen ihn verärgert zu sein wegen der Einschränkung ihrer Einnahmen infolge Fortfalls der verwickelten Rezepturarbeiten bei den damaligen ellenlangen Verschreibungen. Damit sie das ruhigen Gewissens tun konnten, brauchten sie sich nur darauf berufen, daß die hohen Verdünnungen ja sowieso keine Wirkungen haben könnten, es also gleichgültig wäre, ob man die Verschreibung ausführte oder reinen Spiritus und Milchzucker reichte (vgl. u. Teil IV, 4. Dispensierrecht).

8. Die Arznei

HAHNEMANN hat seine Arzneimittelforschungen in einem Werk von sechs Bänden erscheinen lassen: „Reine Arzneimittellehre" (1811–21, Dresden; 2. Aufl. 1823–27; 3. Aufl. 1830–33, nur 2 Bände erschienen). Wie schon in den „Fragmenta" vom Jahre 1805 sind die bei diesen Arzneiprüfungen am gesunden Menschen auftretenden Symptome nach Körpergegenden geordnet mitgeteilt, wie sie der jeweilige Prüfling beschrieben hat, nur selten kommt ein deutendes Wort wie etwa „Wechselwirkung", so daß der ganze Bericht nur einen Haufen zusammenhangloser Symptome darstellt, woraus dem Leser nur nach eindringendem Studium allmählich eine Art Arzneibild erwächst. Erst Werke, die nach andern Grundsätzen geordnet sind, machen diesen Symptomenhaufen für den Praktiker recht verwendbar. Zu Beginn jedes Mittels werden einige einführende Bemerkungen gemacht, in denen auch öfter angegeben wird, bei welchen Leiden sich das Mittel schon bewährt hat. Außerdem wird bei einigen Mitteln in zusammenfassenden Kennzeichnungen der „Charakter" des Mittels geschildert, wie schon im ersten Bande von Nux vomica. Außerdem enthalten die Bände einige kleinere Aufsätze, so der zweite Band die Abhandlung „Geist der hom. Heil-Lehre", der dritte „Beleuchtung der Quellen der gewöhnlichen materia medica", der vierte „Eine Erinnerung" und „Der ärztliche Beobachter" und schließlich der sechste „Wie können kleine Gaben so sehr verdünnter Arznei... noch große Kraft haben?"

Dynamismus. Gerade auf dem Gebiet der Arzneimittellehre wird man HAHNEMANN nur verstehen, wenn man auch seine zugrundeliegenden theoretischen Ansichten kennt. Während er zuerst natürlich die allgemein üblichen Anschauungen über die Wirkung der Arzneien hatte, ändern sie sich erst allmählich mit der Ausbildung seiner Lehre. Wenn er zuerst von seinen Mitteln sagt, sie wirken nicht chemisch sondern „dynamisch", so bleibt er damit noch im Rahmen von Anschauungen, wie sie auch von andern vertreten wurden. Zu gleicher Zeit unterscheidet er auch bei den Krankheiten unmaterielle „dynamische" Krankheiten von solchen materieller Natur. Unter letzteren versteht er jedoch nur solche wie Blasensteine, Splitter im Finger, eingedrückte Hirnschale und ähnliche dem chirurgischen Bereich angehörige. In der „Heilkunde der Erfahrung" erwähnt er die „dynamischen" Arzneimittel zusammen mit der Wärme, der Elektrizität und dem Mesmerismus, den sogenannten „Imponderabilien", und nennt sie „fast geistig" oder auch „virtuell". Später hat er sich im Organon (VI, § 11) über den Begriff des Dynamischen ausgesprochen und hat darunter manches zusammengefaßt, was wir heute zum großen Teil voneinander trennen, wie es bei dem damaligen Wissensstand nicht anders sein konnte. Er nennt als dynamisch die Schwerkraft, die Anziehung des Eisens durch den Magneten, die Ansteckung bei den Pocken, aber auch seelische Einflüsse, wie die Entstehung des Erbrechens durch Ekel und die Bewegung des Armes bei einem Willensantrieb. Der Ausdruck „dynamisch" war damals vielfach üblich und als Modewort bald so abgenützt, daß er jeden klaren Sinn verlor und schließlich alles umfaßte, was nicht grob materiell verstanden werden konnte. In der Heilkunde hatte es vielfach den Sinn von „funktionell", in welchem es besonders die naturphilosophischen Ärzte unter dem Einfluß von SCHELLING verwendeten (vgl. Tischner, AHZ 1932, H 4/5).

Auch für HAHNEMANN stellte man auf schulmedizinischer Seite den Einfluß SCHELLINGS in diesem Punkte in den Vordergrund, aber gerade hier scheint er mir nicht entscheidend zu sein. Wie schon bemerkt, war der Begriff damals sehr gebräuchlich, wenn HAHNEMANN in dieser Beziehung durch einen Philosophen angeregt worden ist, so konnte er ihn schon von KANT übernehmen und dessen dynamischer Theorie der Materie, der mit seinen naturphilosophischen Schriften dem Begriff neuen Auftrieb gegeben hatte (Physische Monadologie 1756; Metaphys. Anfangsgründe der Naturwschft. 1786). – Eine weitere Quelle konnte gerade für HAHNEMANN der Mesmerismus sein, den er gewiß schon 1777 in Wien kennengelernt hatte, wo damals gerade der Streit um die „magnetischen" Heilungen MESMERS tobte, insbesondere um die Heilung des Frl. v. PARADIES. Seitdem hat HAHNEMANN den Mesmerismus immer mit einer gewissen Vorliebe genannt von seiner Doktorarbeit an bis zur letzten Auflage des Organons (s. o. S. 63). Etwa 1804–05 hat er dann SCHELLINGS Philosophie kennengelernt, und wenn er wenige Jahre später, wie wir sahen, an SCHELLING und den naturphilosophischen Ärzten scharfe Kritik geübt hat, so hindert das nicht, daß er selbst durch SCHELLING beeinflußt worden ist und gewisse Bestandteile von dessen Philosophie zur Abrundung seiner theoretischen Ansichten benützt hat. Und da konnte ihn in der Tat der SCHELLINGsche Dynamismus ermutigen, den schon vorher eingeschlagenen Weg in der dynamischen Auffassung der Arzneiwirkung weiter zu verfolgen. SCHELLING geht in dem Stufenbau der Natur von der Materie aus, die er in einer eigentümlichen Art von „dynamischer Atomistik" zu verstehen sucht. Weiter schreitet er zu den sogenannten „Imponderabilien" fort und läßt auch in der organischen Welt die gleichen „Prinzipien" als höhere „Potenzen" wirken.

Aus seiner Auffassung der Materie folgert SCHELLING ihre unendliche Teilbarkeit. „In jedem Teil des Raumes ist also bewegende Kraft, sonach auch Beweglichkeit, daher Trennbarkeit jedes noch so kleinen Teils der Materie von allen übrigen ins Unendliche." (Erster Entwurf eines Systems der Naturphilosophie, Jena–Leipzig, 1799, S. 17).

Man sieht, wie die oben kurz geschilderten Ansichten HAHNEMANNS denen von SCHELLING ähneln, auch bei jenen stehen die „Imponderabilien" zwischen der materiellen und der organischen Welt und die durch Verreiben und Schütteln entwickelten Arzneikräfte wirken „dynamisch" und „fast geistig".

HAHNEMANNS Lehre von den Verdünnungen wird man nur auf Grund dieser Anschauungen verstehen. Auf den beliebten Einwand, die hohen

Verdünnungen enthielten überhaupt keinen Arzneistoff mehr, hätte er geantwortet, er verdünne nicht, er potenziere vielmehr oder dynamisiere. Was das besagen will, lernt man am besten aus dem Aufsatz „Wie können kleine Gaben... noch große Kraft haben?" (R. A. Bd. 6). Wenn man in einen großen See einen Tropfen Arznei fallen lasse, könne man nicht durch intensive Mischung eine Arznei daraus machen, die Arzneikraft gehe darin bald zugrunde. Erst das starke Schütteln der Flüssigkeiten und Reiben der Pulver in *kleinen* Mengen entwickle die Arzneikräfte. Er verweist dabei auf die Versuche des Grafen RUMFORD in München, der durch schnelle Bewegung zweier Metallplatten aufeinander Zimmer geheizt habe, durch den dabei freiwerdenden imponderablen „Hitzstoff". Er blieb also mit seinen Anschauungen innerhalb der Anschauungen der damaligen Physik.

Im Organon (VI, § 270) spricht er nochmal darüber ausführlicher. Durch die mechanische Bearbeitung werde die Arzneisubstanz mittels immer höherer „Dynamisationen endlich ganz zu geistartiger Arzneikraft subtilisiert". Bei dem dreißigsten Grade der Dynamisation sei „die Materie so verringert, daß es einen Bruchteil gibt, der sich kaum mehr in Zahlen aussprechen lassen würde", „Ungemein wahrscheinlich wird es hierdurch, daß die Materie mittels solcher Dynamisationen sich zuletzt gänzlich in ihr individuelles geistartiges Wesen auflöse und daher in ihrem rohen Zustande „eigentlich nur als aus diesem unentwickelten geistartigen Wesen bestehend betrachtet werden könne."

Damit stimmt dann gut überein, daß HAHNEMANN wie manche Ärzte annahm, daß die Arzneien von den Nerven aufgenommen würden, also dem gewissermaßen geistigsten Teil des Körpers (Organon VI, § 16). So versteht man auch seinen Vorschlag, nur an den Arzneifläschchen riechen zu lassen, indem dabei die Medizin durch die Geruchsnerven aufgenommen werde.

Wenn auch HAHNEMANN am Anfang noch von „verdünnen" sprach, so war doch schon frühzeitig seine Meinung, daß die Medizin bei der Bereitung nach seinem Verfahren mittels Schüttelns und Reibens nicht eigentlich verdünnt würde, sondern daß dadurch eine „Krafterhöhung" eintrete. Aber es dauerte bis zum Jahre 1827, daß er für diesen Vorgang den Namen „potenzieren" einführte.

Wie hier bei der Arzneiwirkungslehre lassen sich jedoch noch weitere Einwirkungen SCHELLINGS auf HAHNEMANN nachweisen in bezug auf die Krankheitslehre, die bei ihm ja in besonders enger Beziehung zur Arzneiwirkungslehre steht. SCHELLING ist bekanntlich auf medizinischem Gebiete stark durch die BROWNsche Lehre beeinflußt worden, die um das Jahr 1800, als SCHELLING begann, sich mit der Medizin zu beschäftigen, in Deutschland herrschend war. Als der tiefere Denker hat er dann aber in mancher Beziehung die Lehre BROWNS selbständig weitergebildet. Auch den Begriff der Erregbarkeit übernahm SCHELLING von BROWN, wendet ihn jedoch im Rahmen seines Systems etwas anders: „Das Wesen des Organismus besteht in Erregbarkeit". Wenn er eine Lebenskraft ablehnt, so erfüllt letzten Endes doch die Erregbarkeit alle Aufgaben, die andere der Lebenskraft zuschreiben, so daß man in vielem beide gleichsetzen kann. Sie hat „unbewußte Intelligenz" und ist auch Sitz der Krankheit. „Der Sitz der Krankheit muß also die Erregbarkeit, ihre *Möglichkeit* muß bedingt sein durch die *Veränderlichkeit* der Erregbarkeit. Aber die Erregbarkeit ist *veränderlich* nur durch die erregenden Potenzen. *Die Ursache der Krankheit kann also auch nicht in der Erregbarkeit liegen, insofern sie selbständig ist, sondern nur in ihrem Verhältnis zu den erregenden Potenzen.*" Über die Wirkung der Arzneimittel auf die Erregbarkeit heißt es: „*Die Ursache der Erregbarkeit liegt außerhalb der dynamischen Sphäre*, in welche die Mittel fallen, die in unserer Gewalt stehen" (Erster Entwurf eines Systems der Naturphilosophie, Jena–Leipzig, 1799, S. 259–60).

Um diese Ausführungen völlig verständlich zu machen, wären längere Darlegungen über SCHELLINGS Philosophie nötig, wozu hier der Raum mangelt. Hier kann in Beziehung auf den letzten Satz SCHELLINGS nur bemerkt werden, daß die Ursache der Erregbarkeit als nichtmateriell gedacht wird. Er will also sagen, daß deshalb die in unserer Gewalt stehenden üblichen materiellen Heilmittel (Arzneien) keine Wirkung auf diese Ursache und damit mittelbar auch nicht auf die Erregbarkeit ausüben können.

Die Entwicklung seiner Lehre von den Hochpotenzen darf man sich wohl folgendermaßen denken. Rein erfahrungsgemäß fand HAHNEMANN, daß auch kleine Gaben eine deutliche Wirkung auf den Kranken haben, wobei die Überempfindlichkeit des kranken Organs, die Similebeziehung (die Spezifität), die vergrößerte Oberfläche und sonstige materielle Erschließung des Mittels (Kolloidzustand, Kapselsprengung) sowie Auslösungsvorgänge zur Erklärung für diese relative und z. T. auch absolute Krafterhöhung dienen können. Wenn er nun bei SCHELLING davon las, daß die Ursache der Erregbarkeit einer höheren Sphäre angehöre, zu der die üblichen Mittel keinen Zugang hätten, so konnte das den Gedanken bei ihm erregen, er sei mit seinem Verfahren auf dem rechten Wege, und könne durch weitere „Subtilisierung" und „Vergeistigung" die auf diese Sphäre wirkenden nicht materiellen Mittel schaffen. Es konnte dann nicht ausbleiben, daß diese Gedankenentwicklung auf die Krankheitslehre Einfluß gewann und die übersinnliche Lebenskraft und ihre Verstimmung, d. h. ihre „innern Veränderungen" gegenüber den materiellen Störungen in den Vordergrund traten. – So ist in der Tat der Einfluß SCHELLINGS auf HAHNEMANN in zwei wichtigen Punkten nicht gering, bei den „innern Veränderungen" und der Vergeistigung und Dynamisation der Arznei. Dabei ist zu beachten, daß durch die Auffassung der „innern Veränderungen" als die übersinnlichen Veränderungen der Lebenskraft die inneren *körperlichen* Veränderungen zu den Symptomen gezählt werden mußten und infolgedessen die Lehre HAHNEMANNS dadurch *realistischer* wurde, daß durch die zweite Beeinflussung in bezug auf die Dynamisierung der Arzneien jedoch gerade die *spiritualistische* Anschauung gestärkt worden ist (vgl. Tischner „Hahnemann und Schelling" Arch. f. Gesch. d. Med. Bd. 30, 1937 und „H. u. d. geistigen Strömungen seiner Zeit" AHZ 1938, Nr. 4–5).

Die Arzneibereitungslehre. Schon bald bei Ausgestaltung seiner neuen Lehre ging er zu einer neuen Bereitungsart über, indem er die frisch ausgepreßten Pflanzensäfte je nach Zweckmäßigkeit mit mehr oder weniger Weingeist versetzte. Aus dieser „Urtinctur" machte er dann seine alkoholischen Verdünnungen im Verhältnis 1:100. Diese Arzneiform war bisher nicht üblich und wurde auch von den Gegnern als zweckmäßig angesehen, aber doch selten in der Schulmedizin angewendet. Insbesondere wurde durch Vermeidung der Erhitzung durch Kochen usw. die Zersetzung vieler Substanzen vermieden. Zur „Dynamisierung" verwendete er einige kräftige Schüttelschläge, über die er jedoch in bezug auf die Zahl und ihre Wirkung mehrfach veränderte Vorschriften gegeben hat. Auch die Streukügelchen, kleine Milchzuckerkügelchen, die mit der jeweiligen Verdünnung getränkt waren, sind eine ganz zweckmäßige Arzneiform.

In der „Reinen Arzneimittellehre" (Bd. 4, 1818) gab er dann eine neue Technik bekannt, die Verreibung mit Milchzucker, die er zuerst bei Gold und Silber verwendete. Später hat er sie auch bei vielen andern Stoffen gebraucht und entdeckte dabei, daß die langwährende Verreibung die Stoffe löslich machte. Er hat, wie wir schon hörten, damit zum ersten Male trockene Kolloide hergestellt.

In seiner *Frühzeit* hat sich HAHNEMANN auch einmal über die „spagyrischen" Mittel ausgesprochen, d. h. das Verfahren, die frisch zerquetschten Pflanzensäfte mit Wasser und Hefen in Gärung übergehen zu lassen, „und so verdorben und zersetzt zu destillieren". „Zur Ehre des gesunden Menschenverstandes aber sind diese läppischen Torheiten wieder aus der Mode gekommen". (Apothekerlexikon, 1799, II. Teil, 2. Abt. S. 389)

Die Bezeichnung der Verdünnung wechselte mehrfach, während er diese Angabe erst als Bruch schrieb, z. B. $1/24000$, sprach er später von „ein Milliontel, Sextilliontel, Decilliontel", dann ging er dazu über, von der 6. 8. 10. 30. „Centesimalverdünnung" (C) zu sprechen, später nur von „Verdünnung". Eine Zeitlang gebrauchte er römische Ziffern, I bedeutete ein Milliontel, VI ein Sextilliontel, X ein Decilliontel. Die später von HERING und VEHSEMEYER eingeführten Dezimalverdünnungen (D) werden jetzt fast ausschließlich angewendet. Eine kleine Tabelle setze die verschiedenen Zahlungsarten in Vergleich:

I	=	1 Milliontel	=	C 3	= D 6
II	=	1 Billiontel	=	C 6	= D 12
VI	=	1 Sextilliontel	=	C 18	= D 36
X	=	1 Decilliontel	=	C 30	= D 60

Vergleiche bei „Hochpotenzen", S. 94.

Die Arzneiprüfungen. Wir hörten schon davon, daß Männer wie Albrecht v. HALLER, ALEXANDER sowie CULLEN die ganze Fragwürdigkeit der damaligen Arzneimittellehre durchschaut und schon vorgeschlagen hatten, durch Versuche am gesunden Menschen überhaupt erst eine Arzneimittellehre zu schaffen. Z. T.

hatten sie selbst schon Hand angelegt, doch geschah es nicht in umfassender planmäßiger Weise, und man kam nicht über vereinzeltes Tasten hinaus. Erst HAHNEMANN hat dann zahlreiche Mittel durchgeprüft und damit die erste auf Versuchen beruhende Arzneimittellehre geschaffen. Derartige Versuche an Tieren anzustellen war schon wegen des Standes der physiologischen Technik damals noch nicht möglich. Etwa vom Jahre 1789 an hat HAHNEMANN dann unermüdlich an sich selbst, den Familienangehörigen, Bekannten und später an seinen Schülern eine große Anzahl Mittel geprüft. Aus den 27 Mitteln in den „Fragmenta" vom Jahre 1805 wurden schließlich in der „Reinen Arzneimittellehre" und den „Chronischen Krankheiten" über hundert, wozu eine Anzahl Prüfungen kommt, die HAHNEMANN mit seinen Schülern angestellt hat, die jedoch nicht veröffentlicht worden sind.

Die Prüfungen am gesunden Menschen sollen mit einzelnen unvermischten Arzneien – wenn möglich in Auflösung in einmaliger Gabe gereicht – angestellt und die danach auftretenden Erscheinungen möglichst in der zeitlichen Abfolge genau aufgezeichnet werden. Über die Gabengröße hat er sich mehrfach in verschiedener Weise ausgesprochen. Im Organon (I) sagt er, man solle eine Gabe reichen, wie man sie in der gewöhnlichen Praxis in Rezepten zu gebrauchen pflege; eine zweite Gabe solle erst folgen, wenn die erste völlig ausgewirkt habe. Wenn es einem aber auf die Reihenfolge der Symptome nicht ankomme, könne man auch – zumal bei schwachen Mitteln – das Mittel mehrmals am Tage geben.

Die Gegner waren vielfach der Meinung, er habe auch die Prüfungen immer mit sehr kleinen Gaben angestellt, das ist jedoch nicht richtig, später jedoch hat er in der Tat *auch* nach Hochpotenzen auftretende Erscheinungen verwertet, wodurch diese Prüfungen in ihrem Wert stark vermindert wurden. In der „Heilkunde der Erfahrung" schreibt er einmal: „Wie man aber selbst in Krankheiten unter den Symptomen der ursprünglichen Krankheit die Symptome der Arznei auffinden könne, ist ein Gegenstand höherer Betrachtung und bloß den Meistern in der Beobachtungskunst zu überlassen." Er hat das selbst später vielfach getan, und es kann nicht zweifelhaft sein, daß sich auf diese Weise viele Symptome eingeschlichen haben, die von unsicherem Werte sind, falls sie aber außerdem nach Hochpotenzen aufgetreten sind, wird man sie überhaupt ablehnen.

Auch sonst hat man an den Prüfungen viel getadelt und gewiß oft mit Recht, besonders auch hat man über die ungeheure Zahl der Symptome gespottet, die bei einigen Mitteln wie Phosphor und Sulfur schließlich auf fast 2000 stieg. Dabei ist jedoch zu bedenken, daß die Zahl nur scheinbar so groß ist, denn, da er die Angaben aller Versuchspersonen mit ihren Worten bringt, wird häufig dasselbe Symptom mehrfach mit etwas andern Worten wiedergegeben. Und daß er diese Wiederholungen alle mitteilt, hängt mit seinem Grundsatz zusammen, die reinen Erscheinungen schildern zu wollen, anstatt durch vereinfachende Zusammenfassung der Erscheinungen die Symptomverzeichnisse zu kürzen, damit aber auch durch Ersetzen der *vielen feinsten* Striche durch *einen dicken* das Bild zu vergröbern. Aber wenn man auch diese Wiederholungen desselben Symptoms berücksichtigt, so sind es immer noch außerordentlich viel Symptome, und es entsteht der Verdacht, daß darunter viele zufällige und suggestiv erzeugte sind. – Bedauerlich ist es, daß durch die von HAHNEMANN angewendete Anordnung nach den Körperteilen die zeitliche Abfolge der Erscheinungen völlig verwischt worden ist. Wir erfahren leider auch nichts Sicheres darüber, ob der Prüfling wußte, was er eingenommen hatte; da HAHNEMANN aber offenbar sich über die Gefahr der Suggestion schon damals im klaren war – er benützt das damals noch wenig gebräuchliche Wort selbst mehrmals in seinen Schriften – ‚wird man wohl annehmen dürfen, daß er diese Gefahr schon bald umgangen hat, indem er die Versuche „unwissentlich" anstellte. Bestimmtes erfahren wir darüber, soweit ich sehe, zum ersten Mal von seinem Schüler RUMMEL mit der Bemerkung, HAHNEMANN habe die Mittel „meist" ohne Angabe des Namens und der Verdünnung gereicht. Da RUMMEL etwa seit 1825 mit HAHNEMANN in Verbindung stand und sich an den Versuchen beteiligte, gilt das etwa spätestens seit dieser Zeit, man darf es aber doch wohl auch schon für die früheren Prüfungen annehmen. – Die den Schriften früherer Ärzte entnommenen Symptome sind mit Mißtrauen zu betrachten, da es sich dabei meist um solche handelt, die nach Verwendung von Arznei*mischungen* aufgetreten sind, also nicht als rein betrachtet werden können.

Eine unbewiesene und fragwürdige Behauptung HAHNEMANNS ist es, wenn er schreibt: „Alle Beschwerden, Zufälle und Veränderungen des Befindens der Versuchsperson während der Wirkungsdauer der Arznei rühren blos von dieser Arznei her und müssen als dieser Arznei eigentümlich zugehörig, als Symptomen dieser Arznei angesehen und aufgezeichnet werden, gesetzt die Person hätte auch ähnliche Zufälle *vor längerer* Zeit bei sich von selbst wahrgenommen." (Org. VI, § 138).

Aber alle diese Schwächen dürfen nicht hindern, anzuerkennen, daß sich HAHNEMANN mit der Schaffung der ersten auf Versuchen beruhenden Arzneiwirkungslehre ein großes Verdienst erworben hat. Viele Symptome haben sich auch bei Nachprüfungen bewährt. Die Schulmedizin hat bisher aber davon noch kaum Vermerk genommen, eine Tatsache, die durch folgende Erlebnisse BIERS gekennzeichnet wird. Als er seine guten Erfahrungen über die Behandlung der Furunkulose mit Sulfur jodatum veröffentlichte, entgegnete man ihm, es sei unbekannt, daß Schwefel Furunkel erzeuge. Nun kann man sowohl bei HAHNEMANN, als auch bei Hugo SCHULZ das schon finden, und zu allem Überfluß hat BIER dann in zwei Versuchen an sich selbst große Furunkel erzeugt, an denen er sonst nicht leidet. So war in der heutigen Laboratoriumsmedizin die Kenntnis von den Schwefelwirkungen, die man in der ersten Hälfte des 19. Jahrhunderts noch hochschätzte, fast völlig verlorengegangen. Wie hier ruhen auch sonst noch in der homöopathischen Arzneimittellehre viele ungehobene Schätze.

Die Gabenlehre. HAHNEMANNS Lehre von den unendlich großen Verdünnungen, den sogen. Hochpotenzen, steht bei vielen Gegnern im Vordergrund des Bewußtseins, davon weiß schon der jüngste Student, und der älteste Praktiker weiß oft kaum mehr. Dabei ist diese Lehre gar nicht von grundsätzlicher Bedeutung, und es gibt viele Homöopathen der naturwissenschaftlichen Richtung, die niemals so kleine Gaben reichen, als sie bei der Tuberkulinbehandlung vielfach üblich sind. Schon die ersten Anhänger dieser Richtung haben sich sehr bald von den Hochpotenzen abgewendet, und das ist so geblieben bis auf den heutigen Tag, und trotzdem kann man noch lesen, die Homöopathie verdiene schon deshalb keine Beachtung, da sie ihre Mittel in unendlicher Verdünnung gäbe.

Ursprünglich hat HAHNEMANN natürlich sich ganz in schulmedizinischen Geleisen bewegt und hat oft recht starke Gaben verabreicht. Und das blieb auch zuerst noch so, als er in den neunziger Jahren tastend seinen eigenen Weg suchte. Noch in den Anmerkungen zum „Edinburgher Dispensatorium" (1797) gibt er bei Kindern Jalapa zu 15 Gran und Bilsenkraut zu 1–3 Gran. Doch bald bereitet sich ein Umschwung vor und 1799 empfiehlt er Hyoscyamus „in sehr kleiner Gabe nach meiner Art zu $^1/_{60}$ bis $^1/_{30}$ Gran." Ähnlich spricht er bei andern Mitteln von tausendmal kleineren Gaben als den üblichen. Genauere Angaben über hohe Verdünnungen macht er 1801 in seiner Schrift „Heilung und Verhütung des Scharlachfiebers", worin er für Belladonna zur Verhütung $^1/_{24\,000\,000}$ Gran und Opium $^1/_{5\,000\,000}$ Gran vorschreibt. Den ersten Schritt zu den Hochpotenzen tut er dann 1806 in seiner Arbeit „Was sind Gifte …?", wo wir zum ersten Mal C 15 (D 30) finden (ein Quintilliontel Gran). C 30 nennt er, soviel ich sehe, zum ersten Male in seiner „Reinen Arzneimittellehre" im Jahre 1816. Mit den Jahren wird diese Verordnung häufiger, und 1829 erklärt er sie zur Normalgabe. Aber es ist nicht richtig, wenn es fast immer so dargestellt wird, als ob er sie nunmehr durchweg gegeben hätte. In einer Krankengeschichte aus den Jahren 1834–1837 finden sich C 3, 6, 12, 18, 24 und wir wissen auch, daß er sich aus Deutschland Arzneien als C 3 schicken ließ. In seiner noch vorhandenen Handapotheke sind die meisten Mittel von C 6 an vorhanden.

Die Hochpotenzen bedürfen wegen der Rolle, die sie gespielt haben in der Geschichte der Homöopathie, einer besonderen Erörterung. Wie die Sache viel Unklarheiten enthält, so auch schon die Benennung, und man sollte sich endlich darüber einigen, was man darunter verstehen will. Dazu würde sich wohl am besten die physikalische Feststellung eignen, daß auf Grund der physikalischen Forschungen und Rechnungen von der 24. Verdünnung ab kein Atom der Arznei mehr in der Lösung ist.

Für die „Loschmidtsche Zahl", auf der diese Berechnungen alle beruhen, ist auf den verschiedensten Wegen immer wieder mit hoher Annäherung derselbe Betrag gefunden worden, mit einer Unsicherheit von etwa nur ½%, sie darf also als festes Wissensgut der Physik angesehen werden. Auch die Elektronen führen uns kaum weiter, zumal nicht bei den zusammengesetzten organischen Verbindungen wie z. B. dem Atropin da mit dem Zerfall des Moleküls und des Atoms auch ihre spezifische Bauart und damit auch die spezifische Wirkung zerstört wäre. Neben diesen physikalischen Feststellungen sind aber auch physiologische Untersuchungen vorhanden, die darauf hinweisen, daß die Wirkungsgrenzen etwa bei der 20.–23. Verdünnung sind, so zeigten die Versuche von WALBUM, daß die 20. Verdünnung von Silbernitrat noch günstige Wirkungen auf das Mäusekarzinom haben. Nur große Reihenversuche vergleichender Art können die Hochpotenzfrage zur Entscheidung bringen (s. über derartige Versuche Teil IV, 4).

Dazu kommen noch andere Bedenken und Schwierigkeiten. Die kunstgerecht hergestellten Hochpotenzen erfordern zu jeder Verdünnung ein neues Fläschchen; stellt man sie nach KORSAKOW her, durch Ausgießen und Wiederauffüllen eines Fläschchens, so bleibt darin durch Adsorption an den Glaswänden immer etwas vom Stoff hängen, und es ist deshalb kaum möglich, damit echte Hochpotenzen herzustellen. Beim Vielglasverfahren ist dagegen zu beachten, daß bei ihm die Adsorption gerade in umgekehrter Richtung wirkt und vielleicht schon bei der 18.–20. Verdünnung kein Stoff mehr in der Verdünnung ist. Bei den Verreibungen bestehen andere Schwierigkeiten, da der Milchzucker schon an sich zahlreiche Mineralien in der 4.–5. Verreibung enthält, so daß es gar nicht möglich ist, davon höhere Verreibungen herzustellen. Bei den Verreibungen von Stoffen jedoch, die nicht sowieso im Milchzucker vorhanden sind, wirken diese in ihm vorhandenen Mineralien als „Verunreinigungen". Ähnlich liegt es mit dem Mörser und dem Stempel. Auch die Glasfläschchen bergen Fehler, indem das Alkali des Glases und vielleicht auch andere Stoffe in Lösung gehen.

Bei dieser Sachlage liegt die Beweislast, daß die Hochpotenzen als solche wirken bei ihren Anhängern, und dieser Beweis ist bisher nicht geführt. Auch sonst bestehen vielfach Unklarheiten im hochpotenzlerischen Lager, indem man sowohl lesen kann, daß ein Arzt zu hohen Verdünnungen überging, weil die *niederen zu stark* wirken, als auch um mit *Hochpotenzen stärker* zu wirken. Es berührt auch merkwürdig, daß die Hochpotenzler, obwohl sie im übrigen sich genau an HAHNEMANNS Vorschrift halten, von der von diesem vorgeschriebenen C 30 (= D 60) auf D 30 übergegangen sind, obwohl sie voneinander durch eine astronomische Zahl getrennt sind.

Noch in einem andern Punkte berücksichtigen viele Hochpotenzler HAHNEMANNS Anweisungen nicht genügend, obwohl darin wieder ganz andere Verdünnungsvorschriften gegeben wurden. Ist ihnen das doch vielleicht zu „hoch"? Als er im Jahre 1829 die 30 C (= X) zur Regelgabe erklärt hatte, schrieb er an seinen Anhänger SCHRETER: „Ich billige es nicht, wenn Sie die Arzneien höher (als zu XII und XX) potenzieren wollen – einmal muß die Sache doch ein Ende haben und kann nicht ins Unendliche gehen." In der VI. Auflage des Organons jedoch gibt HAHNEMANN ganz neue, genaue Vorschriften, die ausführlich zu schildern hier nicht am Platze ist. Er arbeitet dabei mit einem ganz andern Verdünnungsmaßstab (1: mehr als 50000), so daß die dritte Potenz eine dreistellige Zahl mit 18 Nullen darstellt (125 Trillionen); er geht aber bis zur XXX „Dynamisation", die „einen Bruchteil gibt, der sich kaum in Zahlen aussprechen lassen würde". Er rühmt diese als eine Arznei „von höchster Kraftentwicklung und gelindester Wirkung" und meint, daß auf diese Weise die Arznei sich „zuletzt gänzlich in ihr individuelles geistartiges Wesen auflöse". – Hier haben wir wirklich eine spiritualistische Auffassung in reinster Form (§ 270). – Es fragt sich jedoch, wie es damit in der Praxis stand. Wir wissen nur, daß, obwohl er 1829 C 30 = D 60 zur Normalgabe gemacht hatte, er in der Praxis auch später noch wesentlich größere Gaben reichte, wie er nach einer von K. WEISS veröffentlichten Krankengeschichte der Jahre 1834–37 z. B. Mittel von 3 C bis zur 24 C gegeben hat (AHZ, 169, 9–10; 1921). Seine noch vorhandene Pariser Handapotheke enthält fast alle Mittel schon von der 6 C ab. Es ist also wohl möglich, daß bei diesen Vorschriften seine Theorie der Vergeistigung mit ihm durchgegangen ist.

Andererseits geht es aber doch nicht an, alles, was HAHNEMANN von den höheren Verdünnungen – ich sage nicht Hochpotenzen – behauptet, in das Reich der Phantasie zu verweisen. Ich nenne nur kurz die hohe Empfindlichkeit entzündlich gereizter Organe, die starke Vergrößerung der Oberfläche durch die Verreibung, sodann den schon erwähnten kolloiden Zustand lange verriebener Stoffe. Beim Lycopodium liegt es, wie wir schon sahen (s. S. 32), wieder anders. Der Umstand, daß höhere Verdünnungen öfter die gleiche Wirkung haben wie niedere, was auch BIER gefunden hat, erklärt sich vielfach dadurch, daß es sich dabei um „Auslösungsvorgänge" handelt, ebenso wie es bei einem Zerknall gleichgültig ist, ob er mittels eines elektrischen Druckknopfs ausgelöst ist oder durch einen Hammerschlag.

Wenn man dies alles beachtet, wird man auch seiner Lehre von der „Krafterhöhung" durch Potenzieren mittels des Verreibens einen gewissen Sinn zubilligen können, ohne daß man damit seinen Übertreibungen zustimmt. Er stellte als der glänzende Beobachter, der er war, fest, daß bei langem Verreiben bei der Herstellung seiner „Potenzen" diese Stoffe offenbar noch oder vielmehr erst wirken und also doch löslich geworden sind, womit er der Entdecker der trockenen Kolloide wurde. Wirkt hier nicht eine sehr kleine Menge des kolloiden Stoffes *absolut* stärker als der nicht verriebene? Außerdem stellte er auch bei anderen Verreibungen *relative* Krafterhöhung infolge Oberflächenvergrößerung fest. Wie oben vermerkt, war sein leitender Gedanke dabei für die geistähnliche Lebenskraft auch der geistigen Ebene angehörige Arzneien zu schaffen, wobei er an SCHELLINGsche Vorstellungen anknüpfte. In Verlängerung seiner tatsächlichen Feststellungen über die Kolloide konnte er zu der Anschauung gelangen, daß durch langdauerndes Verreiben dieArznei immer mehr von den störenden Materie befreit und dadurch noch stärker auf die erkrankte immaterielle Lebenskraft wirken würde. Wir lehnen heute diesen Gedankengang ab, er ist aber *innerhalb seiner Anschauung* nicht so töricht wie er vom materialistischen Standpunkt aus erscheint.

Es ist eine eigenartige Erscheinung, daß die Hochpotenzlehre und die Dynamisation von der Schulmedizin in einer Art und Weise bekämpft worden ist, als ob es sich dabei um das Kernstück der Homöopathie handele. Verständlich ist das nur insofern, als man hier in der Tat einen der schwächsten Punkte der Lehre gefunden hatte, dessen Fragwürdigkeit auf der flachen Hand lag. Aber ob es ein würdiger Gegenstand für ernsthafte und wesentliche Kritik war, darf man doch stark bezweifeln, zumal wenn man bedenkt, daß die Ansicht nur ein später Seitensproß der Lehre war, der sehr bald von vielen angesehenen Anhängern abgelehnt wurde, wie von GRIESSELICH, SCHRÖN, RAU, MORITZ MÜLLER und WOLF. Um die Bedeutung der Lehre zu erhöhen, wurde die Potenzierungslehre von den Gegnern in die Würde eines „Grundaxioms" und eines „Gesetzes" erhoben, und als solches spukt sie noch heute in den Büchern. Ich entsinne mich nicht, irgendwo bei den Homöopathen diese Bezeichnungen gelesen zu haben, jedenfalls wird kein Anhänger der kritischen Richtung, und um diese allein kann es sich ja bei einer Verständigung handeln, diesen Worten zustimmen.

Meine persönliche Erfahrung mit Hochpotenzen ist gering und gestattet mir kein auf eigenem Erleben beruhendes Urteil, das ich infolgedessen in der Schwebe lasse. Damit stehen jedoch die beiden Waagschalen nicht im Gleichgewicht, denn ich halte die Gründe physikalischer und physiologischer Art der Gegner für wesentlich schwergewichtiger, als die ihrer Anhänger. Infolgedessen habe ich in meinen Arbeiten bei Erwähnung der Hochpotenzen nicht jedesmal alles „für und wider" zu Wort kommen lassen, meine einmal geäußerte Ansicht (s. Gesch. d. Hom. S. 302; DHZ 1941, S. 184–185) als bekannt voraussetzend, und habe, der Kürze wegen so gesprochen, wie man eine so wenig bewiesene und unwahrscheinliche Behauptung behandelt. Ich weiß aus der Geschichte der Wissenschaft zur genüge, daß nicht selten Dinge lange verachtet, ja belacht wurden, deren Richtigkeit sich dann doch schließlich herausstellte, und will deshalb nicht in den Fehler verfallen, den ich andern vorgeworfen habe. Es sollen deshalb hier die Hochpotenzwirkungen nicht als unmöglich erklärt oder gar als „Unsinn" abgetan werden; es wäre ja immerhin nicht ausgeschlossen, daß irgendwelche andern Gesichtspunkte die Angelegenheit in ganz neuem Lichte zeigen. Ich sage deshalb nur, daß *die Hochpotenzwirkungen nicht als bewiesen gelten können.*[5]

---

[5] Ganz neuerdings haben physikalisch-chemische Untersuchungen einen Unterschied festgestellt zwischen gewöhnlichen Lösungen mittels nur einmaliger Verdünnung der gesamten jeweiligen Substanz mit dem Lösungsmittel und Herstellung durch aufeinander folgende einzelne Verdünnungen wie bei den HAHNEMANNschen „Potenzen". In einem kürzlich erschienenen Heft der „Isowerke" (Regensburg) „25 Jahre" berichtet der Physiker Dr. phil. et med. Jos. WÜST über derartige Versuche von Richard BECK in Wiesbaden, über die bisher sonst noch nichts veröffentlicht ist. BECK fand, daß bei einer Spannung von 3–4 Volt eine mittels Potenzierens hergestellte Lösung von Chromsäure, Traubenzucker oder Harnstoff D 7 eine Steigerung der Stromstärke von 20–30 v. H. aufwies im Vergleich zu einer gewöhnlichen Lösung mit genau der gleichen Menge der chemischen Substanz. Diese Feststellung war leicht wiederholbar. Durch Aufkochen der Lösung verschwand die Erscheinung, desgleichen durch Zusatz von Stoffen mit sehr großer Oberfläche. Die

HAHNEMANN als **Pharmazeut.** Auch auf diesem Gebiete darf HAHNEMANN für sich in Anspruch nehmen, eine Leistung vollbracht zu haben, wie wohl kaum ein anderer Pharmazeut, indem er mehrere neue, in weitestem Maße verwendbare pharmakotechnische Verfahren eingeführt hat. Das gilt erstens von seinen Tinkturen aus frischen Pflanzensäften, die damals nicht als Darreichungsform üblich waren, obwohl bei ihr die Wirkstoffe der Pflanze weitreichend erhalten bleiben; auch Schulmediziner haben die Güte der homöopathischen Tinkturen bis in die letzte Zeit anerkannt. Durchaus neu war sein Verdünnungsverfahren durch langes Verreiben mit Milchzucker, wobei er außerdem die ersten trockenen Kolloide darstellte und in die Apotheke einführte. Wenn er auch nur die Löslichkeit der so bearbeiteten Stoffe erkannte, aber nicht ihre kolloide Form, so stellt doch die Tatsache als solche eine bemerkenswerte Errungenschaft dar. Weiter führte er die Verdünnung nach dem Dezimalsystem (1:100) ein, die dann Robert KOCH auch beim Tuberkulin angewendet hat. Auch die mit Arzneiverdünnungen getränkten Streukügelchen stellten eine neue, zweckmäßige Arzneiform dar. Ein geschichtliches Verdienst ist es weiter, daß viele Arzneien, insbesondere Pflanzenmittel im homöopathischen Arzneischatz bis auf unsere Tage gekommen sind; andere, wie z. B. Sepia und manche beim Volk verwendeten Mittel führte er erst in die Heilkunde ein, während die Schule in der Mitte des vorigen Jahrhunderts alles in die Kehrichttonne geworfen hatte. Sein „Apothekerlexikon", das in vier Teilen von 1793–99 erschien, war in seiner Zeit ein sehr brauchbares Werk, das viele dem Apotheker wichtige Angaben vermittelte; es war lange Jahre ein unentbehrliches Nachschlagewerk, da es noch im wesentlichen vom Standpunkte der Schulwissenschaft geschrieben worden ist, wenn auch schon in manchem, z. B. der Gabenlehre, sich der Homöopath ankündigt. Er bringt aber nicht nur zusammengelesenes Wissen, sondern vielfach Anregungen aus eigener Erfahrung, so beschreibt er einen neuen Destillierapparat, tritt für das Eindampfen der Dicksäfte (Extrakte) im Wasserbad ein, was damals wenig üblich war, desgleichen für das

---

stromstärkesteigernde Wirkung konnte auch bei Verdünnungen jenseits von D 22 nachgewiesen werden, so auch noch bei D 30. – Diese Untersuchungen zeigen, daß in der Tat potenzierte Lösungen rein physikalisch-chemisch betrachtet sich von einfachen Lösungen unterscheiden. BECK selbst nimmt bei seinen Untersuchungen keinerlei Bezug auf die Homöopathie. WÜST bemerkt dazu: Es erweckt den Anschein, als würden in der potenzierten Lösung die Moleküle des Lösungsmittels die gelösten Ionen nicht ganz gleichmäßig und homogen umschließen, sondern als wären durch Unregelmäßigkeiten in der Anlagerung und der gegenseitigen Lagerung der Lösungsmittelmoleküle Störungsstellen, etwa Risse und Sprünge in der Hydrat- bezw. Solvathülle, die eine Sprengung bei der elektrischen Entladung der Ionen an den Elektronen erleichtern. Da jedoch nichts darüber berichtet wird, ob die „Potenzen" nach dem Einglas- oder Vielglasverfahren hergestellt sind, habe ich mich an den Entdecker Herrn R. BECK gewendet und habe von ihm erfahren, daß er nach dem Einglasverfahren gearbeitet hat. Es ist also bisher nicht bekannt, ob auch die echten nach dem Vielglasverfahren hergestellten Potenzen dieser physikalische Änderung aufweisen. Diese veränderte Stromstärke ist also vorerst nicht in dem Sinne zu verwerten, daß man sagt: da die HAHNEMANNschen Hochpotenzen physikalisch sich von einfachen Lösungen unterscheiden, deshalb müßten sie natürlich auch physiologisch-pharmakologisch besondere Wirkungen haben. – Aber wenn auch die Veränderung der Stromstärke bei echten Hochpotenzen nachgewiesen ist, so fällt die Entscheidung, ob echte Hochpotenzen spezifische Wirkungen im Sinne HAHNEMANNS haben doch immer am Krankenbett in sorgfältigen Reihenversuchen.

Verbot, Dicksäfte der narkotischen Pflanzen zu kochen. Bei Flüssigkeiten forderte er ein bestimmtes spezifisches Gewicht, wie z. B. beim Salmiakgeist, vom Weingeist und den verdünnten Säuren. Das ganze Werk zeugt von einem riesigen Wissen und einem klaren, gesunden Urteil.

9. Köthen (1821–1835)

Die kleine anhaltische Residenzstadt wurde bald nach HAHNEMANNS Übersiedlung ein Mekka der Kranken; von allen Seiten strömten sie heran, um dort ihre Heilung zu suchen, so daß er bald genötigt war, sich einen Hilfsarzt zu seiner Entlastung zu nehmen. Abgesehen vom herzoglichen Hofe machte er keine Stadtbesuche mehr, sondern empfing alle Kranken in seinem Haus. Damit schränkte sich der Kreis der schweren, akuten Krankheiten stark ein und der Hauptteil seiner Kranken, insbesondere die von auswärts kommenden, litten an chronischen Krankheiten, die er nunmehr ganz besonders studieren konnte.

In der großen Handels- und Universitätsstadt Leipzig hatte er an einem Mittelpunkt des deutschen Lebens gestanden, sowie im anregenden mündlichen Gedankenaustausch mit seinen Anhängern gelebt und persönlich an allen Vorkommnissen teilgenommen oder zum mindesten von allem erfahren und seinen Einfluß darauf ausüben können. In dem stillen, abgelegenen Residenzstädtchen von 6000 Einwohnern vereinsamte er bald, und der unmittelbare Verkehr mit seinen Anhängern schrumpfte auf gelegentliche Besuche seiner Getreuesten ein. Da er infolge seiner starken Beanspruchung durch seine Kranken, wie er selbst gesteht, nicht mehr dazu kam, das ärztliche Schrifttum zu verfolgen, verlor er auch wissenschaftlich die Berührung mit der Zeit. Starr war HAHNEMANN immer gewesen, das steigerte sich nun zu einem unduldsamen Selbstherrschertum. Als bald nach seinem Fortzug von Leipzig der Plan auftauchte, eine homöopathische Zeitschrift zu gründen, war er dagegen, denn er mußte fürchten, daß mit diesem neuen Mittelpunkt sein Einfluß aus der stillen Ferne noch weiter einschrumpfen würde. Zumal fürchtete er wohl, daß auf diese Weise auch von der strengen Rechtgläubigkeit abweichende Meinungen Verbreitung finden würden. Als dann aber sein getreuester Schüler Ernst STAPF den Plan in die Tat umsetzte, versöhnte er sich doch damit, als das erste Heft des „Archivs für die homöopathische Heilkunst" (1821) herauskam. Er sah wohl ein, daß zur Ausbreitung der Lehre und zur Sammlung und Anregung seiner Anhänger eine solche Zeitschrift vonnöten war.

In seinem arbeitsreichen, aber sonst im ganzen ruhig dahinfließenden Leben bildete einen Höhepunkt die Feier seines goldenen Doktorjubiläums am 10. August 1829, die unter Anwesenheit einer großen Anzahl auch ausländischer Ärzte vor sich ging. Neben wissenschaftlichen Ehrungen, wie einem „Gratulationsdiplom" der Erlanger medizinischen Fakultät und der Ehrenmitgliedschaft der „Naturforschenden Gesellschaft" von Altenburg, sowie seinem großen Bildnis von SCHOPPE, einer Büste und Denkmünze ist besonders erwähnenswert eine durch seine Anhänger gesammelte Geldspende von 1000 Talern als

Grundstock für ein Krankenhaus in Leipzig. Außerdem erfolgte an diesem Tage der Zusammenschluß der deutschen homöopathischen Ärzte in einem Verein, der 1832 den Namen „Homöopathischer Zentralverein" annahm, und der noch heute besteht.

Im Jahre nach der Doktorfeier starb nach 48jähriger Ehe seine Frau, die zuerst die langen Jahre der Entbehrungen, der ewigen Umzüge und Wanderungen, dann aber auch den Aufstieg und die Anerkennung, ja den Ruhm, miterlebt hatte. Einige bei ihm wohnende Töchter sorgten nunmehr für den immer noch rastlos tätigen Vater.

Wenn die Doktorfeier auch friedlich verlaufen war, so gab es doch schon damals Spannungen zwischen den verschiedenen Richtungen, auf die hier nur soweit kurz eingegangen werden kann, als HAHNEMANN damit in Beziehung steht. Besondere Verdienste bei der Errichtung des Krankenhauses und Überwindung der auftretenden Schwierigkeiten erwarb sich Moritz MÜLLER, ein Leipziger Privatdozent, der 1821 offen für HAHNEMANN eingetreten war und sich auch rege an dem Archiv beteiligt hatte. Er hielt sich jedoch, um seine Unabhängigkeit zu wahren, im übrigen von HAHNEMANN fern. Dieser mißtraute ihm deshalb, und als er MÜLLERS Bemühungen wegen des Krankenhauses sah, fürchtete er, MÜLLER würde der Leiter werden. Da er außerdem erfahren hatte, daß MÜLLER und andere die von ihm verfemten allopathischen Verfahren, wie den Aderlaß, anwendeten, schleuderte er in voller Öffentlichkeit am 3. /I. 1832 im „Leipziger Tagblatt" den Bannstrahl gegen die „Bastardhomöopathen", wie er sie nennt, und kanzelte diese reifen Männer – MÜLLER war damals 48 Jahre alt! – wie Schulbuben ab. Infolge dieser Zwistigkeiten lehnte der als Krankenhausleiter ausersehene HAHNEMANNanhänger SCHWEIKERT die Stelle ab, und HAHNEMANN führte so gerade das herbei, was er vermeiden wollte: MÜLLER übernahm die Leitung im Januar 1833.

Isopathie. Im Jahre 1833 veröffentlichte der Leipziger Tierarzt und Privatdozent Joh. Jos. Wilh. LUX (1773–1849) eine kleine, die moderne, unmagische Isopathie begründende Schrift „Isopathik der Contagionen", über die wir später noch einiges hören werden. Hier sei nur kurz HAHNEMANNS Stellungnahme berichtet, um sein Bild abzurunden. Man liest fast immer, er sei Gegner der Isopathie gewesen, das ist aber nur sehr bedingt richtig. Er hat noch im gleichen Jahre in der fünften Auflage des Organons dazu das Wort ergriffen. Als erstes bestreitet er die Richtigkeit der von LUX herangezogenen Beispiele, wie die Behandlung von Kälteschäden durch Kälte und ähnliches; man könne nicht die dynamische Wirkung von Arzneien mit derartigen physischen Reizen vergleichen. Die Beispiele aus der Volksheilkunde, wie die Behandlung der Wutkrankheit mit dem Speichel eines tollen Hundes, seien nicht genügend bezeugt und unwahrscheinlich. An einer späteren Stelle kommt er nochmals auf die Isopathie zu sprechen und bemerkt nach einigen Einwendungen: aber gesetzt auch, wenn man so heilen könnte, so sei das eine Heilung nach dem „Simillimum", da das Miasma ja in *verdünntem* Zustande, also verändert, gegeben werde, es sei dann kein Ison mehr. Auch auf die Pockenimpfung kommt er zu sprechen und betont, es handle sich bei den Kuhpocken um eine sehr ähnliche Krankheit, also auch um ein Simillimum. Indem er hier die Pockenimpfung bejaht, und sie ein Simillimum nennt, erkennt er also auch das nach seiner eigenen Meinung grundsätzlich ähnliche Verfahren als berechtigt an. Sodann spricht er mit einem Blick auf die Zukunft davon, daß künftig auch einige „den Tieren eigene Krankheiten uns Arznei- und Heilpotenzen für *sehr ähnliche*, wichtige Menschenkrankheiten" liefern werden und „demnach unsern homöopathischen Arzneivorrat glücklich ergänzen." Man sieht also, *er lehnt den Grundsatz keineswegs ab*, und es handelt sich im wesentlichen um einen Wortstreit, ob man mit Lux vom „Ison", oder mit HAHNEMANN vom „Simillimum" sprechen will (Org. VI, S. 55, S. 106 § 56 Anm.).

Cholera. Ein kleines Zwischenspiel besonderer Art bildet die seit 1830 in Europa wütende Cholera, zu der er in einigen kleinen Flugschriften Stellung nahm. In erster Linie empfahl er dabei Kampfer (1:12) alle fünf Minuten 1 bis 2 Tropfen zu nehmen. Daneben riet er noch Kupfer, Veratrum album, Bryonia und Rhus, von denen sich besonders die beiden ersten auch in späteren Epidemien bewährt haben.

Wie schon kurz erwähnt, hat HAHNEMANN in den kleinen Schriften über die Cholera die Ansicht vertreten, daß das Choleramiasma „in einem unsern Sinnen entfliehenden lebenden Wesen menschenmörderischer Art" besteht. G. Th. FECHNER, der bekannte geistreiche Philosoph, hat in einer kleinen Schrift die Ansichten zusammengestellt, welche die Ärzte damals über das Wesen der Cholera geäußert hatten, HAHNEMANN ist von den 54 angeführten Forschern der einzige, der Kleinlebewesen annimmt. Von den andern sei hier nur SACHS von der Königsberger Universität erwähnt – den wir später als erbitterten Feind der Homöopathie kennenlernen werden –, mit seiner tiefgründigen Ansicht, es handle sich bei der Cholera um eine „febris intermittens perniciosa larvata algido-cholerica". Da hatten denn nun die Zeitgenossen die erwünschte wissenschaftliche Klarheit! (Fechner: Schutzmittel für die Cholera, Leipzig, 1832).

Auch in diesem Falle blieb HAHNEMANN seinem Grundsatz getreu, eine „feststehende Krankheit" auch entsprechend feststehend zu behandeln, indem er gleichförmig allen Kranken zuerst dasselbe Mittel gab. Daß er mit seiner Kampferbehandlung als erster Arzt bewußt eine „therapia magna sterilisans" anstrebte, wurde schon oben erwähnt. Wie fern diese Auffassung der Cholera der damaligen Zeit stand, zeigt sich auch darin, daß sogar seine getreuesten Schüler, die sonst ihm durch dick und dünn folgten, mit verlegenem Schweigen darüber hinweggingen. Ich kenne keine Äußerung eines Homöopathen der Zeit, der diese Ansicht HAHNEMANNS auch nur erwähnt, geschweige anerkennt (über Cholera s. u.).

10. Die chronischen Krankheiten
(Syphilis, Sykosis, Psora)

Im Jahre 1828 erschienen die ersten drei Bände seines letzten großen Werkes „Die chronischen Krankheiten", denen 1830 ein vierter Band folgte, und dem sich schließlich in der zweiten Auflage des Werkes (1835–39) noch ein fünfter Band anschloß. Im ersten Band legt er seine Lehre dar, während die andern Bände, von einigen kleineren Aufsätzen abgesehen, in gleicher Weise wie die „Reine Arzneimittellehre" Arzneiprüfungen enthalten, von denen ein großer Teil neu ist.

Über die Behandlung der chronischen Krankheiten in seiner ersten Zeit erklärt er: Sie war „im Anfang erfreulich, die Fortsetzung war minder günstig, der Ausgang hoffnungslos" (Bd. I 56)[6]. Erst die Behandlung nach seinen neuen Erkenntnissen habe da Wandel geschaffen, denn nunmehr führt er alle chronischen Krankheiten auf drei chronische Miasmen zurück; die Syphilis, die Sykosis und die Psora. Im Gegensatz zu der damals viel verbreiteten Lehre, nach der Syphilis und Tripper zwei Abarten der gleichen Grundkrankheit waren, war HAHNEMANN schon zu unserer heutigen Ansicht durchgedrungen und trennte beide scharf voneinander. Jede syphilitische Erkrankung behandelt er mit Quecksilber, besonders dem Mercurius solubilis und außerdem je nach Sachlage mit anderen Mitteln. Die örtliche Vertreibung und Ausschneidung des Schankers bekämpft er.

Die Sykosis ist im wesentlichen das, was wir Tripper nennen. Dieser sei besonders in den Kriegsjahren sehr häufig gewesen, dann aber seltener geworden. Die Feigwarzen, die damals allem Anschein nach häufiger und größer waren, faßt er als eine Äußerung der Sykosis auf der Haut auf. Die Trippererkrankung ist nach ihm eine Allgemeinerkrankung, eine Ansicht, die neuerdings auch in der Schulmedizin Beachtung gefunden hat. Sein Hauptmittel gegen die Sykosis ist Thuja.

Viel wichtiger aber ist nach HAHNEMANN die Psora (Krätze), die $^7/_8$ aller chronischen Krankheiten umfaßt. Diese Behauptung wurde zuerst bei dem hohen Ansehen, das er unter seinen Anhängern vielfach genoß, zögernd angenommen, dann aber bald entweder abgelehnt oder irgendwie umgedeutet und auch heute herrscht keine Klarheit, was die Psora nach HAHNEMANN wirklich war. Die Krätze war damals viel häufiger als heute und über ihr Wesen und ihre Entstehung war man noch keineswegs im klaren. Obwohl der Italiener BONOMO

---

[6] An diese Bemerkung anknüpfend hat AEBLY den Versuch gemacht, HAHNEMANN zu einem Cyclothymen zu stempeln, der zwei länger dauernde Depressionen gehabt habe, die eine von etwa 1784–1790, die andere von etwa 1810 (spätestens seit 1810) bis 1828 reichend. Ich habe demgegenüber unter anderem darauf hingewiesen, daß HAHNEMANN in diesen Zeiten eine solche Fülle wissenschaftlicher und ärztlicher Arbeit geleistet und außerdem weitreichende und gewagte Entschlüsse gefaßt und auch ausgeführt hat, was, wie AEBLY selbst betont, auch bei einer wenig intensiven Depression „geradezu schmerzhaft" sei. Es spricht nichts dafür, daß dergleichen bei ihm vorgelegen hat. Genaueres würde hier zu weit führen, (s. DHZ 1936, Nr. 2; die Arbeit AEBLYS a. a. 0. 1935, Nr. 12)

schon 1683 die Krätzemilbe als Ursache der Krätze abgebildet hatte, war diese Lehre noch nicht durchgedrungen und auch als sich gegen Ende des 18. Jahrhunderts der angesehene WICHMANN für sie einsetzte, gewann sie nur langsam an Boden. So sagt HUFELAND 1805 von den Milben, „es ist sehr wahrscheinlich, daß sie mehr Wirkung als Ursache der Krätzepusteln sind". Neben der „echten" Krätze kennt er noch eine Reihe anderer Krätzeformen, wie die gichtische, skrophulöse, und er spricht auch von einer „psorischen Dyskrasie". SPRENGEL läßt es in seiner Pathologie unentschieden, ob die Milbe die Ursache sei. Und der große SCHÖNLEIN sagt noch im Jahre 1839: „Ob Krätzmilbe in der menschlichen Krätze vorkommt, ist bis zur Stunde problematisch". Aber auch in der französischen Medizin herrschte dieselbe Unklarheit; der Züricher und Göttinger Kliniker K. E. HASSE berichtet in seinen „Erinnerungen" aus der Pariser Hautklinik von BIETT aus dem Jahre 1834, daß ein Student aus Korsika in der Vorlesung mitteilte, daß dort die alten Weiber dies Leiden heilen, indem sie mit einer Nadel unter der Haut kleine weiße Tierchen hervorzögen. HASSE schließt den Bericht mit den Worten: „Die Sache machte Aufsehen, geriet indessen für längere Zeit wieder in Vergessenheit." (s. Tischner, Kleine Beiträge zur Geschichte der Homöopathie, AHZ 1940, 4). Auch angesehene Kliniker wie AUTENRIETH vertraten die Meinung, daß die Krätze und ihre Verschmierung mit Salben alle möglichen Nachkrankheiten zur Folge haben könne.

Sehr eigenartig ist nun die Entwicklung von HAHNEMANNS Ansichten über die Krätze. Vom Jahr 1781 bis 1798 hat er sich mehrfach über die Krätzefrage geäußert und dabei die sehr fortschrittliche Meinung vertreten, daß die Krätzemilbe „die einzig richtige Ursache" sei; empfiehlt zur Behandlung eine äußerliche Anwendung von Schwefel in Form eines Waschwassers. Später jedoch hat er sie nie wieder erwähnt und hat offenbar seine Ansicht geändert, indem er von dem „unbekannten Krätzemiasma" spricht. Vermutlich hat er wie HUFELAND später in der Milbe nur eine Folge, ein Erzeugnis der Krätze gesehen.

Wenn wir uns nun fragen, was HAHNEMANNS spätere Ansicht war, so darf man es nicht machen wie E. SCHLEGEL, der uns ein unklares Gemisch der Meinung HAHNEMANNS und seiner eigenen Deutung vorsetzt, ohne daß wir erfahren, was seine eigene Zutat ist. Der Ausgangspunkt für HAHNEMANNS Psoralehre bildete „die Beobachtung, daß oft nach Heilung eines chronischen Übels bald wieder andere Erscheinungen auftraten"; er schloß daraus, daß dem allem ein tiefer liegendes „Urübel" zugrunde läge. Der Umstand, daß auch „die Kraft einer robusten Konstitution" und die „gesundeste Diät und Lebensordnung" dies gesuchte Urübel nicht besiegen konnten, ließ ihn die miasmatische Natur des Leidens vermuten. Er sieht also in der Psora eine chronisch-miasmatische Krankheit, ganz ähnlich wie die Syphilis. Damit steht sie in einer Reihe mit den sonstigen „festständigen" Krankheiten und ist auch dementsprechend „festständiger" Behandlung unterworfen. Man verfehlt also HAHNEMANNS Meinung, wenn man die Psora als „Dyskrasie", als „Säfteverschlechterung" oder als

„konstitutionellen Faktor" ansieht. Wohl aber tritt sie, wie HAHNEMANN ausdrücklich betont, bei Schwächung der Konstitution stärker hervor. Infolgedessen sind auch die tadelnden Bemerkungen, er habe mit der Psoralehre sich selbst widersprochen, sei zur Humoralpathologie zurückgekehrt und dergl., nicht am Platz. Er hat vielmehr folgerecht, da er eine einheitliche Ursache glaubte annehmen zu dürfen, auch eine einheitliche Behandlung eingeführt, indem er jedem dieser Kranken als erstes Schwefel verabreichte. Und wie er bei der Syphilis die innere Erkrankung von den Hauterscheinungen unterschied und mit HUNTER annahm, nur der Schanker sei ansteckend, so sind auch bei der Psora die sekundären innern Erscheinungen nicht ansteckend, sondern nur die äußere Krätze.

Wenn wir damit HAHNEMANNS eigene Meinung kennengelernt haben, so können wir jetzt ohne die Gefahr einer falschen Umdeutung des Begriffs den Einfluß der Psoralehre auf die Homöopathie behandeln. Während mit dem wachsenden Einfluß der pathologischen Anatomie der Begriff der Konstitution für lange Zeit stark zurücktrat, wurde die Homöopathie gerade durch die Lehre von der Psora zu konstitutionellem Denken angeregt. In Ergänzung zur Lehre im Organon wurde in den „Chronischen Krankheiten" der Vorgeschichte wesentlich mehr Beachtung geschenkt, um Spuren von Psora zu entdecken. Das mußte überhaupt die Aufmerksamkeit auf die Eigenarten des Kranken lenken und auf die ihm eigentümliche Weise auf Reize und Schädlichkeiten anzusprechen, und damit waren dann konstitutionelle Gesichtspunkte gegeben. Dazu kam dann noch, daß es der Homöopathie sehr gelegen sein mußte, diese Gesichtspunkte zu pflegen, denn abgesehen vom Similegedanken fehlte dem streng idiographisch vorgehenden HAHNEMANNianer jede Möglichkeit Ordnung in die Fülle von Einzelerscheinungen zu bringen. Deshalb mußte ihm konstitutionelles Denken willkommen sein, indem es ihm ermöglichte, die Einzelsymptome unter verallgemeinernden Gesichtspunkten zusammenzufassen.

Das etwas verwickelte Werden und Wesen der Psoratheorie stellt sich also kurz folgendermaßen dar: Mit sämtlichen Ärzten seiner Zeit faßte auch HAHNEMANN die Hauterkrankungen als Symptome anderer, innerer Krankheiten auf. Mit vielen Ärzten teilte er außerdem die Ansicht, daß viele Hauterkrankungen durch das Krätzemiasma erzeugt würden. Er ging nur weiter wie die andern Ärzte, indem er $^7/_8$ aller chronischen Krankheiten auf das Krätzemiasma zurückführte. Diese Krätzekrankheit entsteht wie andere chronische Infektionskrankheiten, z. B. die Syphilis, durch Berührung und muß auch ähnlich behandelt werden, indem man unter Schonung der Hauterscheinungen mit innern Mitteln die innere Krätze, die Psora, bekämpft und damit auch die Hauterscheinungen zum Verschwinden bringt.

Von unserm heutigen Standpunkt aus betrachtet, war es ein Irrtum, fast alle Hauterkrankungen auf „Krätze" zurückzuführen, und auch eine irgendwie gedachte einheitliche Verursachung aller dieser Hauterkrankungen hat sich nicht bestätigt, ebensowenig wie ihr enger Zusammenhang mit innern chronischen

Krankheiten. Immerhin hat HAHNEMANN das Verdienst, in der Haut ein wichtiges Organ zu sehen, das enge Beziehung zu Krankheiten anderer Art hat, was die Schulmedizin allzulange vernachlässigt hat.

Die Lehre von den chronischen Krankheiten bildet das Schlußgewölbe im Bau seiner Lehre; erst hier ist deshalb eine kurze Betrachtung möglich über die Frage, ob wir in HAHNEMANNS Lehre ein rationales Gebilde vor uns haben oder ob es irrationale, „mystische" Bestandteile enthält. Nun ist es allerdings bei Naturforschern vielfach üblich, alles, was man nicht mechanistisch deklinieren kann, „Mystik" zu nennen; es bedeutet das aber einen auf unscharfer Begriffsbildung beruhenden Mißbrauch des Wortes. Was insbesondere die Potenzierlehre angeht, so bleibt sie innerhalb von Anschauungen, die auch von andern Gelehrten vertreten wurden, denn eine unendliche Teilbarkeit der Materie wurde damals vielfach angenommen. Hier findet sich keine Mystik im wahren Sinne des Wortes. Damit soll nicht geleugnet werden, daß seine Briefe besonders im Alter, wie schon oben bemerkt, neben theistisch gefärbten Äußerungen auch solche eines freimaurerischen, empfindsamen, schwärmerischen Mystizismus aufweisen. Aber diese privaten Auslassungen des *Menschen* HAHNEMANN haben auf den *Forscher* und Arzt kaum Einfluß gehabt. Wenn Herbert FRITSCHE, der nicht Mediziner ist, in seinem „HAHNEMANN" (Berlin, 1944) sagt, die „Psora-Ballade" stamme aus dem „Mythos", und sein Simlie stellt einen „magischen Bezirk" dar, so kann ich darin nichts weiter sehen als gewaltsame Deutungen im Sinne von FRITSCHES eigenen Anschauungen. Und wenn er gar die „Psora-Ballade" und die entstofflichte Arznei erst als die richtigen Höhepunkte der Lehre rühmt, so enthüllt sich zwischen seiner und der naturwissenschaftlichen „Anschauung hier eine Kluft, die man nur feststellen kann, ohne den aussichtslosen Versuch ihrer Überbrückung zu machen".

Daß ich hier nicht einzelne „Entgleisungen" FRITSCHES aus seinem Buche herausgepickt habe, sondern daß eine solche unkritische Einstellung das ganze Buch durchzieht, sollen noch einige Sätze zeigen: „Nie läßt sich bei ihm ein direkter Beobachtungsfehler nachweisen" (S. 250). „Jeden Geplagten macht er mit seinen hochpotenzierten Arzneien gesund wie ein Zauberer, der durch Hauch und leise Berührung Blei in Gold zu wandeln vermag" (S. 349). „Gestorben wird bei Hahnemann nicht!" (S. 359) – So gefährlich eine solche Beurteilung für den Ruf HAHNEMANNS auch scheinen könnte, so nehme ich doch an, daß es keiner Erläuterung dazu bedarf; jeder wird von sich aus wissen, ob er je nach seiner Einstellung die Begeisterung des Verfassers mit „plus" oder „minus" in Rechnung stellen soll.

In diesem Zeitabschnitt veröffentlichte HAHNEMANN noch eine kleine Schrift „Die Allöopathie, ein Wort der Warnung an Kranke jeder Art" (Leipzig, 1831). Der Titel besagt schon alles, es bedarf kaum einer Besprechung. In der einseitigsten Weise wird der „Unheilkunst" der Allopathie alles ungünstige nachgesagt und die Homöopathie in den Himmel gehoben. Sie bringt verständlicherweise nichts Neues und hatte nur die eine Wirkung, die Schulmedizin noch weiter über einen solchen einseitigen Kritiker zu vergrämen. Im Gegensatz zu seinen früheren Schriften fällt der vielfach ungelenke Stil auf, der zu wahren Satzungeheuern von der Länge einer Seite führte. Wenn allerdings, wie es mehrfach geschah, von den Gegnern ein solcher Satz angeführt wurde, um mit dem Stil auch den Mann zu kennzeichnen, so tut man ihm damit Unrecht, denn er nannte früher einen flüssigen mit guten Bildern belebten Stil sein eigen.

In dieser einseitigen Parteinahme für die Homöopathie läßt HAHNEMANN jedes gerechte Abwägen vermissen, zeigt sich als Verfechter einer überwertigen Idee und hat damit seiner an sich guten Sache vielfach geschadet. Seiner Einstellung zur Schulmedizin, an der er kein gutes Haar läßt, entspricht die Beurteilung der praktischen Erfolge der Homöopathie. Wie hier, huldigt er auch sonst einem kritiklosen Optimismus, den sich auch manche Anhänger bis auf den heutigen Tag bewahrt haben.

11. Der Lebensabend

Nachdem HAHNEMANN im Jahre 1833 die fünfte Auflage seines Organons herausgegeben hatte und die Lehre durch Einfügung seiner Theorie der Psora und die Erklärung der 30. Verdünnung zur Normalgabe in wenig vorteilhafter Weise abgeschlossen hatte, hätte man erwarten dürfen, daß er sich nunmehr die wohlverdiente Ruhe gönnen und seinen Schülern die Leitung des Schiffes überlassen würde. Aber es kam anders! Am 8. Oktober 1834 erschien in Köthen ein aus Paris kommender junger Mann, der sich jedoch nach Wechsel des Reiseanzugs den erstaunten Menschen als eine reizvolle Dame, Melanie d'HERVILLY mit Namen (1800–1878), entpuppte, die sich zu HAHNEMANN begab, um wegen einer Krankheit ihrer Mutter und ihrer eigenen Gesundheit halber seinen Rat zu erholen. Aus einer Patientin wurde jedoch bald die Verlobte und am 18. Januar 1835 die Gattin HAHNEMANNS, mit der er nach Teilung seines Vermögens zwischen seinen Kindern am 14. Juni 1835 die Reise nach Paris antrat, wo er dann die letzten acht Jahre seines langen Lebens zubrachte.

Die „Allgemeine homöopathische Zeitung" nahm davon nur in einer kurzen und doch vielsagenden Mitteilung Vermerk: „Herr Hofrat Dr. S. HAHNEMANN ist den 14. Juni nach Paris abgereist." Diese kurze, trockene Mitteilung, die der Tragik nicht entbehrt, läßt ahnen, mit welchem Seufzer der Erleichterung viele es begrüßten, daß HAHNEMANN nunmehr die Bühne verlassen hatte; jetzt waren keine Eigenmächtigkeiten im Zentralverein und im Krankenhaus mehr zu befürchten.

In Paris angekommen, bemühte sich der Achtzigjährige sofort um die Erlaubnis, dort eine Praxis zu eröffnen und noch im Herbst 1835 konnte er sich wieder ärztlich betätigen, wobei ihm seine Frau eine wertvolle Hilfe wurde. Und er hatte solche Hilfe auch nötig, da sich die reichen Pariser, aber auch zahlreiche Ausländer, darum bewarben, von ihm behandelt zu werden. Bis ins höchste Alter ist er noch ärztlich tätig gewesen. Des Abends sah man ihn oft im

Theater und im Konzertsaal, wenn er nicht in seinem glänzend eingerichteten Hause Gäste empfing.

Der treibende Teil war bei all diesem wohl die Frau, aber er hatte sich eine bewundernswerte Frische bewahrt und fühlte sich in diesem durch Arbeit und Geselligkeit ausgefüllten Leben offenbar, wie er seinen Freunden schreibt, an der Seite seiner Melanie glücklich. Auch die schriftstellerische Arbeit ruhte noch nicht ganz. Abgesehen von drei Bänden der zweiten Auflage der „Chronischen Krankheiten", in denen er noch zahlreiche Einfügungen brachte, begab er sich im Herbst 1840 an die Bearbeitung der sechsten Auflage des Organons, die er im Februar 1842 abschloß. Einschneidende Änderungen hat er nicht daran vorgenommen, wenn er auch im einzelnen manches anders gefaßt und durch Einschiebungen erweitert hat; sie erschien jedoch erst 1921 (Herausgeber R. HAEHL).

Im Herbst 1842 zeigte die bisher klare, zierliche Schrift Zeichen des Alterns, indem sie weniger klar und bestimmt ist, bald wird sie dann stark zittrig als Zeichen des beginnenden Verfalls. Mitte April 1843 erkrankte er an einem Bronchialkatarrh, dem er am 2. Juli erlag. Am 11. Juli erfolgte dann in der Früh zwischen fünf und sechs im kleinsten Kreise die Beisetzung auf dem Friedhof von Montmartre. Das Grab geriet allmählich bei den Homöopathen in Vergessenheit, erst Ende des Jahrhunderts erinnerte man sich seiner wieder. Durch eine Sammlung in aller Welt gewann man die Mittel zu einem würdigen Denkmal, das nach Überführung der sterblichen Reste auf den Pariser Friedhof Père Lachaise dort über seinem Grab errichtet wurde.

12. Zusammenfassung
(Mensch und Werk)

Der Mensch. Wie wir uns entsprechend dem Ziel des Buches im wesentlichen mit HAHNEMANNS *wissenschaftlicher Leistung* und nur nebenbei mit seinem Leben beschäftigt haben, so kann es sich auch hier nicht darum handeln, eine Schilderung seiner Gesamtpersönlichkeit zu geben. Hier soll nur das in zusammenfassender Weise von seinem Wesen herangezogen werden, was irgendwie in seinem Werk eine Rolle spielt.

HAHNEMANN, kleinen Verhältnissen entstammend, hat schon frühzeitig seine Kräfte sich regen gefühlt und sah bereits auf der Schule sich als Begabten erkannt und dementsprechend behandelt. Als er dann das enge Gehege seiner Heimat verließ und ihm der Wind um die Ohren pfiff, wird er gewiß vielfach unter den Beschränkungen und Entbehrungen, die ihm die Armut brachte, gelitten haben. Besonders schmerzlich wird es ihm gewesen sein, daß er notgedrungen sein Brot mit Übersetzungen und Stundengeben verdienen mußte, statt den geraden Weg zur Wissenschaft einschlagen zu können. Mancherlei Zurücksetzungen werden das starke Selbstbewußtsein des begabten, aber armen Studenten schmerzlich berührt haben, und allmählich bei ihm eine Empfindlichkeit haben wachsen lassen, so daß er alle Angriffe gegen seine Lehre seinerseits mit großer Schärfe beantwortete. Damit verbunden war Geltungsbedürfnis und Ehrgeiz, von denen man ja meist nur dann zu sprechen pflegt, wenn sie durch Hemmungen aufgestaut werden, während bei denjenigen, die auf glatter Bahn fortschreitend bald eine ihren Fähigkeiten oder Wünschen entsprechende Stelle erhalten, diese Eigenschaften weniger hervortreten, und man deshalb weniger davon spricht, obwohl sie an sich stärker sein können als bei den andern.

Bald tritt bei HAHNEMANN auch die Neigung hervor, eine an sich richtige Meinung zu übertreiben und für die allein geltende anzusehen, wie man bei ihm auch außerhalb des Kampfes um seine Lehre z. B. bei seinem Angriff gegen den Kaffee beobachten kann. Und diese Unduldsamkeit gegen andere Ansichten richtet sich mitunter auch gegen ihn selbst, indem er früher von ihm vertretene Meinungen in übertrieben ungünstigem Sinne schildert, wie seine Unzufriedenheit mit seiner ärztlichen Tätigkeit in den achtziger Jahren und die Mißerfolge in seiner früheren Behandlung der chronischen Krankheiten (vgl. Seite 102, Anm.).

Standesrücksichten spielten damals wohl im ganzen eine geringere Rolle als später; es scheint jedoch so, als ob sie HAHNEMANN seit jeher besonders wenig beachtet hat, denn schon in seinen ersten Schriften finden sich recht absprechende Urteile über seine „ärztlichen Mitbrüder". Vielleicht aber darf man darin wie in der bedingten Anerkennung der Leistung von Schäfern, Kurschmieden und Scharfrichtern mehr die Unbefangenheit des überlegenen Kopfes sehen.

Bemerkenswert ist sodann sein großer Fleiß und seine riesige Arbeitskraft, die ihn vielfach den größten Teil der Nacht am Schreibtisch oder an der Retorte zubringen ließen. Nur so ist die große Menge seiner Bücher und Aufsätze, seiner Arzneimittelprüfungen und seiner später immer größer werdenden Praxis mit ihrem großen Briefwechsel zu verstehen.

Bei dieser Veranlagung konnte es nicht ausbleiben, daß nach Aufstellung seiner neuen Lehre sein schon geringes Gemeinsamkeitsgefühl noch weiter schwand und in Verbindung mit andern Eigenschaften, wie Selbstbewußtsein und Empfindlichkeit zu einer Stellungnahme den Standesgenossen gegenüber führte, die jede Rücksicht vermissen ließ. Durch die ausbleibende Anerkennung seiner Lehre und den unfreundlichen Widerhall, der ihm entgegenkam, sowie die bedrängte äußere Lage, in der er sich lange als Außenseiter befand, wurde seine Stimmung naturgemäß nicht besser und ihr schriftlicher Ausdruck nicht freundlicher.

So führte in verderblichem Kreislauf die Mißstimmung zwischen den streitenden Parteien auf beiden Seiten zu einer sehr scharfen Tonart, in der leider auch die persönlichen Obertöne nicht fehlten. Wie es in solchen Fällen zu gehen pflegt, lag die Schuld auf beiden Seiten; man kann aber HAHNEMANN nicht davon freisprechen, daß er zu dem mißtönenden Konzert der nächsten Jahrzehnte die Leitmotive angegeben hat. Immerhin darf dabei nicht vergessen werden, daß auch sonst unter seinen Zeitgenossen der Verhandlungston mit dem Gegner nicht der freundlichste war, ich erinnere nur an John BROWN und

SCHOPENHAUER. Daß diese gereizte Stimmung zwischen Homöopathie und Schulmedizin bis in unsere Tage anhält, hängt zum guten Teil damit zusammen, daß es sich bei der Homöopathie nicht um ein theoretisch-philosophisches System handelt, über das man sich bald zu beruhigen pflegt, sondern um eine ärztliche Lehre, die naturgemäß immer wieder zu Reibungen im praktischen Leben führte, wobei der Kampf ums liebe Brot vielfach nicht die kleinste Ursache war.

Bekanntlich hat im neunzehnten Jahrhundert das Geld gar keine Rolle gespielt, und auch die Ärzte, besonders die berühmten, verschenkten ihre Leistungen[XVI], und so hat man HAHNEMANN vielfach vorgeworfen, daß er, als er einen Ruf bekommen hatte, auch größere Preise forderte, und wenn er Zahlungsfähigkeit annehmen durfte, auf Bezahlung bestand. Ernstlich aber kann man ihm daraus keinen Vorwurf machen, es wird andererseits auch von großzügigen Nachlässen und kostenloser Behandlung Armer berichtet! – Ein dunkler Drang pflegt den Menschen dahin zu führen, wohin er seiner Wesensart nach gehört. Wenn Geldgier ein Hauptzug bei ihm gewesen wäre, hätte er wohl kaum die gerade Straße des Praktikers verlassen und die steinigen Pfade des Forschers und Schriftstellers eingeschlagen, von denen er nicht wissen konnte, wohin sie ihn führen würden, während heutzutage für nicht wenige die Arbeit im Tempel der Wissenschaft nur ein Mittel ist, um in die Nähe des Opferstocks zu kommen.

Wenn man außerdem bedenkt, daß HAHNEMANN frühzeitig eine große Familie zu unterhalten hatte, und daß er später das Bewußtsein haben konnte, der Welt Großes geschenkt zu haben, wofür er auch einiges Entgelt beanspruchen durfte, so enthüllt sich dieser alte Vorwurf als einer der vergifteten Pfeile, wie sie seit jeher gegen die menschliche Persönlichkeit bei unbequemen und verhaßten Gegnern üblich waren und sind. Wäre HAHNEMANN nicht der Begründer der Homöopathie, um die noch der Kampf tobt, so würden, wie bei anderen Großen, auch bei ihm solch persönliche Verunglimpfungen nie laut geworden oder wenigstens schon lange der Vergessenheit anheimgefallen sein. –

Wenn man seine Schriften und sonstigen Aufzeichnungen, insbesondere die Briefe, als Ganzes überblickt, so hat man durchaus den Eindruck eines Menschen, der in seinem Denken und Handeln von höheren Antrieben geleitet wird, auch wenn wir berücksichtigen, daß in der damaligen Sprache manches biedermännischer klingt, als wir es heute sagen würden. Am höchsten Ideal eines Menschenbildes gemessen, wird man seine Härte und Unduldsamkeit als Mängel empfinden, aber man wird gerade bei ihm, ähnlich wie bei dem ebenfalls harten und unduldsamen LUTHER, diese Schwächen milder beurteilen, da sie im wesentlichen keine kraß selbstischen Antriebe waren, sondern er es als heilige, überpersönliche Aufgabe ansah, die neue Lehre rein zu überliefern. Es ist zu hoffen, daß mit der beginnenden besseren Würdigung der Homöopathie

---

[XVI] Die Behauptung, daß im 19. Jahrhundert das Geld in der Medizin keine Rolle gespielt hat, ist medizinhistorisch nicht haltbar [Anmerkung der Redaktion, 1999].

auch das Wesen ihres Gründers nicht mehr in so parteiisch-abgünstiger Weise aufgefaßt wird.

*

Das Werk. Wenn nunmehr in kurzer Zusammenfassung HAHNEMANNS wissenschaftliches Werk gewürdigt werden soll, so kann hier im wesentlichen nur seine Hauptleistung, die Homöopathie berücksichtigt werden. HAHNEMANN war, was immer wieder betont zu werden verdient, seiner wesentlichen Anlage nach kein Theoretiker, so wichtig auch diese Seite seiner Leistung sein mag, und noch weniger Phantast, sondern Empiriker, dessen Hauptziel war, eine Heilkunde zu schaffen, ohne Theorien über das Wesen der Krankheiten und ohne Ergrübelungen der „ersten Ursachen" und dergl. Wenn man das nicht beachtet, wird man die Grundantriebe seines Denkens und Strebens nicht verstehen. Ein anderes ist jedoch das Entwerfen des Grundrisses und ein anderes die Errichtung des Gebäudes, bei dem, was Unterbau und Ausführung angeht, mancherlei Fehler gemacht worden sind.

Gehen wir von dieser Grundlage seines Wesens zu seinen besonderen Ansichten über, so ist als erstes zu beachten, daß er von Beginn an ein Anhänger des Vitalismus war und infolgedessen von vornherein darauf eingestellt war, den *lebenden* Körper und dessen Gegenwirkung (Reaktion) auf Einwirkungen zu beachten und in seine Gedankengänge mit hineinspielen zu lassen. Schon in seinen frühesten Arbeiten, besonders im „Unterricht für Wundärzte" (1789) hat er den Begriff der Gegenwirkung, des Gegenreizes mehrmals verwendet und auch in der ersten Arbeit über seine neue Lehre (1796) finden wir diese Anschauung, die es ihm wohl auch erleichterte, wenn nicht erst ermöglichte, das „similia similibus" als sinnvollen und nicht der Vernunft widersprechenden Grundsatz aufzustellen. Damit hatte er den Baugrund, auf dem er seine „Heilkunde der Erfahrung" errichten konnte.

Zuerst galt es natürlich, sich mit der damals bestehenden Heilkunde auseinanderzusetzen, und so übte er insbesondere eingehende Kritik an ihrer erfahrungsmäßigen Grundlage, wobei er sich hauptsächlich mit der Arzneimittellehre beschäftigte und nachwies, daß man noch keine festen Handhaben besitze, um den reichen Arzneimittelschatz auf Grund sicheren Wissens zu verwenden. Wenn er auch hier nicht der erste und der einzige war, der den Finger auf diese Wunde legte, und er sich auf A. v. HALLER , ALEXANDER und CULLEN berufen konnte, so war seine Kritik doch die schärfste und grundsätzlichste.

Schon in seiner vorhomöopathischen Zeit hatte er auf das oft Unzweckmäßige der „Krisen" aufmerksam gemacht. Diese Zweifel verstärkten sich später und waren ein Hauptpunkt in seinem Kampfe gegen die damalige Heilkunde, der er die plumpe Nachahmung der schon an sich oft unzweckmäßigen, ja unheilvollen Krisen vorwarf. In späterer Zeit ging er dann dazu über, diese Erscheinungen überhaupt nicht als Krisen zu bezeichnen, statt dessen von den

„sogenannten Krisen" sprechend. Auch in diesem Punkte war er ein Vorläufer der später allgemeiner werdenden Ansichten.

Von andern Fragen der damaligen Heilkunde, in denen er als Vorläufer bezeichnet werden kann, nenne ich die Bekämpfung des Aderlassens, sowie seine Ansicht, daß die Cholera von Kleinlebewesen verursacht wird. Auch daß er als erster in Deutschland die Zwangsmaßnahmen gegen Geisteskranke verwarf, sei nur kurz berührt, ebenso wie auch seine Verdienste um die Sozialhygiene und um die Chemie nur gestreift werden können. Was die Hauptbestandteile seiner Lehre angeht, so war sein Ähnlichkeitssatz ein großer Wurf, wie er nur selten in der Geschichte der Heilkunde vorgekommen ist. Daß er in der Tat als ein Hauptgrundsatz angesehen werden darf, hat die Erfahrung tausendfach erwiesen, und dies allein ist schon eine unvergängliche Tat HAHNEMANNS, die jedoch in der Hauptblütezeit des Materialismus und Naturalismus nicht anerkannt werden konnte. Wenn er ihn dann allerdings später zum einzigen Heilgesetz erklärte, so überspannte er damit seine Reichweite.

Seine zweite große Leistung ist die Schaffung der ersten auf Versuchen und zwar auf Versuchen am gesunden Menschen beruhende Arzneimittellehre, ein Verdienst, das ihm bleiben wird, auch wenn man sich bewußt ist, daß ihm viele Schwächen anhafteten, wie es bei dem ersten Versuch auf einem so schwierigen Gebiet kaum anders zu erwarten ist. Indem er bei den reinen ungedeuteten Erscheinungen stehen blieb und sie auf Grund des Ähnlichkeitssatzes in vergleichende Beziehung zu den reinen Erscheinungen am Kranken setzte, schuf er eine im Grundsatz an die Gesamterscheinungen des Einzelfalls anknüpfende, also stark individualisierende Heilkunde.

Wie er schon in den ersten Arbeiten Einfachheit in den Verordnungen predigte, bekämpfte er erst recht als Homöopath die Vielgemische. Diese Kritik war auch nicht ohne Wirkung, und wenn das auch wenig Niederschlag im Schrifttum gefunden hat, sondern mehr unterirdisch und stillschweigend vor sich ging, so ist doch unverkennbar, daß er in diesem Punkte einen starken Einfluß auf die Heilkunde geübt hat.

Als großer Beobachter, der er unzweifelhaft war, fand er die Überempfindlichkeit des kranken Körpers gegen die nach dem Ähnlichkeitssatz gewählten Arzneien und verordnete deshalb kleine Gaben. Bald ging er zu derart kleinen Gaben über, daß man ihm auch hier die Übertreibung eines an sich richtigen Gedankens vorwerfen muß, womit er seiner Lehre und ihrer Ausbreitung unendlich schadete. – Daß er auch in der Arzneibereitung neue Wege ging, deren Zweckmäßigkeit von andern anerkannt wurde, sei nur kurz erwähnt; ich erinnere an die Tinkturen aus frischen Pflanzensäften, die arzneiliche Aufschließung von sonst unwirksamen Stoffen mittels Verreibens und die Einführung des Centesimalsystems (1:100) bei den Verdünnungen. Auch in der Art und Weise, wie er seine Mittel verordnete, in bezug auf Zwischenraum, Wiederholung, Zwischenmittel usw., bewies er einen seltenen Scharfsinn, wie in neuester Zeit BIER noch betonte.

Hervorzuheben ist, daß er sowohl die seelische Verursachung körperlicher Leiden kennt (z. B. Org. VI, § 17 und 31), als auch in der Arzneimittellehre Arzneien gegen seelische Verursachung von Krankheiten benennt, wie gegen Gram, Ärger usw.

Die einzelnen Sätze seiner Lehre sind in engen Zusammenhang gebracht, und in einer bewundernswerten Weise miteinander verzahnt, so daß ein in seiner Art geniales Gefüge von einer Geschlossenheit entstanden ist, wie die wechselvolle Geschichte der Heilkunde nur wenige aufzuweisen hat.

In zwei wichtigen Punkten wurde HAHNEMANN mißverstanden: in bezug auf die „innern Veränderungen" und die „festständigen Krankheiten". Richtig verstanden lassen sie HAHNEMANNS Lehre in bedeutend realistischerem Lichte erscheinen, als es bisher der Fall war, indem die *materiellen* Veränderungen der inneren Organe nicht unerkennbar sind und seine Ansichten über die festständigen Krankheiten uns bedeutsame Einblicke in seine Grundabsichten tun lassen, durch welche seine ganze Lehre der anderen Medizin wesentlich näher gerückt wird.

Daß HAHNEMANN auch schwere Fehler, Einseitigkeiten und Übertreibungen sich hat zuschulden kommen lassen, ist vielfach in unserer Darstellung betont worden. Es ist jedoch das Recht, nein, die Pflicht des Geschichtsschreibers, nicht daran hängen zu bleiben auf Kosten des vielen Richtigen, Bedeutenden, ja Zukunftsweisenden, dessen es bei HAHNEMANN genug gibt.

Daß die HAHNEMANNsche Lehre im Gegensatz zu vielen anderen früherer Zeit auch heute noch lebt, hängt mit seiner idiographischen Einstellung zusammen. Die anderen sahen alles unter dem Gesichtswinkel einer bestimmten Theorie, mit deren Sturz, der nicht ausbleiben konnte, auch alles andere mit in die Tiefe gerissen wurde. HAHNEMANNS Grundsatz, bei den reinen Erscheinungen stehen zu bleiben am Kranken und bei der Arznei, brachte es mit sich, daß große Teile seiner Lehre von aller Theorie unabhängig sind und allen Wandel der Zeit überdauert haben. Das Beharrende der Homöopathie findet zum großen Teil seine Erklärung in dem idiographischen Grundzug ihres Wesens.

Wohl hat HAHNEMANN mannigfachen Einfluß auf die Heilkunde gewonnen; das Wesentliche seiner Lehre aber wurde wie ein Fremdkörper ausgeschieden. Und sie war in der Tat ein Fremdkörper; sie kam zu spät und zu früh. Zu spät, wenn man in ihr einen Nachzügler der Naturgeschichte des achtzehnten Jahrhunderts sehen will, die, was die organischen Naturwissenschaften angeht, zum großen Teil beschreibender, idiographischer Art war. Zu früh, wenn man daran denkt, daß die ersten Jahrzehnte des 19. Jahrhunderts die Übergangsjahre zu einer ursächlichen Erforschung des normalen und des kranken Körpers waren, wozu das Aufblühen der Chemie und Physik des 18. Jahrhunderts das Handwerkzeug geschmiedet hatte. Mit Begeisterung und der größten Hoffnung ging man an die Erforschung der organischen Natur, der man, „mit Hebeln und mit Schrauben" ihre Geheimnisse glaubte entreißen zu können. Bis auf unsere Tage hat die mechanistisch eingestellte Wissenschaft in emsiger Forschung einen Ozean von Einzeltatsachen angesammelt, in dem man schließlich ertrank, da man gar nicht mehr der Fülle der einströmenden Einzeltatsachen sich erwehren konnte, ohne Kompaß einer philosophischen Übersicht die Richtung verlor und an den Klippen der inneren Schwierigkeiten scheiterte. Es war die große Zeit des einseitigen Analytikers, der ohne Bedürfnis der Überschau und ohne Begabung zur Synthese es sich an der Fülle der Einzeltatsachen genug sein ließ und sich ihrer erfreute.

Natürlich fehlte es dieser Geistesrichtung an Verständnis für eine nicht zergliedernde, sondern idiographisch eingestellte Heilkunde völlig, und man begriff, wie es zu gehen pflegt, ihr Wesentliches gar nicht. Indem man von für selbstverständlich geltenden Voraussetzungen ausging, merkte man gar nicht, daß die Sprache des Mechanismus hier nicht ausreichte, und so kam es zu damals gar nicht mehr zu entwirrenden Mißverständnissen. Man redete in zwei verschiedenen Sprachen aneinander vorbei. Wo streng kausal-mechanische Forschung getrieben wird, beachtet man nicht die teleologischen Gesichtspunkte und übersieht die Eigenart des lebenden Körpers, der auf einen Reiz mit einem Gegenreiz antwortet, ohne deren Beachtung die Homöopathie nicht verständlich ist. Erst die letzten Jahrzehnte haben die Begeisterung für den Allein- und Allmechanismus etwas abgekühlt, eine gewisse Enttäuschung und Müdigkeit kam über die Geister, und man sah die Notwendigkeit einer Synthese, einer Zusammenschau ein. Erst mit diesem auch noch aus andern Quellen gespeisten neuen Zeitgeist war ein Verstehen der Homöopathie möglich.

Diese Abwendung vom Alleinmechanismus finden wir nicht nur bei der Betrachtung der Krankheiten des Körpers, an die man in erster Linie denkt, sondern auch in der Seelenheilkunde, wo die anatomische Richtung, die – um ein Wort des klugen MÖBIUS zu gebrauchen – „dumm macht", durch andere ergänzt wurde, die das Seelische in den Vordergrund rückten, ich erinnere insbesondere an die Psychoanalyse und die heutige Tiefenpsychologie. Die zergliedernde Seelenkunde WUNDTS – letzten Endes eine „Psychologie ohne Seele" – wurde abgelöst durch ganz andersartige Forschungs- und Betrachtungsverfahren, wie die Denkpsychologie KÜLPES, die Phänomenologie HUSSERLS und die Gestaltpsychologie.[7]

Die Kenntnis der Geschichte eines Gebiets pflegt den Gesichtskreis zu erweitern; die Fachhistoriker der Heilkunde haben jedoch sich bisher fast alle noch nicht genügend in die Homöopathie vertieft, um ihr gerecht werden zu können. So fällt es auf, daß HAHNEMANN – gewiß ein „großer Arzt" – in dem Buch „Große Ärzte" von H. SIGERIST nur im Vorbeigehen ganz kurz erwähnt, aber nicht ausführlich gewürdigt wird, wie es mit andern Männern, wie z. B. BROUSSAIS mit seiner vorgeblichen „physiologischen Medizin" und seinem „Vampyrismus" in einem eigenen Kapitel nebst Bild geschieht. Auch die erfah-

---

[7] Nachdem dies schon in der ersten Auflage 1934 geschrieben worden war, erschien eine Arbeit von NEERGARD, Zürich, in der „Medizinischen Welt" (1936, Nr 1–3), die in manchem verwandte Töne anschlägt, auf die wir weiter unten noch Bezug nehmen werden.

rungsgemäße Einstellung und Grundlage der HAHNEMANNschen Lehre hat SIGERIST offenbar nicht genügend gesehen, und man hat den Eindruck, daß er ihn kaum kennt. Deshalb wird man dem Urteil von Schulmedizinern, die HAHNEMANNS Werk und die Homöopathie wirklich kennen, mehr zutrauen als denen, die infolge ihrer ungenügenden Kenntnis nur die allgemein hergebrachte Meinung vertreten. Hören wir also zuletzt das Urteil von BIER und HONIGMANN!

BIER nennt ihn einen „Großen unseres Standes", und stellt mit Entrüstung fest, daß im Jahre 1927 auf einer Tagung der „Deutschen Gesellschaft zur Bekämpfung des Kurpfuschertums" HAHNEMANN, „einer unserer fähigsten Fachgenossen", „in einer hochoffiziell aufgezogenen Versammlung" zum Kurpfuscher gestempelt wurde. BIER ergriff bei dieser Gelegenheit, obwohl keine Aussprache stattfinden sollte, das Wort und erhob „schärfsten Einspruch" ob dieser „Torheit", wobei er von dem „erstaunlichen Mangel an Sachkenntnis" ganz absehen will (Homöopathie S. 165).

HONIGMANN spricht sich folgendermaßen über HAHNEMANN aus: „Wer war Samuel Hahnemann? Sicherlich ein ganz hervorragender Arzt von nicht gewöhnlichem Zuschnitt. Ein Mann von Wissen und Können, Geist und Phantasie, vielseitiger allgemeinwissenschaftlicher und ärztlicher Bildung, von biologischem Scharfblick und Instinkt... Was brachte ihn auf diese neuen umstürzenden Ideen? Überlegungen, deren Berechtigung wir gewiß anerkennen müssen." (Med. Klin. 1925, Nr. 33).

*

Bei einer großen Berggestalt sind wir nicht imstande, aus unmittelbarer Nähe über ihre Form und ihre Bedeutung innerhalb der Berggruppe Klarheit zu gewinnen; erst eine größere Entfernung und die Betrachtung von allen Seiten verschafft uns diese Kenntnis. Ebenso pflegt auch eine zeitlich allzu nahe große und vielseitige Menschengestalt nicht in ihrer wirklichen Eigenart und Bedeutung erkannt zu werden; die Einzelheiten *verwirren* das Bild, anstatt es zu *klären*. Erst die größere zeitliche Entfernung ermöglicht uns, die großen Linien und die dauernde Bedeutung zu beurteilen. Und wie beim aus der Nähe betrachteten Berg die „Kleinformen" der einzelnen Bergschrunden und Zacken, die schön sich aufschwingende Linie des Umrisses unterbrechen und stören, aus der Entfernung jedoch für die Erfassung der Berggestalt bedeutungslos werden, so auch bei einem großen Menschen; das Kleine, Kleinliche, „Allzumenschliche", Fehlerhafte an Person und Werk tritt zurück gegen das Dauernde, Wichtige seiner Leistung.

Aus der Ferne betrachtet ist HAHNEMANN gewiß in seiner Gruppe der ärztlichen Gipfelmenschen einer der eigenartigsten und mächtigsten, von dem nach allen Seiten große Ströme befruchtend ins Land ziehen. Noch lange wird ihn der sich entfernende Wanderer bei der Rückschau als hohe, eigentümliche Landmarke am Himmelsrande aufragen sehen.

III

Die Ausbreitung der Homöopathie bis 1850

1. Die alte und die neue Schulmedizin

Die alte Schulmedizin. Wir haben es im Folgenden vielfach mit der Auseinandersetzung zwischen Schulmedizin und Homöopathie zu tun, und es gilt deshalb diesen Gegner kennenzulernen, wobei öfters Seiten hervorgehoben werden müssen, die in schulmedizinischen Darstellungen nur in ungenügendem Maße zur Geltung kommen. – Unter dem Einfluß von SCHELLING und der romantischen Geistesbewegung hatte sich in der Medizin in den ersten Jahren des Jahrhunderts eine naturphilosophische Richtung gebildet und bald einen maßgebenden Einfluß auf die Universitäten gewonnen. Erst durch das Anwachsen der streng naturwissenschaftlich eingestellten Medizin wurde sie in den dreißiger Jahren schnell zurückgedrängt und verlor im folgenden Jahrzehnt ihren früheren Einfluß fast ganz, von Einzelerscheinungen abgesehen. – Um diese verschiedenen Richtungen zu Beginn des Jahrhunderts zu kennzeichnen, sollen ganz überwiegend ihre Vertreter selbst zu Wort kommen, und zwar nicht einseitige, einflußlose Eiferer, sondern vorzugsweise angesehene, beispielhafte und einflußreiche Forscher. Der beschränkte Raum gestattet es nicht, in ausführliche Erörterungen darüber einzutreten, die Anführungen werden für sich selbst sprechen.

Wie man mit den Begriffen der SCHELLINGschen Naturphilosophie in der Medizin umsprang, mögen einige Sätze zweier Professoren der damaligen bayerischen Universität Landshut zeigen. G. A. BERTELE läßt sich in seinem „Handbuch der dynamischen Arzneimittellehre" (Landshut, 1805, S. 3) folgendermaßen aus: „Der Stickstoff als eine Indifferenz des Lichts mit der Materie, und dadurch animalisierendes Prinzip, bleibt in einer dem Organismus ähnlichen Indifferenz auch indifferent für ihn, nur wenn in seine Konstruktion noch andere Naturtätigkeiten eingegangen sind, und eine besondere Differenz gebildet haben, dann nur wirkt er auf die dieser Tätigkeit entsprechende Art". In der Klasse der „Negativen Reize, als Faktoren der Subjektivität" erscheinen als Abteilung II die „Brech- und Laxiermittel"; sie werden folgendermaßen gekennzeichnet: „Sekundär und indirekt oxydierende Arzneimittel: soferne sie einen Indifferenzierungsprozeß durchsetzen, und für die Objektivität des Organismus negierend wirken." (S. 72) – Gab es je eine tiefere Metaphysik der Abführmittel!?

Philipp WALTHER äußert sich über den Stickstoff folgendermaßen: „Wenn der Stickstoff überhaupt ein in Gasform aufgelöstes Metall ist, so ist der Faserstoff eigentlicher ein verflüssigtes Metall". An anderer Stelle heißt es: Das

Gesetz des Planetenumlaufs ist auch das Gesetz des Blutumlaufs. „Auf solche Weise kreiset das Blut im Organismus, als neu organisch gewordenes: jedes Blutkügelchen nicht nur sich um seine Achse drehend, nach siderischen Gesetzen, sondern auch in progressiver Kreisbewegung ... Das Kreisige ist die Darstellung der vollkommensten Immanenz der Idee. Wie nun aber die absolute Identität nur in der Form der relativen Trennung der beiden absoluten Einheiten, der realen und idealen, sich darstellt, so geht alle Kreisbewegung in die elliptische über." (Bd. 2, S. 3–5) Man sieht hier deutliche Spuren des magischen Denkens mit seinem Grundsatz „Wie oben, so unten". – Als besonderes Kennzeichen dieser Richtung darf man wohl das geschwächte Gewissen für Tatsachen bezeichnen.

Hören wir weiter das Urteil des schon erwähnten G. L. RAU, eines gerecht abwägenden sozusagen zwischen den Parteien stehenden Arztes: 1834 schreibt er, daß, wenn auch nicht leicht mehr, ein Arzt laut den Grundsätzen BROWNS huldige, sie doch noch in den Köpfen vieler Ärzte spuken, die sich von der vorgefaßten Idee der Asthenie nicht losreißen können und dadurch unbedeutende Gesundheitsstörungen „durch die Anwendung heftiger Reizmittel in die gefährlichsten Zustände verwandeln" ("Ideen..." S. 3). In bezug auf die Fragwürdigkeit der Begründung der Heilanzeigen sagt derselbe: „Wenn mehrere in ziemlich gleichen Fällen das leider viel mißbrauchte Kalomel verordnen, so hat der eine dabei die Absicht, einer vermeintlichen entzündlichen Diathese entgegenzuwirken, der andere einen ihm vorschwebenden gereizten Zustand der Leber zu entfernen, der dritte will damit den Darmkanal von Unreinigkeiten befreien, der vierte eingebildete lymphatische Stockungen auflösen, der fünfte denkt an heilsame Ableitung durch vermehrte Stuhlgänge und Speichelfluß, der sechste vielleicht an verborgene syphilitische Dyskrasie. So geht es bei der Verordnung vieler Mittel... Oft werden die Erklärungen der Heilwirkung eines Mittels an den Haaren herbeigezogen, je nachdem es die Vorliebe für dieses oder jenes System verlangt", (a. a. O. S. 13) Wie die Äußerungen von RAU zeigen, war auch bei andern als den Anhängern der naturphilosophischen Richtung die Behandlung auf äußerst wackligem Grunde aufgebaut, und außerdem sieht man hier, daß trotz der verschiedensten Diagnosen die Behandlung oft die gleiche war. BROUSSAIS in Paris nahm recht willkürlich bei sehr vielen Krankheiten Entzündungen des Verdauungsschlauches an, die dann in sehr eingreifender Weise mit ungeheuren Blutabzapfungen mittels Aderlässen und Blutegeln behandelt wurden.

Wie stark die jeweiligen theoretischen Ansichten oft die Meinungen über die Wirkungen der Arzneimittel und damit die Gesichtspunkte änderten, nach denen die Mittelwahl erfolgte, zeigen die Bemerkungen des Würzburger Klinikers F. W. v. HOVEN, des Jugendfreunds SCHILLERS, der der Homöopathie abgünstig gesinnt war: „Jedes neue System bewirkt eine andere Ansicht der Krankheiten, die veränderte Ansicht der Krankheiten hat auch eine andere Ansicht der Wirkungsart der Heilmittel zur Folge, und nichts ist natürlicher, als daß bei diesen immer veränderten Ansichten ihrer Wirkungsart die Indikationen zu ihrem Gebrauch auf gleiche Weise unbestimmter und unsicherer werden. So wurde z. B. der Moschus und das Opium, die früher allgemein für antispasmodische Mittel gehalten wurden, durch das Brownsche System zu reizenden, durch das naturphilosophische zu antiphlogistischen. Wie können wir wohl unter diesen Umständen unsere Heilmittel ihren Kräften gemäß anwenden lernen? Woraus sollen wir die Indikationen zu ihrem Gebrauch schöpfen, da die einzig lautere Quelle so getrübt ist? Wer sieht hier nicht die schlimme Wirkung unserer theoretischen Systeme?" (Biographie, Nürnberg 1840, S. 353)

Der so gemäßigte HUFELAND urteilt zu Beginn des Jahrhunderts: „Es gibt jetzt Gegenden in Teutschland, wo kein Kranker mehr stirbt, ohne daß eine Partei laut schreit, die andere habe ihn totgeschlagen." Mehr als ein Menschenalter später beziehen sich RAU und der der Homöopathie zeitweise nahestehende Freiburger Professor WERBER in zustimmendem Sinne auf dieses Wort. Ich gebe nun WUNDERLICH das Wort, der als Student in den dreißiger Jahren noch die alte Schule kennengelernt und dann als führender Kopf die Medizin zum Siege geführt hat. In seiner „Geschichte der Medizin" (Stuttgart, 1859) schilderte er die naturphilosophische Medizin: „Dieses Hereinbrechen der Naturphilosophie hat für die Medizin nicht das geringste Nützliche gehabt. ... Der Naturphilosophie war es nicht um Einfluß auf die Praxis zu tun; ja sie zog sich vornehm von dieser zurück. Die Arbeit der naturphilosophischen Ärzte war am Schreibtisch. Dies war noch gewissermaßen ein Glück. Allein die Wirkung auf die Praxis blieb doch nicht aus... Von manchem Lehrer wurden nur die sublimsten Probleme und Spekulationen behandelt; von eigentlicher Medizin erfuhr man in den Schulen nichts". (S. 266)

„Hatte die Naturphilosophie die Köpfe verdreht und den Sinn von der sog. gemeinen Wirklichkeit weggerissen ... so ist dem Eklektizismus die Verödung der deutschen Medizin zuzuschreiben ... Köpfe, die ohne Denker zu sein, als Philosophen sich gebärdeten, gaben den Ton an in der Literatur und standen an der Spitze des Unterrichts. Fast ohne Ausnahme war auf allen deutschen Universitäten in der Medizin nichts reelles zu lernen. Der ganze positive Inhalt des Wissens wurde vernachlässigt, gering geschätzt oder war den Lehrern selbst gänzlich unbekannt ... Schlecht unterrichtet, verdorben, irregeleitet und ohne alle reale Kenntnisse traten die jungen Ärzte an das Krankenbett... Für die einfachen Fragen des Tatbestandes fehlte es an dem schlichten Sinn. Die Diagnosen am Krankenbett wurden daher stets in einen Gallimathias unverdauter Phrasen eingewickelt. ... bald Asthenie und Hyperasthenie, bald Erschöpfung und Perversität der Lebenskraft, bald aber mit den gänzlich von allem positiven Boden verflüchtigten Redensarten des gastrischen, biliösen, rheumatischen, catarrhalischen, nervösen etc. Zustandes ... Die „febris rheumatico-catarrhalis subgastrica" und „gastrico-biliosa subnervosa", oder „gastrico-nervosa inflammatoria" waren ganz geläufige Diagnosen ... Der Schüler folgte diesen Subtilitäten, in denen der Lehrer exzellierte, mit Staunen und ängstlicher Beklemmung ... Die Therapie war eine äußerst komplizierte und reizende. Sie meinte rationell zu sein, indem sie vorgab, auf das völlig imaginäre Wesen der Krankheiten sich zu stützen. In Wahrheit ging sie jedem Symptom nach." (S. 295). HAHNEMANN hat vieles nach Inhalt und Form kaum unverblümter gesagt. Und diese Medizin dünkte sich der Homöopathie überlegen und glaubte nichts von ihr lernen zu können!

Der Aderlaß. Eine Hauptwaffe im Rüstzeug der damaligen Heilkunde war der Aderlaß, und mancher machte gerade die Unterlassung dieses Eingriffs der Homöopathie zum besonderen Vorwurf, ja man rief mehrfach nach der Polizei. Langsam trat er jedoch mit Vordringen der modernen Medizin zurück, da diese Maßnahme humoralpathologischen Anschauungen entsprach und infolgedessen nicht in den Rahmen der auf pathologisch-anatomischen Vorstellungen aufbauenden modernen Medizin paßte. Den klinischen Beweis führte dann gerade im rechten Augenblick, der Stimmung der Zeit entgegenkommend und deshalb mit durchschlagendem Erfolg, der Anhänger der Wiener nihilistischen Schule Josef DIETL, indem er in vergleichenden Untersuchungen feststellte, daß die Zahl der Todesfälle in der Lungenentzündung bei Behandlung mittels Aderlasses 20,4% betrug, bei der gerade „modernen" mit Brechweinstein 20,0% und bei diätetischer Behandlung 7,4%. Die „diätetische Behandlung" pflegte in einer Wassersuppe und Abwarten zu bestehen. *Wenn man sich auf den Standpunkt der Schule stellt und die Homöopathie auch als abwartendes Verfahren ansieht, so war sie seit Jahrzehnten mit 7,4% Todesfällen der Aderlaßbehandlung weit überlegen*, aber das *durfte* nicht sein, und so waren diese Erfolge eben gar nicht vorhanden. Aber wenn dann ein Kranker der Homöopathen starb, dann stürzte man über diesen Fall her, weil hier ein Kranker „gemordet" war. – Da die homöopathischen Mittel in mittleren Verdünnungen gegeben ja auch eine Wirkung hatten, darf man sogar noch einen geringeren Hundertsatz an Todesfällen annehmen, wodurch der Gegensatz noch krasser wird, aber auch tragischer. DIETL selbst gibt übrigens an, durch die Homöopathie beeinflußt zu sein. Ob und wie weit er selbst Versuche mit homöopathischen Mitteln gemacht hat, wird nicht klar (s. „Der Aderlaß...", Wien 1849, S. 120).

Übrigens folgten keineswegs alle Schüler HAHNEMANNS ihm mit der völligen Verurteilung des Aderlasses, führende Homöopathen, wie Moritz MÜLLER und GRIESSELICH und viele Gesinnungsgenossen wendeten den Aderlaß in ihnen geeignet erscheinenden Fällen an. Später trat er auch bei ihnen entsprechend der Zeitstimmung noch stärker zurück. So verschwand dies „herrliche" Mittel in der zweiten Hälfte des neunzehnten Jahrhunderts fast ganz von der Bildfläche und wagte sich erst um das Jahr 1900 wieder schüchtern hervor.

Homöopathie und Romantik. Wie schon oben bemerkt, hat man HAHNEMANN vielfach als Anhänger der Romantik und seine Lehre als romantisches Gedankengut angesehen. Demgegenüber ist zu betonen, daß er seiner

Wesensart nach Aufklärer war, und es sollte doch stutzig machen, daß er 1808 in außerordentlich scharfer Weise sich mit den naturphilosophischen Ärzten, die enge Beziehungen zu SCHELLING hatten, auseinandergesetzt hat (s. o. S. 57). Die romantischen Ärzte sahen ihr Ziel darin, unter Überfliegen der trockenen Tatsachen luftige und geistreiche Theorien über das Wesen der Krankheiten zu dichten, wobei sie von den philosophischen Lehren SCHELLINGS ausgingen. Im Gegensatz dazu blieb HAHNEMANN als Arzt bei den Erscheinungen stehen und baute keine fragwürdigen Theorien über die Wirkung der Arzneien, sondern blieb auch hier auf dem Boden der Tatsachen. Während die Romantiker ihr ganzes Gebäude auf philosophischen Theorien errichteten, hat HAHNEMANN nur die Spitze des Baues aus Theorien gebildet, zumal gilt das von seiner Potenziertheorie, und auch diese ruhte auf Tatsachen, wenn auch auf mißdeuteten Tatsachen. Der bei den Romantikern so beliebte Begriff der „Polarität" wird von HAHNEMANN nie verwendet, obwohl dies Wort bei der umgekehrten Wirkung kleiner und großer Arzneigaben sich geradezu von selbst aufdrängte. Wenn er es trotzdem vermied, so liegt die Vermutung nahe, daß er es nicht anwenden *wollte*, weil es ein Lieblingswort der Romantiker war. Das gleiche gilt von seinen Anhängern; romantisch veranlagte Geister konnten sich schwer mit dem nüchternen Stehenbleiben bei den Erscheinungen befreunden. Nur wenige Homöopathen zeigen romantische Einflüsse wie RAU, HERING und ATTOMYR. Aber auch bei ihnen wird dadurch das Kernstück der Lehre nicht berührt, es handelt sich vielmehr nur um einige belanglose Verzierungen. So spricht z. B. RAU mitunter von der „Polarität" und bezeichnet auch einmal die „Reproduktion" „gewissermaßen als die Indifferenz" der „Sensibilität" und „Irritabilität", alles beispielhafte von SCHELLING übernommene Begriffe der romantischen Naturwissenschaft.

Was beide Richtungen in gewissem Sinne einigte, war die Gegnerschaft gegen die rein naturwissenschaftlich gerichtete Medizin, von deren Standpunkt die geschichtlichen Darstellungen der Zeit verfaßt sind, und die aus verständlichen Gründen dazu neigten, ihren Gegnern mehr Gemeinsames zuzuschreiben als tatsächlich vorhanden war. Dies angeblich Gemeinsame mußte um so stärker hervortreten, als der erfahrungsgemäße Grundsatz der Homöopathie zugunsten der späteren Lehren von der „Psora" und der „Potenzierung" wenig beachtet zu werden pflegte.

Das Werden der modernen Medizin. War das Jahr 1796 das Geburtsjahr der Homöopathie, so war das darauffolgende Jahr das der modernen Medizin, da in ihm BICHAT in Paris seine berühmten Vorlesungen begann, die die Anatomie und Physiologie behandelten und auch die Krankheitslehre und die pathologische Anatomie damit in Verbindung brachten. Darauf aufbauend schufen in den nächsten Jahrzehnten Männer wie CORVISART, der die schon vor Jahrzehnten von AUENBRUGGER in Wien gefundene Perkussion sozusagen wieder ausgrub, sowie BROUSSAIS, LAENNEC, der Entdecker der Auskultation, ANDRAL, LOUIS die Grundlagen der modernen Medizin. Über die Behandlung berichtet uns WUNDERLICH: „Chomel möchte vielleicht der Einzige sein, bei dem man in Andeutung eine individualisierende Therapie finden kann." (Wien und Paris, Stuttgart 1841, S. 123).

In den zwanziger Jahren gewann die französische Medizin auch in Deutschland Anhänger, wie KRUKENBERG, SCHÖNLEIN und NASSE; der wirkliche Durchbruch der modernen Medizin ging jedoch von Wien aus unter der Führung des pathologischen Anatomen ROKITANSKY und des Klinikers SKODA. Ihren sinnfälligen Ausdruck fand das Fortschreiten der neuen Bewegung darin, daß im Beginn der vierziger Jahre zwei Zeitschriften gegründet wurden, die die Ziele der modernen Medizin in ausgesprochen gegnerischer Einstellung der alten Schulmedizin gegenüber vertraten. Das „Archiv für physiologische Medizin" (Stuttgart, 1842 ff.) wurde von WUNDERLICH und ROSER in Tübingen gegründet, von denen WUNDERLICH der führende Kopf war, der auch im wesentlichen die Leitsätze im ersten Heft entworfen hat.

„Schon beginnt man, die unbesonnenen Abstraktionen zu würdigen, in die sich die bisherige Medizin verflüchtigt hat ... Man fängt an zu unterscheiden zwischen dem, was in Büchern steht, und dem, was die Naturanschauung lehrt. Man kennt den Wert der imaginären Krankheitsbilder, von denen die Kompendien dozieren. Es erlischt das leichtgläubige Zutrauen auf die alten irrationellen Arzneiformeln und auf die Wirksamkeit unschuldiger indifferenter Substanzen. Man weist mit Indignation die vagen Hypothesen und die gedankenlosen Phrasen zurück, durch die man sich seit Jahrhunderten über die Lücken des Wissens verblendet hatte ... " (S. II).

Die Kritik kommt uns merkwürdig bekannt vor! Haben wir ähnliches nicht schon bei HAHNEMANN gelesen, über „imaginäre Krankheitsbilder, irrationelle Arzneiformeln, vage Hypothesen und gedankenlose Phrasen"? Weiter heißt es: „Wie kann aus einer Arzneimittellehre, die in solchem Grade alles Verkehrte zusammenrafft und in sich verschmolzen hat, ein gesunder Rat erwartet werden?" (S. XXV). – Es wimmelt in der Kritik von Worten wie „kläglich, Verdrehungen, Entstellungen, scholastisch, unbesonnene Hypothese, phantastische Schwärmerei"! Aber die so gekennzeichnete alte Schulmedizin glaubte hochmütig auf die Homöopathie herabsehen zu dürfen!

Das zweite Blatt, die „Zeitschrift für rationelle Medizin" nimmt denselben Standpunkt ein. In dem Leitaufsatz (Bd. I. S. 1 ff. 1844) setzt sich der erste Herausgeber HENLE mit den verschiedenen Richtungen in der Medizin auseinander und übt besonders eingehende Kritik an der Fragwürdigkeit der damaligen Stellung zur Ursachenforschung, die ja auch HAHNEMANN bekämpft hatte. Bei der Schilderung der verschiedenen Arzttypen wird man bei Schilderung des empirischen Arztes vielfach an die Homöopathie erinnert, ohne daß jedoch der Name fällt.

Der zweite Herausgeber, der Züricher Kliniker PFEUFER, erörtert in seinem einführenden Aufsatz die praktische Seite der Medizin, die Behandlung und insbesondere die Arzneimittellehre. „Angehenden Ärzten, wenn sie anders durch verständige Behandlung ihrer Kranken und nicht durch schimmernde Nomenklaturen sich auszeichnen wollen, kann man nichts besseres raten, als vorläufig das, was sie in den Vorlesungen und Handbüchern über Arzneimittel behalten haben, so schnell wie möglich zu vergessen ... Die Menschheit hat jenen Ärzten zu danken, welche selbst bei den heftigsten, der Hilfe am bedürftigst scheinenden Krankheiten lieber die Hände in den Schoß legen, als durch zwar vielfach empfohlene, aber nicht wissenschaftlich erprobte, heftig einwirkende Arzneimittel der schon bestehenden Gefahr eine neue zufügen wollen." (S. 49). Wieder wird man an HAHNEMANN erinnert bei dieser Beurteilung der damaligen Behandlung. – Die ausgezeichnete „verständige Behandlung" bestand also vielfach im „die Hände in den Schoß legen"!

Die gleiche Meinung treffen wir im Vorwort des wohl verbreitetsten „Handbuch der Heilmittellehre" (Tübingen 1845) von Fr. ÖSTERLEN. „Treffen wir doch in keinem Gebiete der Medizin auf so wenig Wissen, dagegen auf einen solchen Vorrat von bloß subjektiven Ansichten." Beide Forscher verweisen, in bezug auf eine rationelle Behandlung auf die Zukunft, denn eine den wissenschaftlichen Forderungen entsprechende Arzneimittellehre war einfach nicht vorhanden. In der Tat griffen Männer wie WUNDERLICH und GRIESINGER in der Not dann doch zu den verfemten Arzneimitteln, und Schulmediziner haben ihnen auch öfter ihr unentschiedenes, grundsatzloses Schwanken zwischen Rationalismus und Empirismus vorgeworfen.

Doch die Einsicht in die Unsicherheit der Arzneimittelkenntnisse war nicht der einzige Grund, der zu dem „Nihilismus" in der Behandlung führte. Als zweiter kam dazu die vertiefte Kenntnis der pathologischen Anatomie, die jedoch wenigstens vorerst in der Praxis sich nicht viel auswirken konnte, ja die geradezu hemmend wirkte; denn es leuchtete ein, daß die starken Gewebsveränderungen nicht mehr rückgängig gemacht werden konnten. Wie hypnotisiert starrte man auf die starken Veränderungen an der Leiche, ohne daß die Frage eindringend erörtert wurde, ob nicht frühere zu diesen Endzuständen führende Vorgänge der Beeinflussung zugänglich gewesen wären. So verbanden sich in unglücklichem Gleichklang die theoretische Skepsis des pathologischen Anatomen mit der zugestandenen Unwissenheit und mangelnden praktischen Erfahrung über die Arzneiwirkungen. Die tauben Früchte aus dieser Verbindung von theoretischer Skepsis und mangelnder Erfahrung waren dann die „wissenschaftlichen Ärzte", wie sie von DIETL folgendermaßen gezeichnet wurden: „Nach der Summe seines Wissens und nicht nach dem Erfolge seiner Kuren muß der Arzt beurteilt werden. Am Arzt muß der Naturforscher und nicht der Heilkünstler geschätzt werden. Solange die Medizin eine Kunst ist, solange gibt es keine wissenschaftlichen Ärzte ... Im Wissen, nicht im Handeln, liegt unsere Kraft." (Zeitschrift d. Gesellschaft d. Ärzte zu Wien, Jahrg. I, Bd. 2, 1847, S. 9). Ob sich DIETL bei eigener Erkrankung auf die „Kraft des Wissens" verließ oder auch „Handeln" forderte, ist leider nicht bekannt. Neben diesen Nihilisten aus

Grundsatz und Überzeugung standen viele andere aus Mangel und Verlegenheit, denn auch Ärzte, die nach Veranlagung Empiriker waren, erlagen vielfach der Suggestion der neuen Lehre und hatten auch bald kaum mehr Gelegenheit, sich die nötigen Kenntnisse anzueignen, da Lehrbuch und Vorlesung häufig versagten. Dieser Nihilismus war nicht auf Wien beschränkt, sondern vielfach verbreitet und die „Behandlung" bestand in Wassersuppen oder „wissenschaftlicher" in einem „Decoctum Salep".

Bei dieser Einstellung der „wissenschaftlichen" Ärzte und dem Mangel eines Arzneischatzes wird man zugeben, daß die Homöopathen sich vielfach wohl mit Recht, was die Behandlung angeht, als überlegen fühlen durften.

Die Entwicklung der damaligen Medizin zu einer Heilkunde erfolgte aber nicht so schnell, wie man es gehofft hatte, denn die pathologische Anatomie blieb trotz aller Erkenntnis, die sie verschaffte, für die Behandlung noch lange ziemlich unfruchtbar, wie oben schon KRAUS für die VIRCHOWsche Zeit zeigte. Der Jenaer Kliniker ROSSBACH sagt uns im Jahre 1883:

„Es steht der therapeutische Unterricht an den Universitäten noch ganz auf derselben niedrigen Stufe und macht noch ebenso geringe Anforderungen wie vor 30 Jahren, wo ein trostloser Nihilismus Kliniker und Ärzte gleicherweise beherrschte. Noch immer sind im Unterrichte die Therapie und ihre Hilfswissenschaften neben ihren Schwesterdisziplinen das Aschenbrödel, dem man kaum ein Plätzchen zur Existenz gönnt ... Im Staatsexamen braucht der Examinand als Ausweis über sein therapeutisches Wissen – es ist kaum glaublich – nur einige Rezepte und einige Maximaldosen schreiben zu können." (Über d. gegenwärt. Stand d. intern. Therapie ..., Berlin, S. 18.)

Die Vorurteile der alten Schulmedizin gegen die Homöopathie übernahm man unbesehen und faßte sie als rein spiritualistische Lehre auf, da ja die „innern Veränderungen" von HAHNEMANN als völlig unerkennbar bezeichnet worden seien. Da außerdem der Tierversuch als einzig wissenschaftliches Verfahren angesehen wurde, so war ohne weiteres die ganze homöopathische Arzneimittellehre nichts wert, um so weniger, da die angeblich immer als Hochpotenzen gegebenen Mittel sowieso nicht wirken konnten.

2. Die Ausbreitung der Homöopathie

a) 1796 – 1822

Vorspiele. Nachdem wir oben HAHNEMANNS Leben und Wirken bis zu seinem Tode verfolgt haben, kehren wir nochmals zurück und betrachten das Verhalten der alten Schulmedizin gegenüber HAHNEMANN und der Verkündung seiner Lehre im Jahre 1796. Von HECKERS erster Besprechung, die ihm „Giftpraxis" vorwarf, hörten wir schon kurz, und auch schon von dessen späterer ausführlicher, abgünstiger und ungerechter Kritik, auf die HAHNEMANN selbst antwortete. In anderer Einstellung setzte sich mit der ersten Arbeit Christian Friedrich HARLESS (Harles) auseinander, der damals in Erlangen lehrte und später die

Bonner Klinik leitete. In einer Schrift „Beiträge zur Kritik des gegenwärtigen Zustandes der Arzneiwissenschaft" (Altenburg, 1797) setzt er sich neben andern Forschern auch mit HAHNEMANNS neuer Lehre ausführlich auseinander. Er billigt ihm „viel Scharfsinn" zu und nennt seine Ansicht „sinnreich", doch lehnt er das Simile als allgemeinen Grundsatz ab und bestreitet die umgekehrte Wirkung vieler Mittel. Da HAHNEMANNS Lehre damals selbst noch unfertig war, sei hier auf seine Einwände, die z. T. mancherlei Schiefes haben, nicht näher eingegangen. Im Jahre 1809 gibt er in seiner Schrift „Über die Behandlung der Hundswut und insbesondere über die Wirksamkeit der Datura Stramonium gegen dieselbe" (Frankfurt) als Grund für diese Empfehlung an: „Weil ich glaube, daß, wenn ein Mittel gegen eine in ihrer Natur und Form so eigenartige Krankheit spezifisch und somit radikal zu wirken vermöge, *dieses nur ein solches Arzneimittel sein könne, welches in seinen Wirkungen, die es an sich und im gesunden Körper (caeteris paribus) hervorbringt, den Wirkungen und wesentlichen Erscheinungen der Krankheit, gegen welche es Hülfe leisten soll, möglichst ähnlich sei.*" (S. 77). Er geht weiter ausführlich auf den alten Satz „Similia curentur similibus" ein und schreibt dann über HAHNEMANN: „Auf so empirischer und symptomatischer Stufe auch dieser würdige und erfahrungsreiche Arzt seine Theorie fixiert, so bleibt ihm doch das unleugbare große Verdienst, auch auf dieser niedrigen Stufe ein großes und höchst fruchtbares Feld zu neuen Ansichten und zu höchst wichtigen und in die ganze Wissenschaft organisierend eingreifenden Verbesserungen der Heilmittellehre und der Therapeutik eröffnet zu haben."

Damit habe HAHNEMANN aber erst das Feld eröffnet; aber wenn er auch schon „die Autorität einer großen Menge von Beobachtungen und Erfahrungen über sehr viele Arzneimittel und Krankheiten für sich" habe, so dürfte er noch eine unendlich größere Menge Erfahrungen für sich in Anspruch nehmen. Man müßte jedoch den rein empirischen und symptomatischen Anstrich, der mit dem Geiste und der Würde der Wissenschaft unvereinbar sei, abstreifen. Das innere Ursächliche müßte man verfolgen und ein höheres rationelles Prinzip müsse aufgefunden werden. Dadurch werde die „gewiß höchst wichtige, und auch schon in ihrer vorläufigen empirischen Auffassung ihrem würdigen Urheber zum größten Verdienst gereichende Idee der homoiogenetischen Heilmittelwirkung" erst einen sicheren Grund und wahre Wissenschaftlichkeit gewinnen.

In einer weiteren Schrift „De Arsenici usu in Medicina" (Norimb., 1811) geht er nochmals auf die Homöopathie in bejahendem Sinne ein und bringt den Grundsatz einmal in folgender guten Fassung: „Die Kraft des Arsens, periodische Fieber zu unterdrücken, wird durch genau den gleichen Innern Grund bedingt wie seine Kraft, im gesunden Körper Fieberbewegungen zu schaffen." (S. 176). In längeren Darlegungen geht er dann auf den Begriff des Giftes ein und betont, daß, von den kontagiösen Giften abgesehen, alle andern nur relativ giftig sind. Diese langen Erörterungen zeigen, daß HAHNEMANNS Arbeit über die Gifte aus dem Jahre 1806 keineswegs offene Türen einrannte. Sie zeigen zugleich, daß auch damals der Begriff des Fiebers noch nicht geklärt war.

Einen größeren Einfluß hatte HARLESS mit all diesen Schriften nicht, er war auch bei den Homöopathen als ihr erster Vorkämpfer unter den akademischen Schulmedizinern völlig in Vergessenheit geraten. Es mag dazu beigetragen haben, daß er bald unter den Einfluß der Naturphilosophie kam und echter naturphilosophischer Hypothesenpathologe wurde, wie seine späteren Werke aus den zwanziger Jahren ausweisen. Und diese Entwicklung entsprach offenbar seiner Veranlagung, die nur des Anstoßes durch SCHELLING bedurfte, um sich zu entwickeln. Ich denke, auch der Schulmediziner wird zugeben, daß die Forderung von HARLESS, das innere Ursächliche und ein höheres rationelles Prinzip zu suchen, damals verfrüht war und notwendig nur wieder in das Gestrüpp unhaltbarer Theorien und vager Vermutungen geführt hätte, von deren unheilvollen Wirkungen uns WUNDERLICH ja einiges erzählt hat. Damals war der empirische Weg HAHNEMANNS gewiß der richtigere.

Karl Friedrich BURDACH, besonders als Physiologe bedeutend, schreibt in seinem „System der Arzneimittellehre" (Leipzig, 1807, Bd. I, S. 46): „Das Arzneimittel affiziert einen organischen Teil: es erregt ihn bei verhältnismäßiger Einwirkung durch Überreizung zu erhöhter Tätigkeit und bringt bei stärkerer Einwirkung durch Überreizung geschwächte Tätigkeit desselben zu Wege. Daher bringt ein und dasselbe Arzneimittel, nach Verschiedenheit seiner Anwendung gerade die entgegengesetzten sinnlichen Würkungen hervor: Quecksilberkalke heilen speckige Geschwüre und veranlassen dieselben; ätzendes, salzsaures Quecksilber hebt Knochenschmerzen und führt sie herbei; mildes, salzsaures Quecksilber macht ruhrartige Durchfälle und ist ein Heilmittel dagegen; Belladonna macht den besonnenen Menschen wütend, den wütenden besonnen; der Moschus bewürkt in dem einen Fall Krämpfe, in dem andern hebt er sie." Vor HAHNEMANNS Auftreten waren diese Ausführungen kaum möglich, und man darf wohl hier seinen Einfluß vermuten, so systematisch war außer von ihm das noch nicht gesagt worden. Wie das Werk an mehreren Stellen zeigt, kennt er HAHNEMANNS Arbeiten und sagt z. B. über die Prüfungen am Gesunden: „Dieser ungemein wichtige Teil der Arzneimittellehre ist bisher noch nicht bearbeitet worden". Aus dem Schrifttum werden nur HAHNEMANNS „Fragmenta" angeführt. Um so mehr wundert man sich, daß kurz und bündig erklärt wird: „Das Heilmittel ist der Schädlichkeit entgegengesetzt".

b) 1822 – 1832

Stapfs „Archiv". (Die Vorherrschaft der Jünger) Wie wir schon hörten, wurde im Jahre 1822 die erste homöopathische Zeitschrift gegründet, das „Archiv für die homöopathische Heilkunst". Ernst STAPF in Naumburg, der getreueste Jünger HAHNEMANNS, war der Schriftleiter, und HAHNEMANN führte eine Art Oberaufsicht; es versteht sich deshalb fast von selbst, daß im Archiv die HAHNEMANNsche Ansicht die herrschende war und andere Meinungen nur gefiltert zu Wort kommen konnten. Die Zeitschrift wurde ganz in der Art der sonstigen wissenschaftlichen Archive geführt; die Hauptabteilungen waren wissenschaftlich-theoretische Aufsätze, Krankengeschichten und Mitteilungen von neuen Arzneiprüfungen. Von besonderem Belang waren die Krankengeschichten, da HAHNEMANN bisher nur wenige veröffentlicht hatte, und der Grund dafür war weder Zufall noch Willkür, sondern in der Eigenart der Homöopathie gelegen. Schon Moritz MÜLLER wies in seinem Leitaufsatz im ersten Heft darauf hin, daß bei der unendlich spezifischen Verschiedenheit der einzelnen Krankheitsfälle es nicht leicht denkbar sei, daß der eben beschriebene Fall genau so dem Arzte bald wieder vorkommen werde. Infolgedessen könnten solche Berichte leicht zu Täuschungen Anlaß geben; falls man sich eine Krankengeschichte zum Vorbild nähme und dadurch vom Individuellen des Falles abgelenkt würde. Aus dem gleichen Grunde wollte ja HAHNEMANN auf den einzelnen Behandlungsfall nicht ohne weiteres einen Krankheitsnamen anwenden. Die im Archiv gebrachten Krankheitsgeschichten halten sich meist an die Auffassung HAHNEMANNS und berichten im wesentlichen nur die Gesamtheit der Symptome, ohne jedoch Krankheitsnamen ganz zu vermeiden, wie etwa Brustkrankheit, Phthise, epileptische Anfälle. Einmal sagt GROSS, um sich verständlich zu machen, der beschriebene Fall habe einer sog. „Febris nervosa stupida" oder „Synochus des sensiblen Systems" geglichen, „wie ein Haar dem andern".

Nach Mitteilung der Erscheinungen wird darin meist ohne genauere Zergliederung und Begründung gesagt, den vorliegenden Erscheinungen hätte ein bestimmtes Mittel am besten entsprochen, wobei oft auf die „Reine Arzneimittellehre" mit Angabe der Nummer der Symptome verwiesen wird. Genaueres Studium zeigt, daß nicht mechanisch die Zahl der übereinstimmenden Symptome die Wahl bestimmt, sondern die Wertung auf Grund pathologischer Erwägungen über die auffallendsten, sonderlichsten, ungewöhnlichsten und eigenheitlichsten Erscheinungen.

In Band 8 (S. 40 f.) berichtet GROSS über eine Kranke, die wegen eines dauernden Durchfalls zur Beratung kam; da jedoch keine anhaltende günstige Beeinflussung erfolgte, forschte GROSS noch genauer nach und stellte einen von der Kranken vorher nicht erwähnten Husten fest, der auf eine Lungenschwindsucht hinwies, so daß GROSS wegen der offenbar vorliegenden Darmtuberkulose die Vorhersage sehr schlecht stellte. GROSS betont bei dieser Gelegenheit, daß nur der Arzt mit pathologischen Kenntnissen dergleichen beurteilen könnte; nur er könne das „Urleiden" feststellen. Der Bericht, bei dem außerdem zu beachten ist, daß die physikalische Untersuchung damals noch fast unbekannt war, zeigt, daß auch die getreuesten Jünger die schulgemäße Krankheitslehre beachteten. Die Behauptung der Gegner, daß alle Homöopathen sich ausschließlich und grundsätzlich an die äußeren Erscheinungen hielten, ohne pathologische Überlegungen anzustellen, ist also noch nicht einmal für die ersten und rechtgläubigsten Jünger des Meisters richtig.

Es konnte außerdem nicht ausbleiben, daß beim beschäftigten Praktiker der Blick für das Kennzeichnende sich allmählich schärfte und pathologische Gesichtspunkte sich auch unwillkürlich eindrängten, wo es gar nicht bewußt angestrebt wurde. Neben den Einzelerscheinungen wurde im steigenden Maße der „Charakter" der Krankheit und der Arznei berücksichtigt. Daß es daneben auch recht oberflächliche Berichte gibt über Fälle, in denen sozusagen handwerksmäßig ohne tiefere Überlegungen an die auffallendsten Symptome angeknüpft wurde, braucht kaum ausdrücklich betont zu werden, es ist aber etwa ebenso kennzeichnend für die Homöopathie wie irgendein Schlendriansmittel für die Schulmedizin.

Die wichtigsten Erscheinungen des gegnerischen Schrifttums wurden in oft sehr ausführlicher Weise der Kritik unterworfen; bei der einseitig feindlichen Einstellung war es meist nicht schwer die Schwächen des gegnerischen Standpunktes aufzuzeigen, aber alle Richtigstellungen wurden kaum beachtet, und es blieb bei dem nun einmal aufgestellten Zerrbild, das im wesentlichen die Einseitigkeiten und Übertreibungen HAHNEMANNS zeichnete. Die meisten Hefte des Archivs enthielten besonders in den ersten Jahren je eine Arzneimittelprüfung oder wenigstens ein Bruchstück davon. Leider waren die meisten in der HAHNEMANNschen Art abgefaßt, erst allmählich berücksichtigte man die daran gemachten Ausstellungen, indem man die Symptome getrennt nach den Prüflingen brachte und auch die Zeitfolge beachtete.

Hufelands „Journal". Stapfs „Archiv" war jedoch nicht die einzige Zeitschrift, in der die Homöopathie zu Wort kam, fast noch wichtiger war es, daß das von HUFELAND geleitete „Journal der praktischen Heilkunde" ihr Raum gewährte. Nachdem schon 1819 eine kritische Arbeit des Leipziger Professors PUCHELT erschienen war (s. u.), brachte das Journal seit 1823 eine Reihe von Arbeiten, die die Homöopathie im wesentlichen bejahten. Die erste (Bd. 57, 1823) war ein auf eigener Erfahrung beruhender Aufsatz des angesehenen Allopathen Medizinalrat WIDNMANN, des Leibarztes des Herzogs von LEUCHTENBERG. Er spricht sich bedingt zustimmend aus und stellt die Frage, ob die Mittel homöopathisch wirken, antipathisch oder allopathisch. Damit hat er diese Frage wohl als erster aufgeworfen, ohne daß sie bisher klar gelöst worden wäre. Er will alle diese drei Heilverfahren angewendet wissen. Außerdem hat er wohl als erster einige Tage lang ohne vorherige Arzneigabe alle auftretenden Erscheinungen ungewöhnlicher Art, wie Jucken, Schmerzen usw., aufgezeichnet. Es zeigte sich, wie kaum anders zu erwarten, daß vielfach genau wie bei den Prüfungen alle möglichen Erscheinungen auftraten. Andererseits aber kam er doch zu der Überzeugung, daß viele Angaben auf die Mittel zurückzuführen seien. Einige Jahre später sprach sich WIDNMANN nochmals an gleicher Stelle (Bd. 66) auf Grund seiner Erfahrungen noch stärker bejahend aus und hat auch später noch oft in der „Hygea" das Wort ergriffen.

In Band 62 von Hufelands „Journal" erschienen 1826 zwei Arbeiten über Homöopathie von Stadt- und Domphysikus MESSERSCHMIDT in Naumburg und

Friedrich RUMMEL in Merseburg, einem später bekannt gewordenen Homöopathen. HUFELAND hat den beiden Aufsätzen eine längere „Vorerinnerung" vorausgeschickt, von der wir später noch hören werden. RUMMEL erklärte, daß er mit den Ausführungen HUFELANDS ganz übereinstimme. MESSERSCHMIDT betonte, um seine Objektivität zu unterstreichen, daß er einige Jahre früher die Schulmedizin gegen Beschuldigungen der Homöopathen verteidigen mußte. Das hinderte ihn jetzt aber nicht auf Grund eigener Erfahrungen sein Urteil *zugunsten* der Homöopathie abzugeben. Acht Jahre später hat er nochmals das Wort in Band 79 ergriffen und bezeichnet die Homöopathie als eine unumstößliche Wahrheit, ohne jedoch deshalb die Allopathie aufzugeben oder gar zu bekämpfen.

In Band 64 berichtete der Medizinalrat von Warschau VON WOLFF über seine Erfahrungen, auf Grund deren er die Homöopathie neben der alten Medizin angewendet wissen will. 1828 zieht ein Dr. FISCHER, Dresden, einen Vergleich zwischen den beiden Schulen, der bei aller an der Homöopathie geübten Kritik manches zu ihren Gunsten anführt, wie die einfachen Medizinen, ihre sorgfältige Bereitung, die Diät und einiges andere. Doch urteilt er völlig von schulmedizinischem Standpunkt aus und dringt in den Stoff nicht genügend ein. Aufschlußreich ist dabei eine Anmerkung HUFELANDS, daß die Hauptklippe für die Homöopathie die Unterlassung der wichtigsten Lebensrettungsmittel des Aderlasses und der Brechmittel sei, „die bekanntlich durch nichts zu ersetzen sind." (Bd. 66).

Vielleicht wäre damals die Möglichkeit vorhanden gewesen, der Homöopathie einen Platz innerhalb oder neben der alten Schule zu geben, wie es HUFELAND in seiner Zeitschrift getan hatte. Aber gerade in diesen Zeiten erfolgte die Mitteilung der Psoralehre und die Verkündung der 30. Verdünnung zur Regelgabe. Das war eine zu starke Belastung der Homöopathie, unter der die Verbindungsstege zur Schule zusammenbrachen; nun wurden die Geister endgültig geschieden, und die Angreifer ließen sich die Gelegenheit nicht entgehen, diese schwachen Stellen der homöopathischen Kampflinie besonders unter Feuer zu nehmen. Seitdem war die schulmedizinische „Legende" über die Homöopathie fertig und hielt sich unerschüttert bis in unsere Zeit.

Es konnte nicht ausbleiben, daß die Kämpfe auch aufs persönliche Gebiet übergriffen. Da nun einmal die Homöopathie ein offenbar ganz unwirksames Verfahren war, so mußten ihre Vertreter natürlich zum mindesten betrogene Betrüger sein, wenn nicht schlimmeres. Und es sind gewiß, wie es zu gehen pflegt, neben den ehrlich Überzeugten auch weniger einwandfreie Persönlichkeiten zu der neuen Bewegung gestoßen, worauf auch die Homöopathen selbst mehrfach aufmerksam machten.

Es ist eine alte Regel, daß jede neue Bewegung ihre Reichweite sehr weit steckt, und so hat auch die Homöopathie die Wirkungsfähigkeit ihrer Mittel mit zu großem Optimismus beurteilt, was natürlich in den Augen der Gegner nicht gutgläubig geschehen konnte. Bei dieser optimistischen Einstellung wurden gewiß in der Tat nicht selten in gutem Glauben Hoffnungen erweckt, die sich nicht erfüllten. Bedenkt man außerdem, daß vom allopathischen Standpunkt aus der homöopathische auch bei gutem Willen nicht leicht verständlich ist, so ist es nicht zu verwundern, daß es zu starken Streitigkeiten und auch zu Gerichtsverhandlungen kam. Nicht selten wurden den Homöopathen Kunstfehler vorgeworfen, indem z. B. ein Kranker bei Lungenentzündung, bei dem der Aderlaß für geboten gehalten wurde, unter der homöopathischen Behandlung starb. Aber letzten Endes konnte jeder von einem Homöopathen Ungeheilte, der zu einem Allopathen überging, zu solchen Vorwürfen, ja zu Anklagen führen. Sei es nun, daß der Kranke beim Allopathen gesund wurde, sei es, daß er krank blieb oder gar starb. In allen drei Fällen bestand die Möglichkeit, dem Homöopathen falsche Behandlung vorzuwerfen. Entweder wurde der Kranke erst beim Allopathen gesund, da er vom Homöopathen falsch behandelt worden war, oder er starb aus dem gleichen Grunde. „An allem ist Hütchen schuld." Und gewiß waren diese Vorwürfe auch in der Tat mitunter berechtigt, ebenso wie heutzutage ein Chirurg bei abgünstiger Einstellung dem inneren Mediziner vorwerfen könnte, ein Kranker würde noch leben, wenn er rechtzeitig operiert worden wäre, ein Vorwurf, der in entsprechend gelagerten Fällen dem Chirurgen zurückgegeben werden könnte. Das sind tragische Verwicklungen, die im Wesen des ärztlichen Berufes liegen.

Jünger. Jüngernaturen pflegen im Beginn einer neuen Bewegung einen höheren Rang einzunehmen, als die Geschichte ihnen später zuzuweisen pflegt. Und das ist ganz natürlich; gerade weil sie nicht starke und selbständige Naturen sind, bleiben sie getreue Jünger, aber bedeuten deshalb für eine Geschichte, die mehr als ein Bericht sein will, nicht viel. Der getreueste Jünger HAHNEMANNS, mit dem dieser auch nie eine Verstimmung gehabt hat, war Joh. Ernst STAPF in Naumburg a. d. Saale (1788–1860). Seit 1811 Arzt, aber von der damaligen Medizin unbefriedigt und deshalb Eklektiker, trat er schon 1813 mit HAHNEMANN in Verbindung, blieb immer mit ihm in einem regen Briefwechsel und pflegte auch persönlichen Verkehr mit ihm. An den Arzneiprüfungen hat er sich hervorragend beteiligt und 32 Mittel an sich selbst geprüft. Als Leiter des „Archivs" hatte er großen Einfluß, der jedoch nicht immer glücklich war, andernfalls wären Moritz MÜLLER und andere selbständige Köpfe mehr zu Wort gekommen, als STAPF es ihnen unter dem Druck HAHNEMANNS zubilligte. Als zweiter Jünger ist Gustav Wilhelm GROSS (1794–1847) erwähnenswert; er hat im Gegensatz zu STAPF nie allopathisch behandelt und kannte die Schulmedizin nur aus den Universitätsstudien, ohne sie jemals praktisch ausgeübt zu haben. Seine beste Leistung ist wohl die Erwiderung auf HEINROTHS „Antiorganon" (s. u.), die er vom Standpunkt HAHNEMANNS gut, aber allzu eng-rechtgläubig durchführte (Stapf, Archiv, Supplement Bd. I). Seine Krankengeschichten entbehren nicht selten der Kritik und er neigte dazu, neuen Ansichten sich allzu begeistert anzuschließen, wie der Isopathie – was zu Verstimmungen mit HAHNEMANN führte – und den Hochpotenzen von JENICHEN (s. u.). Oft schwankt er grundsatzlos in seinen Ansichten hin und her, aber im ganzen war er getreuer Hahnemannianer, und wenn er davon abwich, tat er es nicht in der Richtung der Gemäßigten, sondern der Unkritischen.

Anhänger. Moritz MÜLLER (1784–1849). Müller verdient die erste Stelle sowohl in zeitlicher Rücksicht, als auch, weil er in dieser Gruppe lange der führende Kopf war. Schon in dem oben erwähnten Leitaufsatz im ersten Heft von Stapfs „Archiv" hat er den Grundstein zur kritisch-naturwissenschaftlichen Richtung der Homöopathie gelegt. Was er sagt, ist vielfach noch heute genauso zeitgemäß wie damals. Als erstes tadelt er, daß man die Homöopathie nur von theoretischen Gesichtspunkten aus beurteilt, und sie nicht auf dem Wege der Erfahrung geprüft habe. Er selbst empfinde das anscheinend Widersinnige der Sache, man habe es aber mit einer ernsten Sache zu tun. Zu den Arzneiprüfungen übergehend sagt er über die Wirkungsart der Mittel, es sei entsetzlich, daß man die noch unerforschten Arzneien so keck in Krankheitsfällen angewendet habe, ohne den hundertsten Teil ihrer dynamischen Beziehungen zu den vorliegenden oder auch andern Krankheitszuständen zu kennen, und daß man leichtsinnig alle Erscheinungen, die nach Anwendung eines Mittels neu auftreten, willkürlich zu den Krankheitssymptomen zähle, wodurch die Nosologie verwirrt und dem Kranken mehr oder weniger geschadet würde.

Bei Erörterung der verschiedenen Heilverfahren hält er das antipathisch-palliative zwar mitunter für unentbehrlich bei „plötzlichen Lebensgefahren und zu heftigen Affektionen", in den meisten Fällen wirke es aber nachteilig. Das homöopathische und das allopathische – letzteres im *engeren* Sinne verstanden – treffen nach ihm in einem gemeinsamen Naturgesetze zusammen, indem beide eine Krankheit erregen: die Homöopathie in dem kranken Organe, die Allopathie in einem entfernteren. Die Homöopathie heile durch Erregung einer mehr oder weniger *ähnlichen*, aber doch *verschiedenen* „Krankheitsaffektion" die Allopathie durch eine *stärker verschiedene*. Mit *beiden* Verfahren könne man Heilzwecke erreichen; was man nicht auf direktem homöopathischem Wege erreichen könne, solle man auf indirektem zu erreichen versuchen. Beide Verfahren faßt er unter dem Begriff des „antagonistischen" zusammen. Auf diese Weise verliere die Homöopathie ihre anscheinende Widersinnigkeit. Wenn MÜLLER hier von „Erregung einer Krankheitsaffektion" spricht, so haben wir also die Auffassung vor uns, daß die Arzneien Reize darstellen, die nach dem Simile ausgewählt, vorzugsweise sich in dem erkrankten Organ auswirken; es liegt also eine „spezifische Reizbehandlung" vor. Kennzeichnend ist es für Müllers ausgleichende Geistesart, daß er nicht die Unterschiede, sondern das Gemeinsame der beiden feindlichen Brüder betont, also keine artlichen, sondern nur mengentliche Unterschiede zwischen den beiden Verfahren anerkennt.

Bei der Mitteilung von durch Homöopathie geheilten Krankheitsfällen stellt er schulmedizinische Diagnosen und vergleicht sie nochmals mit der Schulmedizin, dabei die entzündungswidrige und die gastrische Methode – also Blutentziehungen, sowie Abführ- und Brechkuren – als wirksame allopathische

Verfahren hervorhebend. In akuten Krankheiten fällt nach seiner Ansicht ein Vergleich zugunsten der Allopathie aus, aber nicht wegen ihrer Vorzüglichkeit, sondern wegen der Unvollendetheit der Homöopathie; bei chronischen Krankheiten sei letztere schon jetzt überlegen. Ohne viel Aufhebens und ohne Angriffe auf HAHNEMANN schließt er die Homöopathie sozusagen stillschweigend an die übrige Heilkunde an und stellt die andern Verfahren als gleichberechtigt, ja zum Teil z. Zt. noch überlegen dar. Er erkennt also HAHNEMANNS Standpunkt der Ausschließlichkeit der Homöopathie nicht an. In einer ausführlichen Besprechung der „Critischen Hefte" von JÖRG (s. u.) betont er ausdrücklich, daß „die homöopathische Lehre ... die medizinischen Hilfswissenschaften durchaus nicht für entbehrlich hält". (St. Arch. Bd. I, H. 2). HAHNEMANN verachte auch die Naturheilkraft keineswegs und auch das Forschen nach dem Wesen der Krankheiten habe er nicht verboten, nur am Krankenbett solle diese unentscheidbare Frage wegfallen. Auch die Homöopathie beachte die Entstehung, Geschichte und Verlauf der Krankheit, sowie die Ursache. Müller will deutlich zwischen der Wirkung und dem Erfolg des Mittels unterscheiden. Erstere sei mehr oder weniger stark, aber einheitlich, ohne wesentliche Unterschiede zwischen kleinen und großen Gaben. Der oft sehr verschiedene Erfolg jedoch hänge von der mehr oder weniger starken Reaktion des Körpers ab. Ein beachtenswerter Gesichtspunkt! Er bestreitet also die zweiphasige Arzneiwirkung als solche und führt die zweite Phase auf die Gegenwirkung des Körpers zurück.

Aus späteren Arbeiten sei noch kurz erwähnt, daß er sich einmal gegen die Behauptung wendet, er habe sich gegen das Denken in der Medizin ausgesprochen, nur gegen das „*Erdenken* medizinischer Theorien" habe er sich gewendet. Er bestreitet auch, daß die Homöopathie alle Krankheiten für rein dynamisch hält; das Eingreifen von Mechanischem und Chemischem in den materiellen Bau bestreite kein Homöopath; er glaube allerdings außerdem, daß die lebende Natur nicht nach rein chemisch-physikalischen Gesetzen reagiere. Mit äußerlicher Symptomenähnlichkeit sei nichts getan, man müsse Heilmittel verwenden, „die in spezifischer Beziehung zur konkret vorliegenden pathologischen Form des erkrankten Organs stehen". In HAHNEMANNS „Organon" findet er viel „Sinnwidrigkeit, Zweideutiges, Inkonsequenz und offenbar Unwahres, wodurch das Gute unzugängig wird." Eine lehrbuchartige Darstellung seiner Ansichten hat uns MÜLLER leider nicht hinterlassen, nur einige Bruchstücke aus seinen Vorlesungen sind erschienen, die ich in Auswahl in den „Quellenschriften" gebracht habe.

Wie man sieht, hält sich Moritz MÜLLER von HAHNEMANN völlig unabhängig, und hat auf diese Weise die kritisch-naturwissenschaftliche Richtung der Homöopathie gegründet, die seitdem im wesentlichen gleich geblieben ist und sich nur als eine Ergänzung der anderen Medizin in Bezug auf die Behandlung betrachtet. Obwohl jedoch MÜLLER mit seinem Leitaufsatz im ersten Heft des Archivs früher als jeder andere Anhänger HAHNEMANNS zu Wort gekommen ist, und man also sagen könnte, die *kritische* Richtung trat *früher* ans Licht als die HAHNEMANNsche Schule, so ist doch Moritz MÜLLER von keinem der Gegner entsprechend gewürdigt worden, und es war ja in der Tat leichter, sein Mütchen an den Übertreibungen HAHNEMANNS zu kühlen. Aber diese Handlungsweise entbehrt jeder Sachlichkeit und Objektivität, und man darf sagen, daß, wer sich nicht mit MÜLLER, RAU, SCHRÖN, GRIESSELICH und den 18 Thesen von Paul WOLF oder wenigstens einem von diesen auseinandergesetzt hat, keinen Anspruch erheben kann in den Erörterungen gehört zu werden. – Wer berichtet, wenn er die Chirurgie kennzeichnen will, das Eingießen heißen Öls in die Schußwunden, oder spricht ausführlich über den LISTERschen Karbolspray mit seinen tödlichen Nierenentzündungen, schweigt aber über die moderne Asepsis und ihre Erfolge? So aber macht man es mit der Homöopathie, wenn man nur an HAHNEMANN und seinen gläubigen Anhängern billige Kritik übt.

Franz HARTMANN (1796–1853) trat HAHNEMANN schon in der Studienzeit nahe und war auch als Arzt zuerst einer seiner Jünger wurde aber bald durch seinen freundschaftlichen Verkehr mit Moritz MÜLLER in das kritische Lager gezogen. Von diesem Standpunkt aus hat er eine „Therapie akuter Krankheitsformen" (Leipzig, 1831, 3. Auflage: „Therapie akuter und chronischer Krankheiten", Leipzig, 1847–48) verfaßt, mit der jedoch HAHNEMANN durchaus nicht einverstanden war; es war für ihn ein verdammenswertes Erzeugnis der „Bastardhomöopathie", da es ganz in der Form schulmedizinischer Werke geschrieben war mit verallgemeinernder Kranheitsdiagnose. Trotz mancher Schwächen, wie ungenügender Berücksichtigung der Krankheitslehre, verdient es hier doch eine Erwähnung, da es die erste derartige Brücke zur Schulmedizin war. Auch vom homöopathischen Standpunkt aus ließ das Werk manches zu wünschen übrig, da die Heilanzeigen der einzelnen Mittel nicht scharf genug herausgearbeitet waren. Im Jahr 1852 erschienen, im gleichen Sinne bearbeitet, „Die Kinderkrankheiten". Da er bis zu seinem Tode Mitherausgeber der „Allgemeinen homöopathischen Zeitung" war, hat er auch auf diese Weise vielfachen Einfluß auf die Entwicklung der Homöopathie gehabt.

Der rege, frühverstorbene Carl G. CASPARI (1798–1828) hat als erster in einer Schrift als Allopath, aber doch schon in vielem zur Homöopathie neigend, sich mit dieser auseinandergesetzt („Meine Erfahrungen mit der Homöopathie", Leipzig, 1823). Bald kam er zu einer noch bejahenderen Stellung zur Homöopathie, aber ohne die Brücke zur Schule abzubrechen; er hat auch später noch für allopathische Zeitschriften geschrieben. In seiner zweiten Arbeit „Über das wahre Verhältnis der Homöopathie zur Allopathie" (St. Arch., Bd. 2) hatte er seine Einstellung stark zugunsten der Homöopathie geändert. Während er in der ersten Arbeit nicht scharf genug die symptomatische Behandlung der Allopathie gegen die homöopathische Behandlung des „Inbegriffs der Symptome" abgegrenzt hatte, steht er jetzt auf dem Standpunkt der Hahnemannschüler und betrachtet die homöopathische Behandlung als ursächliche. In einer dreiteiligen „Pathologie, Diagnostik und Therapie" (Leipzig, 1827) betont er die Notwendigkeit der anatomischen und physiologischen Kenntnisse und schreibt „Nur der rationelle Therapeut weiß den Nutzen zu schätzen, welchen die Kenntnis der jeweiligen Krankheitsursachen gewährt."

Er hat auch die erste homöopathische Arzneibereitungslehre „Homöopathisches Dispensatorium" (Leipzig, 1825) sowie den ersten „Homöopathischen Haus- und Reisearzt" (Leipzig, 1826) und zwei Schriften über homöopathische Diätetik verfaßt. Erstere ist wie auch die meisten seiner in wenigen Jahren auf den Markt geworfenen Schriften recht flüchtig und oberflächlich geschrieben und enthält mannigfache Fehler. Später hat HARTMANN die Schrift bearbeitet, und sie hat noch mehrere Auflagen erlebt. Mit der zweiten Schrift schuf er eine Buchgattung, die sich bei Laien vielfacher Anerkennung erfreute und eine in manchem nicht erwünschte Rolle im homöopathischen Schrifttum spielte, indem darin dem Laien eine oft auf oberflächlicher Symptomberücksichtigung beruhende Handhabe zur Selbstbehandlung aller möglichen Krankheiten in die Hand gegeben wurde. Doch soll darüber die gute Seite solcher Schriften nicht übersehen werden, indem der Gutsfrau, dem Dorfschulmeister oder auch dem Pfarrer in entlegenen Gegenden die Möglichkeit gegeben wurde mit wachsender Erfahrung auch Gutes zu stiften. – An den Blattern erkrankt, erschoß sich CASPARI in einem Fieberdelirium.

Gottlieb Ludwig RAU (1779–1840) war großherzoglich hessischer Hofrat und Physikus in Gießen, als er sich in einer Schrift „Über den Wert des hom. Heilverfahrens" (1824) in günstigem Sinne darüber aussprach. Es erregte deshalb einiges Aufsehen, als dieser angesehene ältere Arzt nach gewissenhafter Prüfung für die Homöopathie in bedingter Form eintrat, wobei er jedoch kaum einen Punkt ohne Kritik annimmt, ohne daß jedoch darauf hier eingegangen werden kann. Nach kurzer zusammenfassender Kritik an der Lehre, geht er auf die Vorzüge der Homöopathie in 6 Leitsätzen ein. Die wichtigsten sind:

„3. Die Heilung der Krankheiten geschieht ungleich leichter und schneller als nach irgend einer anderen Methode. Die Rekonvaleszenz erfolgt mit Riesenschritten.

4. Der Homöopathiker heilt viele Krankheiten schnell und dauerhaft, ohne nachher noch mit der Entfernung der schädlichen Nachwirkung großer Arzneigaben kämpfen zu müssen.

5. Er heilt viele Krankheiten, gegen welche alle vorherigen Heilversuche wenig oder nichts ausrichteten."

Auf das Nähere braucht hier nicht weiter eingegangen zu werden, da er im wesentlichen einer Meinung mit Moritz MÜLLER ist, er nimmt jedoch vielleicht öfter in zustimmendem Sinne bezug auf die Schulmedizin und steht wohl etwas mehr als MÜLLER zwischen den Parteien, aber doch mit deutlicher Bevorzugung der Homöopathie. Auch in seinem ruhig abwägenden Urteil erinnert er etwas an letzteren.

Von seinen späteren Schriften seien noch erwähnt „Ideen zur wissenschaftlichen Begründung des Systems der homöopathischen Heilkunst" (1834) und „Organon der spezifischen Heilkunst" (1838), die beide in eindringenden Untersuchungen sowohl allgemeine Fragen der Gesamtmedizin, als auch solche, die zwischen den beiden Schulen strittig sind, in besonnener Weise behandeln, ohne einseitig nur für die Homöopathie einzutreten (vgl. Abdrucke aus beiden Schriften in Tischner: „Quellenschriften", Bd. l).

Als letzter dieser Gruppe sei Friedrich RUMMEL (1793–1854) genannt. Er trat Mitte der zwanziger Jahre der Homöopathie nahe und veröffentlichte im Jahr 1826 eine Arbeit in HUFELANDS „Journal der praktischen Heilkunde", zu der HUFELAND einige zustimmende Worte beigefügt hat, es freue ihn, daß RUMMEL ganz mit ihm selbst übereinstimme, daß die Homöopathie eine Ergänzung und Vervollkommnung der bisherigen spezifischen Methode gegen die Krankheit selbst sei. In einer im nächsten Jahr veröffentlichten selbständigen Schrift tritt RUMMEL noch bejahender für die neue Lehre ein, und er bestreitet wie MÜLLER und RAU, die Homöopathie „wirke nachteilig auf das gründliche Studium der Hülfswissenschaften." („Die Homöopathie von ihrer Licht- und Schattenseite", Leipzig, 1827). – Besonderen Einfluß gewann RUMMEL, als er auf Anregung eines Verlegers 1832 die „Allgemeine homöopathische Zeitung" gründete.

Ende der zwanziger Jahre gab es mehrere Privatdozenten der Homöopathie in Leipzig. Als erster las darüber K. G. Ch. HARTLAUB seit 1827/28, doch gab er die Dozentur schon 1829 auf und zog zur Unterstützung des alten MÜHLENBEIN nach Braunschweig. Seit Winter 1829 lasen HAUBOLD und FRANZ über Homöopathie mit praktischen Übungen, und auch Moritz MÜLLER nahm seine Dozententätigkeit im gleichen Jahre wieder auf, die er bis 1833 weiterführte.

Die Kritiker. Die erste selbständige kritische Schrift über die Homöopathie stammt von dem Prager Professor I. R. BISCHOFF : „Ansichten über das bisherige Heilverfahren und über die ersten Grundsätze der Homöopathischen Krankheitslehre" (Prag, 1819). Sie ist in einem bemerkenswert ruhigem Tone abgefaßt und lobt HAHNEMANN mehrfach; er habe sich „einen ruhmwürdigen Namen" erworben, auch die Genauigkeit der Symptomfeststellung nennt er „lobenswürdig", wenn er auch nicht mit dem Stehenbleiben bei den reinen Erscheinungen einverstanden ist. Mit Recht tadelt er, daß man über die einzelnen Prüflinge nichts erfährt. An manchem Wesentlichen geht er vorüber, so behandelt er den Ähnlichkeitssatz nur recht oberflächlich und kurz, und auch HAHNEMANNS Bestreben, von der Hypothesenpathologie fortzukommen, wird nicht gewürdigt. Besonders schmerzlich ist ihm HAHNEMANNS Ablehnung des Aderlasses bei Lungenentzündung. Die Gabenlehre wird kaum beachtet.

Bald nach dieser Schrift erschien eine Arbeit „Über die Homöopathie" in HUFELANDS „Journal" (Bd. 49) ohne Namen des Verfassers, als deren Urheber aber bald der damalige ao. Professor in Leipzig F. A. B. PUCHELT bekannt wurde. Die Arbeit erschien auch als Sonderdruck. Sie ist gleichfalls in ruhigem Tone gehalten, sein Haupttadel ist, daß HAHNEMANN die Krankheit rein dynamisch auffasse, was, wie wir oben sahen, nicht richtig ist; aber mit diesem Einwand glaubt PUCHELT die Lehre schon widerlegt zu haben! Das Simile will er nicht ganz abstreiten, so widerspruchsvoll es auch auf den ersten Blick scheinen möge. HAHNEMANNS Unterscheidung von Erst- und Nachwirkung gibt er nur sehr bedingt zu; wenn man sie aber zugäbe, so wäre es wenigsten „denkbar", daß die homöopathischen Mittel mitunter die Heilung befördern. Diese Sätze versprechen mehr Zustimmung als PUCHELT letzten Endes äußerte. In manchem läßt er HAHNEMANN Gerechtigkeit angedeihen, indem er ihm einen hohen Grad von Scharfsinn, Konsequenz und Beharrlichkeit zubilligt. Die unangenehmste Seite der Homöopathie sei, daß sie die Wissenschaft beschränke. PUCHELT selbst hat nur wenig Versuche gemacht, von denen er jedoch nichts Genaueres mitteilt. Das unselige, von HAHNEMANN durch seine Ausdrucksweise heraufbeschworene Mißverständnis über die „innern Veränderungen" wirft seine Schatten gerade bei PUCHELT auf die ganzen Erörterungen. Die Gabenfrage wird gar nicht berührt. Wie verschieden die Meinungen waren, zeigt, daß z. B. der bedeutende Kliniker D. KIESER im Gegensatz zu PUCHELT die Erst- und Nachwirkung bestätigt, ohne sonst HAHNEMANN zuzustimmen.

Eine der eigenartigsten und zwiespältigsten Gestalten in dieser Reihe ist der Leipziger Professor Joh. Gottf. Christian JÖRG (1779–1856). Seit dem Jahre 1822 gab er eine Schriftenreihe „Critische Hefte für Ärzte und Wundärzte" heraus. Das erste Heft stellt die Frage, „Wie sollen wir als Ärzte prüfen, um das Gute zu erhalten?" HAHNEMANN wird darin nur einige Male in abfälligem Sinne erwähnt, aber gerade an Stellen, an denen man es erwarten sollte, bei Erörterung von JÖRGS Plan, Arzneiprüfungen am Gesunden anzustellen, sucht man seinen Namen vergebens. Von der Naturheilung sagt JÖRG, daß wir über ihre Reichweite sozusagen noch gar nichts wissen. „Man durchmustere die Handbücher über Therapie und man wird die Heilkraft der Natur dem angepriesenen Arzneivorrate sehr untergeordnet vorfinden." (S. 74). Er schlägt deshalb vor, bei leichteren ungefährlichen Erkrankungen keine Arznei zu geben, damit man die Reichweite der Naturheilkraft kennen lerne. Man sieht hier den Beginn der „abwartenden Behandlung" und der „nihilistischen Therapie" und erkennt, daß man durch die Homöopathie und ihre kleinen Gaben zu der Frage angeregt worden ist, ob die sog. homöopathischen Heilungen Naturheilungen seien.

Im zweiten Heft „Dr. Samuel Hahnemanns Homöopathie" (1826) ist JÖRG HAHNEMANN unverkennbar abgeneigt. Während er im ersten Heft gesteht, daß man über die Naturheilung fast nichts wisse, greift er hier HAHNEMANN scharf an, weil er von der Naturheilung wenig hält. Seine Ablehnung des Aderlasses läßt ihn sagen, sie „macht eine obrigkeitliche Unterdrückung dieser Irrlehre wünschenswert". In scharfen Worten tadelt er HAHNEMANNS Unzuverlässigkeit bei der Anführung früherer durch Homöopathie erzielter Heilungen. Moritz MÜLLER hat daraufhin die JÖRGschen „Richtigstellungen" nachgeprüft und kommt zu dem Ergebnis, daß JÖRG selbst hier sehr unzuverlässig ist, ja der sonst so gemäßigte MÜLLER wirft ihm vor, „daß er hier Täuschung beabsichtigt." (St. Arch., Bd. I, 1822). ROTH hat später (Hygea, Bd. 18) nochmals die Stellen nachgeprüft und stimmt MÜLLERS Urteil bei.

Besondere Beachtung beansprucht das Heft, weil es Nachprüfungen HAHNEMANNscher Prüfungen bringt (Chinarinde, Schwefel, Helleborus niger, Kampfer, Scilla und Ipecacuanha). Es verdient Anerkennung, daß uns JÖRG die jeweils den prüfenden Studenten gegebenen Arzneimengen angibt, daß er die Einzelprüfungen getrennt voneinander bringt, und daß auch die Symptome in zeitlicher Reihenfolge mitgeteilt werden. Eine auch heute noch bezweifelte Angabe HAHNEMANNS mußte JÖRG bestätigen, indem er bei Helleborus schreibt: „Alle diese Symptome erschienen jedoch nach den größeren Dosen des Mittels nicht etwa heftiger, sondern bei mehrern und mehrere Tage mäßiger als nach wenigern Tropfen" (S. 171). Zuletzt sagt er, „daß alle unsere Experimente hinsichtlich der Resultate mit den HAHNEMANNschen nicht stimmen". MÜLLER hat jedoch in übersichtlicher Weise die sich jeweils entsprechenden Symptome nebeneinandergestellt, so daß man feststellen kann, daß zahlreiche Symptome JÖRGS bei China, Kampfer und Helleborus sich ebenso oder ganz ähnlich auch bei HAHNEMANN finden. Beim Schwefel bringt JÖRG eine Anzahl von Symptomen, die HAHNEMANN nicht hat, es ist aber sinnlos, daraus ein „nicht stimmen" zu machen, da ja HAHNEMANN nie behauptet hatte, daß er sämtliche Schwefelsymptome festgestellt habe. Es bilden also die JÖRGschen Symptome eine erfreuliche Bereicherung.

Zum Schluß erklärt er „die Hahnemannsche Homöopathie ... als eine unhaltbare und nicht zu gebrauchende Theorie" (S. 174 f.), er meint aber andererseits doch, daß die Reichung nur eines Mittels, die Prüfungen am Gesunden und in mehreren chronischen Krankheiten Mittel nach dem Ähnlichkeitssatz zu geben „gewiß der Heilkunst noch zu einiger Bereicherung diene". Damit erkennt er drei der wichtigsten Grundsätze der Homöopathie an, und das hätte doch wohl eine andere Behandlung verdient als die nebenbei gebrachten Bemerkungen, da er vorher und auch später immer wieder das Unhaltbare der Lehre betont.

Zwei Jahre später erschien ein drittes Heft: „Wie lernen wir die Heilmittelwirkungen der Arzneien auf den menschlichen Körper kennen?", von dem jedoch nur das HAHNEMANN Betreffende hier kurz behandelt werden kann. „Je mehr Mittel ich versuchte, um so höher stieg mein Staunen über unsere Unkenntnis hinsichtlich der medizinischen Eigenschaften der Arzneien ... Eine so hochwichtige Angelegenheit für die medizinische Praxis mußte ich den Ärzten so bald als möglich vor Augen legen." (S. VI). Das klingt wirklich so, als ob er diese Entdeckung gemacht hätte, während doch manche, und insbesondere HAHNEMANN, das schon vor Jahrzehnten gesagt hatten. Und er vergißt ganz, daß er 2 ½ Jahre früher HAHNEMANN Schmähung der Heilkunde vorgeworfen hatte, als dieser über die Fragwürdigkeit der damaligen Arzneimittellehre dasselbe gesagt hatte. Nirgends aber erkennt er HAHNEMANNS große Leistung an. Noch mehrfach äußert er sein Erstaunen über unsere Unkenntnis; so sagt er vom Jod: „Niemand kennt seine medizinischen Tugenden, und doch wird es viel gebraucht". (S. 9).

Im gleichen Jahr erschienen seine „Materialien zu einer künftigen Heilmittellehre durch Versuche der Arzneien an gesunden Menschen". Mit seinem Grundsatz: „Die das Befinden des Gesunden umstimmenden oder krankmachenden Eigenschaften der Arzneisubstanzen sind auch die Heilkräfte derselben", knüpft er an HAHNEMANNS Gesichtspunkt an, aber JÖRG verwendet sie vom Standpunkt des „Contraria contrariis", das von ihm, wie auch von vielen anderen ausdrücklich als das „oberste Heilgesetz" anerkannt wird. „Am heftigsten wirken dagegen die Arzneien auf die Kranken umstimmend und krankmachend, wenn sie mit solchen Leiden zusammentreffen, deren Symptome denen ähnlich sind, welche sie selbst erzeugen." (S. 16). Erbrechen, Durchfälle usw. würden schon von verhältnismäßig sehr kleinen Gaben einen sehr hohen Grad erreichen. Deshalb werde kein Vorsichtiger und Gewissenhafter die Heilung auf diesem Wege erstreben. Das ist alles, was er hier zu sagen weiß. Eine Auseinandersetzung mit der Homöopathie erwartet man vergebens, ja noch nicht einmal ihr Name fällt.

So verdienstvoll einerseits JÖRGS Kritik der damaligen Arzneimittelkenntnisse war, so unberechtigt sind seine schiefen, unsachlichen Urteile über HAHNEMANN und seine Lehre. Der angesehene CHOULANT in Dresden sagt bei Besprechung von MÜLLERS Kritik an JÖRG „mit Sorgfalt ausgeführt und mit Mäßigung den leidenschaftlichen Aussprüchen der kritischen Hefte entgegentretend" (Allg. med. Annal., 1824, 106). Der ruhige, damals zwischen den Parteien stehende E. MARTIN wirft ihm „*gereizte* Sprache" und „persönliche Abneigung gegen das homöopathische Heilprinzip" vor und sagt: „Der letzte Paragraph ... spricht des Verfassers Haß gegen die Homöopathie aus." (Hyg. 9, 381).

Obwohl er eine größere Reihe von Schriften versprochen hatte, schwieg JÖRG längere Jahre und hat weitere Arzneiprüfungen nicht veröffentlicht, wenngleich aus den Erinnerungen von Karl Ewald HASSE hervorgeht, daß er auch später (etwa um 1830) noch Arzneiprüfungen mit Studenten gemacht hat, an denen HASSE teilgenommen hat (Tischner, AHZ 1940, H. 4).

Johann August HEINROTH war der dritte Leipziger Hochschullehrer, der das Wort gegen HAHNEMANN ergriff, und es soll nicht geleugnet werden, daß er es mit großem dialektischem Geschick getan hat, aber leider auch in einer von vornherein voreingenommenen Weise; öfter hat man den Eindruck, daß er mißverstehen *will*, und mitunter treibt er üble „Konsequenzenmacherei". In vielen Punkten hat er wie die andern mehr oder weniger recht, aber er wird der Leistung in keiner Weise gerecht.

Georg (Freih. von) WEDEKIND nimmt in seiner Schrift „Prüfung des homöopathischen Systems des Herrn Dr. Hahnemann" (Darmstadt, 1825) als reiner Materialist zu der Lehre Stellung und zeigt womöglich noch weniger Verständnis dafür als die übrigen Kritiker. Zur Kennzeichnung seiner Einstellung nur einige Sätze. Auf Seite 30 fragt er, „ob der Arzt in das Labyrinth der Magie übergetreten sei, wenn er mit H. annimmt, daß in den verschiedenen Arzneien verschiedene Geister eingesperrt wären ... Heißt homöopathisch kurieren etwas anderes, als Geister zitieren und Geister verbannen? Wären aber dann nicht die Ärzte Exorzisten?"

Hier ist der Wille zu verstehen nicht einmal in homöopathischer Hochpotenz vorhanden, aber trotzdem oder deshalb fand der Satz Anklang, man konnte immer wieder von der „magischen" oder „mystischen" Homöopathie lesen.

Noch einige Stufen tiefer steht allerdings Friedr. Alex. SIMON mit seinem dreiteiligen Werk „Samuel Hahnemann. Pseudomessias medicus" (Hamburg, I. Teil 1830, II. Teil 1833, III. Teil 1835). Der zweite Teil ist betitelt: „Der unsterblichen Narrheit Samueli Hahnemanni Pseudomessiae medici scabiosi ... andrer Teil". Darin wird HAHNEMANN meist „Scabiosus" genannt, alles andere steht ungefähr auf gleicher Stufe. Sachliche Klärung wird niemand in solchen Machwerken suchen, immerhin blieb das Werk auf die Ärzte nicht ohne Wirkung, und es hat auf lange Zeit das Kampffeld verpestet.

Die kleine Schrift von I.G. SCHIMKO „Das homöopathische System in mathematischer und chemisch-geologischer Hinsicht betrachtet und widerlegt" (Wien, 1829) verdient eine Erwähnung, da in ihm mathematisch der Unsinn der Hochpotenzen gezeigt werden sollte, indem behauptet wird, es sei unmöglich eine 30. Verdünnung herzustellen, da dazu eine Alkoholmenge benötigt würde, größer als der Erdball. In Wirklichkeit sind dazu jedoch nur 3000 Tropfen nötig.

*

Diesen *negativen* Kritikern seien nun einige angeschlossen, die mit größerem Willen zur Sachlichkeit an die Beurteilung der Lehre herantraten. Als erster verdient HUFELAND hier Erwähnung. HAHNEMANNS „Versuch über ein neues Prinzip" erschien in HUFELANDS „Journal für praktische Heilkunde" im Jahre 1796, dem in den nächsten 40 Jahren noch zwanzig Arbeiten folgten, die im wesentlichen günstig eingestellt waren, darunter 14 von HAHNEMANN selbst, sowie einige ablehnend kritische, wie die von PUCHELT. Bei dem hohen Ansehen, das HUFELAND genoß, konnte es nicht ausbleiben, daß er allein schon damit einen nicht geringen Einfluß zugunsten der Homöopathie ausgeübt hat. Außerdem nahm aber HUFELAND neben mehrfachen kürzeren Bemerkungen zweimal in längeren Ausführungen Stellung zu der Lehre. Das erste Mal geschah es in einer längeren „Vorerinnerung" zu den Arbeiten von RUMMEL und MESSERSCHMIDT 1826. Er nennt HAHNEMANN „einen unserer ausgezeichnetsten, geistvollsten und originellsten Ärzte", der früher „Beweis genug eines großen philosophischen Scharfsinns und einer seltenen Forschungsgabe gegeben hat".

Als Hauptsatz stellt er auf, daß die ursächliche Behandlung immer im Vordergrund stehen müsse, doch auch die symptomatische Kur könne ein Teil der Ursachenkur sein. Dann wendet er sich dem von ihm „die direkte Kurart" genannten Verfahren zu. „Bei der Kur der Wechselfieber untersuchen wir erst die entfernten Ursachen. Ist sie Indigestion, so heben wir diese durch Brech- und Purgiermittel; ist es Erkältung durch Schwitzmittel. Und oft ist damit die Kur gemacht. Dauert aber nach gehobener entfernter Ursache das Fieber fort, so richten wir die Kur unmittelbar gegen das Fieber und geben Spezifika, China und dergl. Ebenso bei Epilepsie und allen Nervenkrankheiten."

Dies Musterbeispiel ist in mehrfacher Hinsicht sehr aufschlußreich, es zeigt insbesondere, wie fragwürdig diese von HUFELAND so gerühmte ursächliche Kur und wie unsicher damals die Erkennung der Krankheiten war. Entweder liegt ein Wechselfieber vor, dann wird es schwerlich durch Behandlung einer angeblichen „Indigestion" geheilt werden, oder es lag nur eine Indigestion mit ihren Folgeerscheinungen vor, dann war es keine ursächliche Heilung eines Wechselfiebers, eines damals sehr unklaren und dehnbaren Begriffs.

Man sieht an diesem ausgesuchten Musterbeispiel eines berühmten Arztes auf Grund von welch fragwürdigen Heilanzeigen gehandelt wurde, und man fragt sich, wie erst ein durchschnittlicher oder gar unterdurchschnittlicher Arzt gehandelt haben würde. Galt HAHNEMANNS Kritik an der „königlichen Straße" nicht auch von dieser Kur?

Nach HUFELAND ist es sehr richtig gedacht, die Arzneiwirkungen am Gesunden zu erforschen; auch mit der dynamischen Auffassung der Arzneiwirkung ist er einverstanden, und die Wirkung kleiner Gaben gibt er bedingt zu. Zum Schluß zählt er 9 Vorteile und 5 Nachteile der Homöopathie auf: 1. Aufmerksammachen auf die vernachlässigte Symptomatologie; 2. Dasselbe gilt von der Diätetik; 3. Warnung vor großen, ja ungeheuren Gaben der Ärzte; 4. Einfachheit der Verordnung; 5. Genaue Prüfung der Mittelwirkung; 6. Bessere Herstellung der Pflanzenauszüge und Überwachung der Apotheken; 7. Sie schadet nie positiv; 8. Sie läßt dem Körper mehr Zeit zur ruhigen Selbstheilung; 9. Große Verminderung der Kurkosten.

Die Nachteile seien: 1. Gefahr der symptomatischen Kurart und Unterdrückung der ursächlichen; 2. Sie führt zu Vernachlässigung der Hilfsfächer; 3. Führt zu den gefährlichsten Unterlassungssünden: Aderlaß und andere Blutentziehungen, Brech- und andere Ausleerungsmittel; 4. Das Selbstdispensieren hat neben Vorteilen auch Nachteile; 5. Sie raubt dem Arzt das Vertrauen in die Heilkraft der Natur. Andererseits aber gewährt sie dieser Heilkraft freiesten Spielraum.

Diese günstige Beurteilung des berühmten Arztes erregte vielfaches Aufsehen und führte auch mehrfach zu Angriffen, so daß sich HUFELAND veranlaßt sah, nochmal in seinem „Journal" das Wort zu nehmen (Bd. 70; 1830, selbständig erschienen 1831). Durch diese taktische Lage, in der Verteidigung zu stehen, hat er einiges mehr in kritischem Sinne gehalten, aber es bleibt noch genug der Zustimmung. Einen Fortschritt bedeutet die Schrift insofern, als er schärfer unterscheidet zwischen der „ersten, rohen Gestalt der Homöopathie" und dem, was sich daraus entwickelt hat, womit er offenbar auf Ansichten von

MÜLLER, RUMMEL, RAU und ihren Anhängern anspielt. Bei einer Gegenüberstellung reicht er natürlich der alten Schulmedizin die Palme und rühmt die „herrliche Wirkung" der Abführmittel, die künstlichen Geschwüre und das Blutlassen. Vielsagend ist, daß er zweimal die Metallvergiftung erwähnt, womit in erster Linie die damals sehr häufigen Quecksilbervergiftungen bei Syphilis gemeint sind. Gegen Schluß schreibt er zusammenfassend: „Keine Homöopathie, wohl aber eine homöopathische Methode in der rationellen Medizin!" Zuletzt spricht er den Wunsch aus, daß die Homöopathie noch recht viele spezifische Mittel finden möge (s. Wapler : Hufelands Schriften über die Homöopathie und die 18 Thesen von Dr. Paul Wolf, Leipzig, 1921).

In letzterem liegt wohl besonders eine Anspielung auf Belladonna als spezifisches Vorbeugungs- und Heilmittel bei Scharlach, das HUFELAND für so bedeutungsvoll hielt, daß er im gleichen Jahr (1826) eine Schrift herausgab, in der er eine Anzahl von Arbeiten anderer Ärzte gesammelt hatte, die über günstige Erfolge mit dieser Behandlung berichtet hatten („Die Schutzkraft der Belladonna gegen das Scharlachfieber"). In seinen „Schlußresultaten" schreibt er zusammenfassend: „Die Belladonna besitzt die Kraft, die Organismen gegen das Scharlachfieber zu schützen, aber freilich nicht absolut, wie nichts in der Medizin, sondern bedingungsweise und mit Ausnahmen". Noch in seinem letzten seine Erfahrungen zusammenfassenden Buche, dem „Enchiridion medicum" verweist er auf diese Behandlung.

In einem Aufsatz „Physiatrik" („Journal", Bd. 79, 1833), hat er noch tieferes Verständnis für die Homöopathie gewonnen, da er nicht wie früher von Spezifität der Mittel gegen Krankheitsarten spricht, sondern von Mitteln, „welche diesem Organ und diesem Krankheitszustande am nächsten verwandt sind". Er hat also hier den individuell-spezifischen Begriff der Homöopathie.

1835 hat HUFELAND nochmals in seinem „Journal" kurz zur Homöopathie Stellung genommen, wobei er einige Abschnitte einer Arbeit von GRIESSELICH abdruckt, und es begrüßt, daß eine Gruppe von Homöopathen sich jetzt der Schulmedizin genähert habe, so daß er offenbar eine Einigung als unmittelbar bevorstehend ansieht. Er hat jedoch dabei übersehen, daß alles wesentliche, was er dieser Gruppe zuschreibt, Moritz MÜLLER schon fast ein halbes Menschenalter früher gesagt und angestrebt hat.

Im Jahre 1910 hat bei der Hundertjahrfeier der „Hufelandischen Gesellschaft" der Festredner H. STRAUSS gesagt: „Weiterhin darf es ihm als Verdienst angerechnet werden, daß er mit der Kraft seiner autoritativen Stellung der Ausbreitung der Homöopathie entgegentrat ..." (Berl. klin. Woch. 1910, Nr. 6) Damit meint STRAUSS offenbar die fast zwei Dutzend Aufsätze im „Journal" *zugunsten* der Homöopathie von HAHNEMANN und seinen Anhängern und das, was HUFELAND in seinen eigenen Arbeiten Lobendes über die Lehre und ihren Schöpfer gesagt hat! Die einzige Entschuldigung für diese offenbare Fälschung ist die Tatsache, daß dergleichen auch sonst der verhaßten Homöopathie gegenüber nicht selten war.

Eine kurze Erwähnung verdient auch der geistreiche Philosoph G. Th. FECHNER (1801–1887), der im Jahre 1822 das medizinische Staatsexamen gemacht hatte und im gleichen Jahr eine kleine Schrift herausgab „Panegyrikus der jetzigen Medizin und Naturgeschichte", einen scharf ironischen Lobgesang auf die damalige Medizin; das Lob gelte aber bloß für die „ächt hippokratische, die allein seligmachende" Schule. Aber „es liebt die Welt das Strahlende zu schwärzen", und so habe die neuere Zeit „eine infame Satire auf dies göttliche System hervorgebracht", das HAHNEMANNsche System. Doch sei bekanntlich HAHNEMANN ein kluger Mann und habe sein System nicht ernst gemeint. Im übrigen sei es einfach, man brauche nur bis drei zählen zu können, bedürfe weiter keiner Kenntnisse, man komme mit der deutschen Sprache aus und brauche deshalb im Examen nur auf Deutsch zu schweigen. – Alles ist ein leichtes, witziges Spiel und schwebt nicht ohne tiefere Bedeutung zwischen Scherz, Ironie und kleinen boshaften Wahrheiten. Das Ganze wird dadurch fast unentwirrbar, daß die Homöopathie ironisiert und zugleich als bewußte Satire der ironisch „göttlich" genannten Schulmedizin aufgefaßt wird. Man merkt in manchem, daß FECHNER eine gewisse Zuneigung zur Homöopathie hat. Ein echter FECHNER! Es wird hier hauptsächlich erwähnt, weil es insofern Geschichte gemacht hat, als das, was hier in komischer Übertreibung von der Homöopathie gesagt wird, von Gegnern der Homöopathie ins Ernsthafte und Plumpe gewendet wurde, wie von SACHS und STIEGLITZ (s. u.).

FECHNER gab von 1834–38 ein achtbändiges „Hauslexikon" heraus, in dem auch die Gesundheitspflege und die Behandlung von Krankheiten in Haus und Familie besprochen wird, wobei auch die Homöopathie Berücksichtigung erfährt. Diese Abschnitte stammen von Dr. Carl HAUBOLD in Leipzig..

In ähnlichem Sinne wie HUFELAND hat sich auch Fr. GROOS in Heidelberg ausgesprochen in seiner Schrift „Über das homöopathische Heilprinzip" (Heidelberg, 1825); auch er hat den Willen zur Gerechtigkeit. Besonders setzt er sich in eindringenden reizphysiologischen Erörterungen mit den Wirkungen enantiopathischer und homöopathischer Arzneien auseinander, worauf, ohne Namen zu nennen, HAHNEMANN in § 69 des Organons (V u. VI) eingegangen ist. Das Simile gibt er bedingt zu und spricht HAHNEMANN „Tiefsinn" und „Originalität" zu; die „Homöopathie, gehörig beschränkt, strahlt unter den Erfindungen des menschlichen Geistes als eine der nützlichsten; sie wird ein höchst schätzbarer integrierender Teil der Heilkunde." (36) Dagegen tadelt er scharf die Ablehnung des Aderlasses und der Brech- und Purgiermittel.

Der weimarische Amtsphysikus Karl Ludwig KAISER spricht sich in seiner Schrift über das Simile bejahend aus, ohne ihn zum alleinigen Grundsatz machen zu wollen, desgleichen über die Arzneiprüfungen und vergleichsweise kleinen Gaben („Die homöopathische Heilkunst im Einklange mit der zeitherigen Medizin und den Gesetzen derselben untergeordnet", Erlangen, 1829). Unter gewissen Umständen verdiene „die homöopathische Heilmethode sehr der Beachtung und Anwendung". Besonders ausführlich hat er sich scharfsinnig mit der Erst- und Nachwirkung beschäftigt. Mit diesen Untersuchungen ist er ein Vorläufer der „Biologischen Reizregel".

c) 1832 – 1850

1. Die Allgemeine homöopathische Zeitung. Im Jahre 1832 erhielt Stapfs „Archiv" einen Genossen in Gestalt der „Allgemeinen homöopathischen Zeitung" (AHZ), deren Schriftleiter RUMMEL, GROSS und HARTMANN waren. Der Umstand, daß den zwei freien Homöopathen RUMMEL und HARTMANN ein Hahnemannianer gegenüberstand, kennzeichnet die Richtung des Blattes, indem nun endlich die Kritischen ein freies Wort wagen konnten, was sie denn auch bald taten. In Nr. 22 erschien eine Arbeit von K. T. KRETSCHMAR (Kretzschmar) in Belzig (1786–1838), eine bewußte Empörung gegen das unduldsame Selbstherrschertum HAHNEMANNS, der drei Monate vorher gegen die Leipziger „Halbhomöopathen" gewettert hatte. Selbstbewußt und klar verteidigte er in der Arbeit „Was heißt Allöopathisieren in der Homöopathie, und kann es stattfinden?" den Standpunkt der „Mischlingssekte" und nahm das Recht in Anspruch, kleine Blutlässe, einen unarzneilichen Einlauf und dergl. vorzunehmen. Aber auch rein allopathische Kuren seien nicht abzulehnen. „Wie nun aber, wenn man uns noch je zuweilen auf rein allöopathischen Kuren ertappen sollte? Nun dann sind wir im gegebenen Falle Allöopathen. Und wenn tun wir dies? Wenn wir gezwungen sind. Und warum lassen wir uns zwingen? Weil wir niemand unsere Hilfe versagen können." Das Ganze ist offenbar absichtlich in etwas leichtem Ton und recht unverbindlich gegen den Schöpfer der Lehre geschrieben. KRETSCHMAR hat in einer Schrift mit dem kennzeichnenden Namen „Allopathie und Homöopathie Hand in Hand" (Leipzig, 1835) nochmals das Wort ergriffen, die Zusammenfassung der Bestrebungen beider Schulen unter dem Namen „Antagonie" zeigt deutlich den Einfluß von Moritz MÜLLER. Es ist eine etwas grundsatzlose Mischung der beiden Verfahren.

HAHNEMANN ergriff bald darauf in der AHZ das Wort und verurteilte auf das schärfste allopathische Maßnahmen, dabei von „unhomöopathischen Verbrechen, beispielloser Anmaßung" und von „Frevlern" sprechend. Gleichzeitig damit erschienen Aufsätze von GROSS und RUMMEL, worin sogar Ersterer einige entschuldigende Worte für ehemalige Allopathen fand, die sich nicht sofort ganz in die Lehre hineinfinden könnten. In der gleichen Nummer erteilte man außerdem MÜLLER das Wort, offenbar um die Wirkung von HAHNEMANNS Angriff sofort abzufangen. MÜLLERS sehr ruhige Entgegnung versucht dem ganzen Streit den Stachel zu nehmen, indem er erklärt, es drehe sich im Grunde um die Frage nach den Grenzen der Homöopathie; naturgemäß würden diese von den verschiedenen Ärzten verschieden gezogen. – Wie sehr die ganze Luft durch diesen Streit mit Giftgas erfüllt war, zeigt eine Bemerkung des sonst ruhigen, gemäßigten RUMMEL, der 1834 in der AHZ schreibt: „Hahnemann liebt niemanden außer sich selbst, sein Haß aber ist unauslöschlich. Mit diesem verfolgt er jeden, der irgendwie sein Mißfallen erregt ... Wer sich untersteht, neben ihm noch etwas sein zu wollen, begeht in seinen Augen ein Verbrechen." HAHNEMANNS unheilvoller Einfluß erstreckt sich auch, wie wir schon sahen, auf das Leipziger Krankenhaus, so daß MÜLLERs Stellung unhaltbar wurde, worauf dann am 1. November 1833 der HAHNEMANN-Anhänger SCHWEIKERT die Anstalt übernahm, unter dessen Leitung HAHNEMANN von Köthen herüberkam, sie besichtigte und seine Zufriedenheit äußerte. Doch wurde SCHWEIKERTS Stellung nach HAHNEMANNS Fortzug nach Paris schwierig, und er trat zurück. Da alle verärgert waren und niemand das schwierige Erbe übernehmen wollte, erhielt es endlich am 1. 1. 1836 der junge Dr. K. W. FICKEL, über den jedoch schon im Februar sich ungünstige Nachrichten verbreiteten, und der dann als Betrüger entlarvt wurde, da sich herausstellte, daß seine Veröffentlichungen über Homöopathie Fälschungen waren und er sich eine Arzneimittelprüfung rein aus den Fingern gesogen hatte. Als sich das Gewitter immer mehr über ihm zusammenzog, trat er im August 1836 zurück. Infolge dieser Streitigkeiten hatten sich die Gönner zurückgezogen und auch die Geldspenden blieben bald aus, so daß man in Geldschwierigkeiten geriet und die Anstalt 1842 geschlossen werden mußte.

Cholera. Hier soll auf die große Epidemie im Beginn der dreißiger Jahre nur insofern eingegangen werden, als sie eine Rolle in der Geschichte der Homöopathie gespielt hat. Nicht nur die Homöopathen behaupteten, daß sie wesentlich bessere Erfolge hätten, sondern auch Behörden berichteten das und Sammelstatistiken haben es bestätigt. BUCHNER bringt in einer Schrift „Resultate der Krankenbehandlung allopathischer und homöopathischer Schule" (München, 1843) eine Statistik aus mehreren Orten von über 20000 Kranken, von denen bei allopathischer Behandlung fast 50% starben, während bei homöopathischer von 1557 nur 6% starben. Auch andere Statistiken weisen einen großen Vorsprung der Homöopathie auf, und wenn vielleicht auch die Statistiken gewisse Fehler haben mögen, so ist doch dieser große Unterschied nicht einfach wegzuerklären; er scheint darauf hinzuweisen, daß die Homöopathie in der Tat in diesem Punkte überlegen war, und sei es auch nur durch Unterlassen der damals üblichen ausgiebigen Aderlässe der Schulmedizin. Das wirkte sich auch praktisch aus, indem in Rußland und Österreich, wo die Homöopathie verboten war, andere Saiten aufgezogen und sogar der Homöopathie Krankenhäuser zur Cholerabehandlung eingerichtet wurden. Auch sonst sprach diese Tatsache zugunsten der Homöopathie, die deshalb auch in Auswirkung davon vielfach Fortschritte machte.

Die Hygea (Die Spezifiker). Im Jahre 1834 erhielt die AHZ eine Kampfgenossin in der „Hygea", deren leitender Geist während ihres ganzen Bestehens (bis 1848) Ludwig GRIESSELICH, ein badischer Militärarzt in Karlsruhe, war. Als Herausgeber zeichneten in den ersten Jahren außerdem der Geheime Hofrat und Leibarzt KRAMER, Hofrat WICH, der Freiburger Professor Dr. med. et phil. WERBER und der Privatdozent in Heidelberg Joh. Wilhelm ARNOLD. Von Mitarbeitern nenne ich noch GENZKE, Professor KIRSCHLEGER von der „Ecole de Pharmacie" in Straßburg, F. L. SCHRÖN in Hof, TRINKS in Dresden, BÖCKER in Radevormwald, später Privatdozent in Bonn, sowie KURTZ in Frankenstein (später Breslau und Leibarzt in Dessau, 1799–1878).

Der Wesenheit GRIESSELICHS entsprechend wollte die Zeitschrift nicht Gegensätze vertuschen und ausgleichen, sondern klare Begriffe und reinliche Scheidung schaffen und, wo es sein mußte, Kampf; und dieser Kampf wurde bald nach beiden Seiten, sowohl gegen die Hahnemannianer als auch gegen die Schule in aller Schärfe geführt. Man anerkannte nur drei Sätze HAHNEMANNS: den Ähnlichkeitssatz, die Arzneiprüfung am Gesunden und die vergleichsweise kleinen Gaben *eines* Mittels. Wenn man aber auch das Simile für den wichtigsten Satz hielt, so bestritt man doch nicht, daß man auch auf allopathische Weise heilen könne, und man griff auch ganz offen zu allopathischen Mitteln, wenn es zweckmäßiger, d. h. wirksamer schien.

F. L. SCHRÖN (1804–1854). Wenn hier auf SCHRÖN zuerst eingegangen wird, so deshalb, weil er schon frühzeitig die Ansichten der „Spezifiker" kurz und klar dargestellt hat, wie es GRIESSELICH in dieser Form nie getan hat. Was hier von SCHRÖN bezüglich seiner Ansichten gesagt wird, gilt im ganzen auch von andern, insbesondere von GRIESSELICH. In seiner kleinen Schrift „Die Hauptpunkte der Hahnemannschen Lehre" (Erlangen, 1834) beschränkt er sich auf vier Punkte. Scharf bekämpft er HAHNEMANNS Behauptung, der „Inbegriff der Symptome" sei die einzige Heilanzeige; bei der Ähnlichkeit, die verschiedene Krankheiten miteinander haben können, wäre die Krankheit aus den Symptomen nicht allein zu erkennen. Dabei macht er darauf aufmerksam, daß HAHNEMANN sich selbst widerspricht, indem er mehrfach in den „Chronischen Krankheiten" betont, daß in gewissen Fällen sich die Krankheiten nicht durch die Symptome aussprechen. Auch Gelegenheitsursachen nehme er an, außerdem berücksichtige er bei den chronischen Miasmen die Ursache. Daß HAHNEMANN das bei den akuten Miasmen auch berücksichtigt sehen will, hat SCHRÖN übersehen.

Manches ist von ihm zu einseitig und abgünstig dargestellt, denn schon die Wertung der Symptome führt zu einer Auswahl auf Grund pathologischer Überlegungen; außerdem verkennt er wie fast alle die „innern Veränderungen". Auf diese Weise wird die Kluft zwischen den Spezifikern und HAHNEMANN als größer dargestellt, als sie in Wirklichkeit ist. Den Ähnlichkeitssatz nennt er die größte Errungenschaft der Heilkunde, bestreitet aber die Erklärung HAHNEMANNS. Die Arzneimittellehre sei erst im Begriff eine spezifische zu werden. Die Psora- und die Potenzierlehre lehnt er beide ab.

In der „Hygea" hat er zahlreiche wertvolle Beiträge veröffentlicht; er zeigt sich als tüchtiger, vorurteilsfreier und vielseitiger Arzt, der wie alle Spezifiker, weder die Chirurgie noch die Leichenöffnungen vernachlässigt.

SCHRÖNS zweibändiges Werk „Die Naturheilprozesse und die Heilmethoden" (Hof und Wunsiedel, 1837) bringt eine tief dringende Untersuchung der

Naturheilkraft, die er bejaht und im Anschluß an STAHL „Seele" nennt. Er teilt hier die normalen Heilungsbestrebungen in guter Zergliederung in antipathische, heteropathische und homöopathische, stellt ihnen die drei ärztlichen Heilverfahren der Antipathik, der Heteropathik und der Homöopathik an die Seite und rückt damit die Homöopathie als gleichberechtigtes Verfahren neben die beiden andern. Das Werk stellt eine beachtliche Leistung eines praktischen Arztes dar und überschreitet den Rahmen einer sektenhaft eingestellt homöopathischen Schrift weit (Vgl. Tischner: Fr. L. Schrön, AHZ 1942, Bd. 190, Nr. 5).

Ludwig GRIESSELICH (1804–1848) ist von ähnlicher Schärfe des Urteils wie SCHRÖN, aber nicht von dessen sachlicher Ruhe, sondern bringt oft ein Feuerwerk witzig-ironischer Bemerkungen, worin er sich beeinflußt zeigt durch die Schreibweise Heinrich HEINES und die Art und Unart des damaligen Zeitungsstils; vielfach ist das ganze durchsetzt mit heute kaum mehr verständlichen Zeitanspielungen, und nicht selten entgleitet die Erörterung in das scharf Persönliche. Wie viele andere Homöopathen ist er durch Krankheit in der eigenen Familie für die Homöopathie gewonnen. Zuerst, wie es nahe liegt, den HAHNEMANNschen Anschauungen sich anschließend, wurde er doch bald Anhänger der Freien, auf einer Reise durch Moritz MÜLLER, TRINKS und Paul WOLF 1832 dafür gewonnen. In seinen sehr zahlreichen Arbeiten hat er sowohl Einzelfragen, wie die der Hochpotenzen, der Isopathie, in kritischem Sinne behandelt, als auch Krankheitsfälle beschrieben, dabei auch offen über Mißerfolge berichtend. In einigen Arbeiten hat er einzelne Krankheiten nach schulmedizinischer Diagnose abgehandelt, wie Krupp, Dysenterie usw., unter Mitteilung einzelner Fälle. In andern bespricht er die Arzneimittel, die bei einer Krankheitsgruppe in Betracht kommen, wie etwa die Mittel bei Herzkrankheiten usw.

Während seine meisten Schriften stark polemische Züge haben mit den oben gekennzeichneten Eigenheiten, fehlt das in seiner wichtigsten Schrift „Handbuch zur Kenntnis der homöopathischen oder spezifischen Heilkunst" (Karlsruhe, 1848) vollkommen; in ihm hat er das Thema in entwicklungsgeschichtlicher Darstellung ohne Polemik in sachlicher Ruhe abgehandelt. Er geht darin auf alle Fragen der Homöopathie ein, aber infolge dieser entwicklungsgeschichtlichen Darstellung trägt er seine Ansichten nicht in zusammenhängender Weise vor, und man bekommt nicht ein so einheitliches Bild von ihnen wie bei SCHRÖN (s. Tischner: „Quellenschriften", Bd. 2).

Joh. Wilhelm ARNOLD (1801–1873) war homöopathischer Arzt und Privatdozent der Physiologie in Heidelberg, von 1835–1840 ao. Professor in Zürich und darauf wieder Arzt in Heidelberg. Mehrfach hat er reizphysiologische Tierversuche gemacht. In Versuchen an Fröschen erzeugte er mit $^1/_{10\,000}$ Gran Strychnin Krämpfe; am nächsten Tage bekamen sie dann auf $^1/_{1\,000\,000}$ Gran Strychnin schon Krämpfe, während diese Gabe bei unbehandelten nicht dazu führte. Diese „künstliche Krankheit" des ersten Tages hat also eine um das hundertfache erhöhte Reizbereitschaft erzeugt.

Von Wichtigkeit ist sein 1851 erschienenes Buch „Das rationell-spezifische oder idiopathische Heilverfahren als naturgesetzliche Heilkunst" (Heidelberg). Bei aller Hochschätzung der Anatomie und Physiologie betont er doch, daß auch Erscheinungen, die vorerst nicht verstehbar, d. h. nicht auf physiologische Vorgänge rückführbar sind, berücksichtigt werden müssen. Andererseits dürfte der Homöopath auch nicht bei den reinen Erscheinungen stehen bleiben, soweit sie deutbar sind. Nicht nur das erkrankte Organ, sondern auch die Art seiner Erkrankung müsse ermittelt werden, und man müßte danach streben, die Erscheinungen physiologisch zu verstehen, dasselbe gelte von den Arzneiwirkungen. Das Contrarium weist er nicht ganz ab und verwendet es selbst insbesondere beim Darniederliegen wichtiger Verrichtungen und bei stark entzündlichen Erscheinungen, wobei er dann den Aderlaß anwendet, wenn infolge zu großer Blutfülle das Blut stockt und das Mittel gar nicht an das erkrankte Gewebe geführt werden kann. Für den damals verfemten Begriff der Lebenskraft tritt er nicht ein, aber er betont, daß die Vorgänge im Organismus nicht rein chemisch-physikalisch verstehbar sind, insbesondere bestreitet er eine damals viel vertretene Ansicht, daß im lebenden Körper die Gesetze der Endosmose und der Exosmose uneingeschränkte Geltung haben. Er geht selten von der vierten auf die fünfte oder sechste Verdünnung über. Statt der Pflanzentinkturen empfiehlt er bei manchen Pflanzen Verreibungen der frischen Pflanze mit Milchzucker, ein Verfahren, das in unsern Tagen weiter ausgebaut worden ist, da in der Tat damit der Gehalt der Pflanze vollständiger zur Wirkung kommt.

ARNOLD rückt auch mit der Benennung seines Verfahrens als eines „idiopathischen" von der Homöopathie ab und das mit einem gewissen Recht, da er in vielem dem Hahnemannismus ablehnend gegenübersteht, aber er stellt die Kluft, die beide voneinander trennt – ebenso wie SCHRÖN –, größer dar, als sie zumal nach neueren Erkenntnissen ist. Das Wort „idiopathisch" hat sich nicht durchgesetzt, aber auch die von ARNOLD früher gern gebrauchte Bezeichnung „Spezifiker", die in den vierziger und fünfziger Jahren auch von andern für diese Gruppe gebraucht wurde, ist nicht durchgedrungen.

Wie es nach seiner Vorbildung als Physiologe nicht anders zu erwarten ist, tritt bei ihm durch seine an die neueste Physiologie der Zeit anknüpfenden Überlegungen der Zusammenhang mit der Schulmedizin stark hervor. Hier hätte wohl die Möglichkeit bestanden, eine Verständigung der beiden feindlichen Brüder zu erreichen, ja vielleicht eine Verschmelzung homöopathischer und allopathischer Gedankengänge. Aber die Gruppe ist fast ganz unbeachtet geblieben und kein Kliniker hat sich damit theoretisch und praktisch mit dem Willen des Verstehens auseinandergesetzt. Wir sind natürlich heute von ARNOLDs Standpunkt weit entfernt, was physiologisches Wissen angeht, aber das Buch kann auch heute noch als ein Vorbild für eine Heilkunde dienen, die die Gedanken beider Schulen in organische Verbindung bringen will (s. Tischner: „Quellenschriften", Bd. l).

Die achtzehn Thesen. Im Jahre 1835 war HAHNEMANN nach Paris gegangen, und es ist auffallend, daß im folgenden Jahr fast gleichzeitig drei Arbeiten veröffentlicht worden sind, die die homöopathische Lehre kurz in einer Anzahl Lehrsätzen zusammenfaßten. Man hatte wohl das Gefühl, daß es nun nach dem Wegzug HAHNEMANNS an der Zeit sei, sich Rechenschaft darüber abzulegen, was an seiner Lehre haltbar sei, ohne daß man erregten Einspruch des unduldsamen Selbstherrschers fürchten müßte. Neben dem allzu kurzen, nur wenige Seiten umfassenden „Sendschreiben an alle Verehrer der rationellen Heilkunst, nebst Thesen über Homöopathie", von RAU (Gießen, 1836) steht das „Offene Bekenntnis" von GRIESSELICH und SCHRÖN, das wesentlich ausführlicher ist und klar und entschieden den Standpunkt der Freien schildert; es hat jedoch den Nachteil, daß es durch lange Anmerkungen zu unübersichtlich geworden ist. Die beste Arbeit sind die „*Achtzehn Thesen für Freunde und Feinde der Homöopathie*" von Paul WOLF, die von RUMMEL und GROSS durchgesehen, etwas erläutert und erweitert wurden. Sie wurden auf der Magdeburger Zentralvereinsversammlung 1836 vorgelesen und einstimmig angenommen. Aus der Art ihrer Entstehung und ihrem Zweck vom Zentralverein angenommen zu werden, erklärt es sich, daß das Gemeinsame aller mehr als die Gegensätze unter ihnen betont wurden. Im ganzen haben aber doch die Freien den Thesen ihren Stempel aufgedrückt, und sie darf als die beste Zusammenfassung der Lehre angesehen werden, die auch heute noch verlangen kann, in den Erörterungen über Homöopathie gehört zu werden, wenn es auch in manchen Punkten natürlich den heutigen Ansichten nicht mehr entspricht, was insbesondere von der Auffassung des Similesatzes als eines Naturgesetzes gilt und den heute veralteten Ansichten über die Hochpotenzen, über die man sich bei dem damaligen Stande der Atomphysik kein klares Urteil bilden konnte.

Das Schicksal der Thesen war nicht glücklich, da HUFELAND 15 Tage vor der Magdeburger Versammlung starb und der Nachfolger die Aufnahme in das „Journal" verweigerte, obwohl, wie es scheint, HUFELAND schon sein Einverständnis gezeigt hatte. Sie erschienen deshalb in Stapfs „Archiv" (Bd. 16); infolgedessen sind sie in den schulmedizinischen Kreisen nicht bekannt geworden, aber auch in homöopathischen Kreisen kennt man sie nicht so, wie sie es verdient hätten, denn der mehrfach erfolgte Abdruck eines ganz kurzen Auszuges vermittelt kein genügendes Bild der Thesen und übergeht gerade wichtige Punkte. Erst WAPLER hat sie mit den Aufsätzen von HUFELAND vollständig abgedruckt (s. o.). Außerdem bringt der erste Band meiner „Quellenschriften" die wichtigsten Thesen 4–11 in vollständigem Abdruck.

Nur einige Punkte seien kurz erwähnt, während im übrigen auf die Urfassung verwiesen werden muß. Längere und tiefdringende Erörterungen befassen sich mit dem immer gemachten Vorwurf, die Homöopathie sei ein rein symptomatisches Verfahren. Es wird demgegenüber betont, daß das homöopathische Heilprinzip eine „innere" Übereinstimmung der natürlichen und Arzneikrankheiten in bezug auf „*Sitz, Art* und *Charakter*" fordere. Die siebente

These beginnt mit den Worten: „Wir haben unter der *Veränderung im Innern,* dem Ursächlichen des wahrnehmbaren Symptomenkomplexes, dem *Wesen* der Krankheit ... nie etwas anderes verstanden, als die *rein dynamische* Seite des Ursächlichen (die vitale, ideale, die *causa proxima* im strengsten Sinne), aber durchaus nicht die *materielle* Seite." Hier ist eine der ganz wenigen Stellen des früheren homöopathischen Schrifttums, an der die „innern Veränderungen" richtig aufgefaßt werden; es ist an diesen Ausführungen nur auszusetzen, daß es so dargestellt wird, als ob alle in dieser Auffassung einig waren, während gerade das Gegenteil richtig ist, indem hier WOLF seine eigene Erkenntnis vielleicht aus taktischen Gründen verallgemeinert.

Die „Achtzehn Thesen" wurden von der Schulmedizin ebensowenig beachtet, wie die Arbeiten von MÜLLER, SCHRÖN, GRIESSELICH und ARNOLD; man beschäftigte sich lieber mit HAHNEMANN und den Hahnemannianern, anstatt sich mit dieser „Magna Charta" der kritischen Homöopathie bekannt zu machen und sich mit ihnen in eindringender Weise auseinanderzusetzen. – Wie nötig es ist, einen scharfen Schnitt zwischen HAHNEMANN und der kritischen Richtung zu machen, zeige noch ein Wort von KURTZ. Nachdem er an HAHNEMANN zuerst lobt, was zu loben ist, sagt er zum Schluß: „Man sagt wohl nicht zuviel, wenn man behauptet: Es ist Hahnemann, der der Homöopathie die tiefsten Wunden schlug, er ist es, in dessen Prokrustesbett die Heilkunst ewig siechen müßte" (Kurtz, „Sendschreiben an Herrn Dr. J. C. G. Jörg"; Leipzig, 1838). Dieser Satz zeigt, wie weit die Kritischen sich von HAHNEMANN entfernt hatten, ohne doch die wichtigsten Grundsätze der Homöopathie aufzugeben.– Es muß aber einschränkend gesagt werden, daß man sich weniger scharf ausgedrückt hätte, wenn man HAHNEMANNS eigentliche Meinung über die „innern Veränderungen" und die „festständigen" Krankheiten gekannt hätte.

Stapfs „Archiv" (1832–1848). Neben den behandelten „Kritischen" bestand auch noch die HAHNEMANNsche Richtung, und sie scharte sich auch jetzt um Stapfs „Archiv", und wenn auch die Hahnemannianer darin tonangebend waren, so waren auch die andern nicht daraus ausgeschlossen; es wurde, wie es in der Art eines Archivs liegt, besonders gern für größere Arbeiten verwendet, die wegen ihres Umfangs nicht in die AHZ paßten, wie es RUMMEL mitunter machte. Auch der tüchtige GOULLON in Weimar, der später der oberste Medizinalbeamte des Großherzogtums wurde, schrieb mit Vorliebe im Archiv, obwohl er sich keinerlei Bindungen auferlegte und auch allopathische Verordnungen nicht mied. BÄRTL berichtete dort über die Ergebnisse von Leichenöffnungen, gab größere Gaben und verwendete in ausgiebigem Maße die Wasserheilkunde, z. B. beim Typhus. Man findet auch Bemühungen über den Einzelfall zu Verallgemeinerungen zu kommen, so handelt GOULLON die Behandlung der Mandelentzündung ab. Besonders der Wiener ATTOMYR hat mehrfach derartige Arbeiten geliefert, über den Schlaganfall, die Dysenterie, den Krupp u.a. Dabei versucht er auch noch in anderer Weise über den idiographischen Hahnemannismus durch Zusammenfassen hinauszukommen, indem er

Aloe-, Arsenik- und Sublimat-Dysenterien unterscheidet, dabei vielleicht an RADEMACHER oder PARACELSUS anknüpfend. Bei Schilderung des Krankheitsbildes geht er auf die pathologische Anatomie und Chemie ein und unterscheidet nach ROKITANSKY mehrere Stufen der Ruhr.

Joseph ATTOMYR (1807–1856), ein sehr reger, kampfesfroher, leicht begeisterter, unkritischer und überspannter Mensch, lebte vielfach in regem Streit mit den Kritischen, insbesondere mit GRIESSELICH. Er ist einer der wenigen Homöopathen, bei denen sich Einflüsse der Romantik nachweisen lassen, die wohl seiner ganzen Wesensart entsprach.

Die zweite hervorstechende Persönlichkeit aus dem Kreise um das „Archiv" war Constantin HERING (geb. 1800 in Oschatz in Sachsen, gest. 1880 in Philadelphia). 1827 ging er nach Surinam, wo er Studien über die Wirkung der Schlangengifte machte und die erste Prüfung von Lachesis, einem seitdem sehr wichtig gewordenen Mittel, anstellte. In manchem hat er Ähnlichkeit mit ATTOMYR; auch er war eine „romantische Natur", aber beide verstatteten doch dem romantischen Denken keinen Einfluß auf das Wesentliche der Homöopathie. 1833 ging er in die USA und gründete in Allentown bei Philadelphia mit einigen Deutschen, wie Wilhelm WESSELHÖFT aus Jena, eine „Akademie für die homöopathische Heilkunst" mit deutscher Unterrichtssprache. Später gründete er das „Hahnemann Medical College" in Philadelphia. Geistreich, einfallsreich und beeinflußt durch die Art von Johann Paul RICHTER und dem deutschen Zeitungsstil, jagte er jedem seiner Einfälle nach und war deshalb oft unstet und unkritisch. Als fleißiger Arzneiprüfer hat er sich große Verdienste erworben.

Arzneimittellehre und Repertorien. Die Arzneimittellehren, die sämtliche geprüften Arzneimittel umfassen oder wenigstens einen großen Teil der wichtigen, gingen später dazu über, auch die pathologische Anatomie und klinische Gesichtspunkte zu berücksichtigen. Daneben aber gab es andere Bücher, die die Krankheiten in allopathischer Weise abhandeln und dann die hauptsächlich in Betracht kommenden Mittel besprechen.

Die sog. „Repertorien" enthalten alle bei Arzneiprüfungen festgestellten Symptome, die nach gewissen Gesichtspunkten geordnet sind und z. B. unter „Erbrechen" die Art der Schmerzen, der Übelkeit, die Veranlassung und die „Modalitäten" verzeichnen (z. B. Besserung durch Wärme, Verschlechterung beim Liegen auf der linken Seite, durch kalte Getränke usw.). Nur diese Art Repertorien ermöglichen es, daß man sämtliche bei Prüfungen aufgetretenen Symptome im Bedarfsfalle zur Verfügung hat.

Da das Verfassen von Repertorien zum guten Teil „Wörterbucharbeit" ist, so ist es verständlich, daß sich auf diesem Gebiete Laien mit Erfolg betätigten und sich Verdienste erworben haben, wie BÖNNINGHAUSEN und JAHR.

Clemens Franz Maria v. BÖNNINGHAUSEN (1785–1864) war Jurist, hatte aber auch naturwissenschaftliche und medizinische Vorlesungen besucht und war mit HAHNEMANN befreundet. Sein Hauptwerk ist sein „Systematisch-alphabetisches Repertorium der hom. Arzneien" (Münster, 1832, mehrfach neu aufgelegt), sowie sein „Therapeutisches Taschenbuch für hom. Ärzte" (Münster, 1846). Mit diesen Büchern hat er vielen Ärzten eine wertvolle Hilfe gegeben, und er gehört deshalb in diese Geschichte. Die Kritischen, insbesondere GRIESSELICH, griffen ihn jedoch wegen mangelhafter Berücksichtigung der Krankheitslehre scharf an.

Georg Heinrich JAHR (1800–1875) war erst Lehrer, wandte sich der Homöopathie zu und war für HAHNEMANN bei Fertigstellung der zweiten Auflage der „Chronischen Krankheiten" beschäftigt. Seine Hauptwerke sind: „Handbuch der Hauptanzeigen für die richtige Wahl der hom. Heilmittel" (Düsseldorf, 1834), bekannt unter dem Namen „Der mittlere Jahr", Symptomen-Codex (Leipzig, 1844, der „Große Jahr"); „Klin. Anweisungen zur hom. Behandlung der Krankheiten" (Leipzig, 1849, der „kleine Jahr"). Bei allem Fleiße, der darin steckt, wurde doch bald eine vielfach feststellbare Flüchtigkeit gerügt. – Die Zweckmäßigkeit, ja Notwendigkeit solcher Werke hängt mit dem idiographischen Einschlag der Homöopathie zusammen.

Es sei noch in diesem Zusammenhang ein dritter Mann erwähnt: Arthur LUTZE (1813–1870). Er war ursprünglich Postsekretär und als Laienpraktiker in Potsdam tätig, wo er bald einen großen Ruf bekam. Er erwarb den ausländischen Dr. phil. und ließ sich, nachdem er Medizin studiert und auch den Titel eines Dr. med. erworben hatte, in Köthen nieder, wo er eine vielbesuchte Heilanstalt eröffnete. Als reiner Hahnemannianer gab er ganz überwiegend Hochpotenzen; daneben aber wendete er auch den Mesmerismus völlig unkritisch und phantastisch an. – Von den Freien wurde er scharf bekämpft. So schrieb SOMMER über eine Schrift LUTZES: „Ref. will bedünken, daß Hahnemanns Namen, so arg er schon beschimpft wurde, doch noch nie eine so große Schmach widerfuhr." (AHZ, Bd. 27, S. 203). Sein dickes „Lehrbuch der Homöopathie" wurde vielfach aufgelegt und in Laienkreisen stark verbreitet, es treibt die schlimmste Symptomendeckerei. – Aber irgendwelche ärztliche Begabung muß er doch wohl gehabt haben, anders ist sein großer Ruf als Arzt nicht recht verständlich. LUTZE war lange Jahre der bequeme Prügeljunge für die Schulmedizin, auf den sie ihre Streiche fallen ließ, im Glauben, damit die Homöopathie zu treffen oder das wenigstens vorgebend. In Wirklichkeit enthüllten sich die Schulmediziner damit selbst, denn nur Unwissenheit oder Unehrlichkeit konnte behaupten, damit einen beispielhaften Führer der Homöopathen zu treffen. Der Tübinger Kliniker JÜRGENSEN z. B. nennt, ihn „Großmeister" (s. u.).

Laienhomöopathie. Es ist eine bekannte Tatsache, daß Heilpraktiker vielfach homöopathische Mittel geben und man hat auch dafür den bösen HAHNEMANN verantwortlich gemacht, aber im wesentlichen mit Unrecht. Allerdings haben mit seiner Begünstigung zwei seiner Freunde, v. BÖNNINGHAUSEN und v. GERSDORFF, homöopathische Behandlung getrieben, und auch seine zweite Frau hat unter seiner Anleitung und später auch selbständig homöopathisch behandelt, im übrigen hat er sich aber gegen Laienbehandlung ausgesprochen und junge Leute, die bei ihm anfragten, auf die Universität verwiesen.

Auch hat er eine scharfe öffentliche Erklärung erscheinen lassen, als seine Tochter Eleonore mit ihrem Manne einen für Laien bestimmten „Homöopathischen Ratgeber" ohne sein Wissen herausgegeben hatten.

Die Gründe für diese Laienhomöopathie sind jedoch nicht zufälliger, persönlicher Natur, sondern sozusagen mit dem Wesen des starken idiographischen Einschlags, der der Homöopathie eignet, verbunden. Wenn auch HAHNEMANN eine Wertung der Symptome forderte, so konnte man doch hoffen, auch bei rein idiographischer Einstellung etwas leisten zu können, wozu die Repertorien geradezu aufzufordern schienen. Und das ist bis zu einem gewissen Grade bei sorgfältiger Beachtung sämtlicher Symptome auch möglich.

Dazu kommt noch, daß der Laienpraktiker nur recht wenig allopathische Medizin geben kann, da man dazu meist eines ärztlichen Rezeptes bedarf. Anders in der Homöopathie! Hier kann er fast alles verschreiben, da für die meisten Mittel kein Rezeptzwang besteht, wenn er sich von Verordnung der niederen Verdünnungen der stärker wirkenden Mittel, der „Gifte", fernhält.

Getäuschte Hoffnungen. Wenn die Homöopathen gehofft hatten, sie würden mit den „Achtzehn Thesen" oder verwandten Arbeiten eine Annäherung oder Verständigung mit der Schule erreichen, so sahen sie sich bald getäuscht. In der Tat herrschte um das Jahr 1840 vielfach eine solche Hoffnung, denn man fühlte sich in vielem der „naturhistorischen Schule" von SCHÖNLEIN, dem damals führenden Kliniker, verwandt. Dieser hatte sich selbst von der Hypothesenpathologie abgewendet und beschrieb die Krankheiten wie einen naturhistorischen Gegenstand, etwa wie eine Pflanze. Es schwebte den Homöopathen vor eine Verschmelzung der Krankheitslehre SCHÖNLEINS mit ihrer eigenen naturhistorisch-phänomenologischen Arzneiwirkungslehre und ihrer Anwendung bei der Behandlung. Der scharfsinnige KURTZ hat wohl als erster auf diese Verwandtschaft hingewiesen; er sagt in bezug auf SCHÖNLEIN einmal: „Wäre es möglich, ihn und HAHNEMANN in eine Person zu verschmelzen, dann bräche der Tag für die Heilkunst wohl an". (AHZ, Bd. 20, S. 360) In ähnlichem Sinne hat sich etwas später auch GRIESSELICH ausgesprochen. Doch gingen diese Hoffnungen nicht in Erfüllung, denn die Zeit war schon dabei, selbst über SCHÖNLEIN hinwegzugehen; die moderne Medizin verwarf das Naturhistorische und hatte sich ganz und einseitig der ursächlichen Forschung verschrieben. Aber auch zwischen der kritischen Richtung und der neuen Schulmedizin waren der Gemeinsamkeiten mehr als der Unterschiede, und rein sachlich betrachtet hätte damals die Möglichkeit für einen Ausgleich zwischen beiden bestanden. Aber die Vorurteile und mangelnde Kenntnis des gegnerischen Standpunktes ließ es damals auf Seite der Schule nicht dazu kommen, indem man wie hypnotisiert nur auf den Hahnemannismus starrte.

Freunde. Auch in der Zeitspanne von 1832–1850 fehlte es zuerst nicht an einer Auseinandersetzung mit der Homöopathie, die z. T. in freundlichem Sinne, z. T. aber auch in unverständiger und verständnisloser Weise erfolgte.

Joh. Heinr. KOPP (1777–1858) war hessischer Leibarzt, Oberhofrat und Medizinalreferent bei der Regierung und auch in weiteren ärztlichen Kreisen als guter Beobachter und Arzt bekannt. Es erregte deshalb Aufsehen, ja Beunruhigung als dieser im zweiten Band seiner „Denkwürdigkeiten in der ärztlichen Praxis" (Frankfurt, 1832, Bd. II unter dem Titel „Erfahrungen und Bemerkungen bei der prüfenden Anwendung der Homöopathie am Krankenbette") sich weitgehend zugunsten der Lehre aussprach, die er fünf Jahre am Krankenbett erprobt hatte. Das Werk ist eine zwanglose Aneinanderreihung verschiedener Gedanken und Erfahrungen und sei hier kurz durch Nennung einiger Punkte gekennzeichnet. HAHNEMANN tadelt er wegen seines überheblichen, schroffen Tons, seiner Übertreibungen und Selbstwidersprüche. Ein „Glanzpunkt der Homöopathie" sei die Arzneiprüfung am Gesunden, wobei er die Erfahrung am Kranken nicht ablehnt. KOPP beachtet vorzugsweise die organspezifischen Beziehungen der Mittel und weniger die individuell-spezifischen. Die Wirkung kleiner und kleinster Gaben erkennt er an, doch betont er, daß größere oft besser wirken, aber er berichtet auch von starken Verschlimmerungen durch große Gaben. Zu den verdienstlichen Bemühungen HAHNEMANNS rechnet er, daß er die Krankheitszeichen von den durch die Arzneien hervorgebrachten unterscheidet, womit er auf die damals sehr häufigen schweren Arzneivergiftungen anspielt, ein Punkt, der auch sonst noch mehrfach von Ärzten berührt wurde, die sonst der Lehre feindlich gegenüberstanden. Auch die Vorschrift, nur ein Mittel zu geben, lobt er, wenn es ihm auch zu weit zu gehen scheint, denn es gäbe recht bewährte Mischungen. HAHNEMANNS Angaben über die Anwendungs- und Wirkungsweise, sowie die Wirkungsdauer hält er vielfach für zu dogmatisch, berichtet aber selbst über einen Mann, bei dem nach dem Aussetzen des Terpentingebrauchs der Urin 34 Tage lang den kennzeichnenden Veilchengeruch gehabt habe.

Seine Diagnosen sind oft recht unbestimmt, zumal werden die kennzeichnenden Erscheinungen oft unzureichend geschildert. Was soll man mit Diagnosen, wie „Unterleibs-" oder „Harnbeschwerden" anfangen? Es ist auffallend, daß auch KOPP sich fast nur mit HAHNEMANN auseinandersetzt, anstatt auch die Kritischen zu berücksichtigen. Während Moritz MÜLLER die Überlegenheit der Homöopathie bei den chronischen Krankheiten findet, rühmt KOPP gerade die gute Wirkung bei akuten Krankheiten, bei empfindlichen und reizbaren Kranken, bei Säuglingen und Kindern. Bei Heiserkeit und gewissen Hustenarten lobt er sie; „höchst auffallend" war die Wirkung bei Entzündung der Lungen und des Rippenfells, auch bei der Ruhr war sie „sehr gut", bei Durchfall oft „erstaunlich". Auch bei Blasenrotlauf und Masern, sowie bei Nasengrind Skrophulöser lobt er sie. Mit der Syphilisbehandlung ist er nicht einverstanden. Mit Recht unterscheidet er die Theorie und die Erfahrung über spezifische Arzneien und die Anwendung nach dem Simile. Von Theoretikern sagt er: *„Wer bloß nach dieser die Homöopathie beurteilt, handelt unrecht."* – Hier haben wir einen sehr erfahrenen und angesehenen Arzt, der nach jahrelanger Prüfung zu einem in vielem anerkennenden Urteil kommt. Wo ist heute der Kliniker, der sich einer solchen Erfahrung rühmen darf?

W. J. A. WERBER (1798–1873, Professor in Freiburg) erkennt beide Richtungen bedingt an und wirft der Homöopathie mangelnde Tiefe und Stehenbleiben bei den Erscheinungen vor. Wenn er damit auch in gewissem Sinne recht hat, so überschätzt er aber doch die Sicherheit der damaligen Erkenntnisse in der Krankheitslehre. Man sieht hier das Urteil eines stark spekulativen und zur Naturphilosophie neigenden Kopfes. – Während er der Homöopathie den übertriebenen Individualismus vorwirft, tadelt er die Schule, weil bei ihr alles individuelle entschwindet. Den Ähnlichkeitssatz bringt er in folgender Form: „Je mehr eine Arznei einer Krankheit qualitativ entspricht, d. h. je mehr *Verwandtschaft* und *charakteristische Ähnlichkeit* eine Arznei zu einer Krankheit zeigt, desto sicherer, schneller und ausdauernder wird sie gehoben". Ganz im Sinne der Homöopathie fordert er Berücksichtigung der Gemütssymptome und der Modalitäten. Sich mit bedingtem Recht auf MÜLLER beziehend meint er, daß Enantiopathie und Homöopathie „wesentlich innerlich eins und dasselbe sind" (vgl. die Arbeit „Über die Entzweiung der Medizin ..." in Hygea Bd. 1).

In einer Schrift „Entwicklungsgeschichte der Physiologie und Medizin" (Stuttgart–Leipzig, 1835) sagt WERBER im Vorwort: „Obwohl ich dieses Buch in einer für schriftstellerische Produktion sehr ungünstigen Lage geschrieben habe, indem meine Fakultät mein wissenschaftliches Streben und meine äußere Wirksamkeit auf eine merkwürdige Weise zu erdrücken und zu hemmen suchte ...". Man wird dies Vorgehen der Fakultät ungezwungen auf die homöopathischen Neigungen WERBERS beziehen dürfen, und er hat sich diesen Einwirkungen offenbar gefügt, denn er hat, wie spätere Schriften von ihm erweisen, in der Tat das Steuer umgestellt und auch den versprochenen zweiten Band des Werkes unterdrückt.

Mit Übergehung unwichtiger Gestalten, wie KRÜGER-HANSEN mit seiner Schrift „Homöopathie und Allopathie auf der Waage" (Güstrow-Rostock, 1833) und ESCHENMAYER in Tübingen mit der Schrift „Die Allopathie und Homöopathie verglichen in ihren Prinzipien" (Tübingen, 1834), sei gleich eine wichtigere Erscheinung besprochen: Eduard MARTIN, damals ao. Professor der Frauenheilkunde in Jena. Er veröffentlichte im Jahre 1838 eine größere Arbeit „Die dynamischen Heilmethoden" (Hygea Bd. 8, auch gesondert erschienen), die einen selbständigen Kopf zeigt. Er unterscheidet vier Methoden: die enantiopathische, die homöopathische, die beide spezifisch sind, sodann die exzitierende (perturbierende), sowie die ableitende. Der Homöopathie räumt er ein weites Feld ein und rühmt ihre Milde. Mehrere Mittel hat er selbst mit Studenten geprüft, wie chlorsaures Kali, Indigo, Koloquinte, Lycopodium und Ammonium carbonicum.

Seit 1835 gab er eine deutsche Bearbeitung des „Dictionaire de Médecine et Chirurgie pratiques" unter dem Titel heraus „Universal-Lexikon der praktischen Medizin und Chirurgie" (Leipzig, 1835–48, 14 Bde.). Die deutschen Ergänzungen bestehen zum großen Teil aus längeren Zusätzen über Homöopathie bei den jeweiligen Krankheiten und bei den Heilmitteln; sie stammen von mehreren deutschen Homöopathen. MARTINS Streben war offenbar, sie als ein Verfahren in die Gesamtmedizin einzuordnen. – Wenn BIER schreibt (a. a. O. S. 167), daß damals niemand Anstoß genommen habe, so ist das doch nicht ganz richtig. GRIESSELICH weiß uns zu berichten, daß OSANN, der Nachfolger HUFELANDS, in der Leitung von „Hufelands Journal", MARTINS Arbeit „Die dynamischen Heilmethoden" abgelehnt habe, und er sie auch anderwärts nicht unterbringen konnte, bis sie zuletzt einen Unterschlupf in der „Hygea" fand. Er mußte also eine Verfemung fürchten und zog sich deshalb von diesem gefährlichen Gebiet zurück. Er wurde dann später ein rein schulgemäßer berühmter Professor der Frauenheilkunde in Berlin.

Friedrich NASSE, der bedeutende Bonner Kliniker, hat sich in günstigem Sinne mit der Homöopathie auseinandergesetzt in einer kleinen Schrift „Die Isogenesis, ein Naturgesetz" (Bonn, 1841); diesem ordnet er viele Naturerscheinungen unter, darunter auch die Homöopathie, die ihm damit theoretisch gerechtfertigt ist. Genaueres ist über seine Beschäftigung mit ihr nicht bekannt. Jedoch wissen wir aus einem Nachruf auf den Homöopathen HENDRICHS (AHZ Bd. 107, S. 148), daß NASSE in den vierziger Jahren das homöopathische Schrifttum in der Bücherei der Klinik gepflegt habe, und daß HENDRICHS durch das Studium dieser Bücher zum Homöopathen geworden war. Ob und wieweit NASSE die Homöopathie in seiner Klinik angewendet hat, ist nicht bekannt.

Die Gegner. Nur wenige Bücher, die sich in irgendeiner Hinsicht über die Fülle der Erscheinungen erheben, können hier kurz gewürdigt werden. Die erfreulichste Schrift, was den Willen zur Gerechtigkeit und Tiefe angeht, ist die des Dessauer Arztes Hieronymus FRÄNKEL: „Das homöopathische System in seinem Zusammenhang mit der Geschichte der Medizin und dem jetzigen Zeitgeist" (Leipzig, 1833). FRÄNKEL hat auch praktische Versuche gemacht, über deren Ausdehnung man leider nichts erfährt; auf Grund seiner Erfahrungen lobt er die pflanzlichen Tinkturen und sagt: „Die Wirkung, namentlich von Bryonia, Aconit und Belladonna, Nux vomica war zu auffällig, als daß ich es leugnen sollte".

Wie auch ESCHENMAYER tadelt er die Allopathie, daß sie die Gegenwirkung des Organismus übersieht, sondern nur seine Passivität beachtet. Die „Größe Hahnemanns" beruhe hauptsächlich darin, daß er die Lehre von der auf dem Simile beruhenden Reaktion des Organismus „mit erstaunenswerter geistiger Kraft vorgetragen und angewandt" hat. Er lobt weiter das „großartige System" und „die große Wahrheit", welche in den Arzneiprüfungen gelehrt wird. Lobenswert ist, daß FRÄNKEL zwischen den kleineren Gaben und den Hochpotenzen unterscheidet, und daß er für kleine Gaben bei der Mittelwahl nach dem Simile Verständnis hat. Trotzdem bleibt er im wesentlichen Gegner, offenbar wegen mancher im Grunde nebensächlicher Punkte, wie der Krankheitsauffassung, der Theorie der Heilung und mancher Widersprüche und Übertreibungen HAHNEMANNS.

Ludwig Wilhelm SACHS, Professor in Königsberg, hat schon 1826 mit einer Schrift „Versuch zu einem Schlußwort über S. Hahnemanns homöopathisches System" in die Erörterung eingegriffen, von der nicht ernstgemeinten Voraussetzung ausgehend, HAHNEMANN habe mit seinem System nur eine Satire auf die gedankenlose Empire schreiben wollen. Es schien ihm nötig, „diese ganze Sache an eine Stelle zu setzen, wohin sie ihrer Natur nach offenbar gehört: jenseits aller wissenschaftlichen, aller verständigen Untersuchung". Wir wollen wunschgemäß diese „unverständige Untersuchung" nicht weiter beachten. Man sieht, er geht hier auf FECHNERS Spuren, aber entkleidet dabei FECHNERS geistreiches Spiel ganz des Reizes.

Einige Jahre später hat er dann den Drang gespürt, das „unwiderruflich letzte Schlußwort" in seinem Buch „Die Homöopathie und Herr Kopp" (Leipzig, 1834) zu geben, was er in der einseitigsten Weise tut. Der oberste Grundsatz der Homöopathie sei, „der Teil sei größer (mehr) als das Ganze", womit er auf die Potenzierungslehre HAHNEMANNS anspielt und so einen späten Sproß der Lehre zum obersten Grundsatz macht. Daß darin richtig verstanden auch eine Wahrheit liegt, sieht er nicht, indem z. B. ein Haufen Mehl nicht durch einen Funken entzündet wird, daß aber dadurch wenige Gramm Mehl in der Luft schwebend einen vernichtenden Zerknall erzeugen können. Er erkennt auch nicht, daß durch das Verreiben eine sehr starke Vergrößerung der Oberfläche eintritt oder auch der Stoff überhaupt erst erschlossen wird, wie beim Lycopodium. Ebenso wenig beachtet er dabei, daß große Mengen vielfach durch Erbrechen und Durchfall schnell ausgeschieden werden und deshalb weniger auf andere Organe wirken, als kleinere Mengen. Was würde man, so meint SACHS, zu einem Lehrer der Kriegskunst sagen, wenn er die Festungen mit hirsekorngroßen Zuckerkügelchen und Seifenblasen bewerfen lassen wollte? Auf dieser Höhe bewegt sich auch sonst vielfach seine Kritik; er zeigt überhaupt keinen Willen, die Lehre „verständig" zu betrachten. Während, wie wir sahen, andere Ärzte, auch wenn sie die Lehre als Ganzes ablehnten, doch HAHNEMANN Verdienste und Scharfsinn zuerkennen, erwähnt SACHS „die vollkommene und absichtliche Unwahrhaftigkeit Hahnemanns" und sagt weiter in bezug auf HAHNEMANN: „Nach Art geistig beschränkter und unbeholfener Menschen". Hier trifft gewiß der Satz GOETHES zu: „Haß und Mißgunst beschränken den Beobachter auf die Oberfläche, selbst wenn Scharfsinn sich zu ihnen gesellt". Wobei ich den Nachsatz auf sich beruhen lasse.

Man sieht, in welche Niederungen die Erörterung hinuntergestiegen war; man kann nicht erwarten, daß in diesem Sumpfgelände haltbare Früchte reiften. Es soll deshalb über zahlreiche Schriften mit wenig Worten hinweggegangen werden. Das Buch des hannoverschen Leibarztes Johann STIEGLITZ „Über die Homöopathie" (Hannover, 1835) sei nur mit einer Stelle erwähnt, weil sie auch später mehrfach herangezogen worden ist. „Ein homöopathischer Arzt braucht

z. B. nicht wissen, daß es einen Magen, eine Leber usw. gibt, wo sie liegen, wie sie beschaffen sind, und was sie zu verrichten haben ...". Von einem Homöopathen „ist nur zu fordern, daß er lesen und schreiben kann, nicht so blödsinnig ist, um nicht bis zu 3 bis 6, vielleicht noch weiter, wenn man will, zählen zu können und nicht so schwach an Geist, um nicht die ... in die Sinne fallende ... Ähnlichkeit und Unähnlichkeit zweier Gegenstände erkennen und unterscheiden zu können". Auch er knüpft dabei an FECHNERS ironisch-witzige Darstellung an. Wenn man dergleichen liest, kann man kaum glauben, daß es sich dabei um denselben Gegenstand handelt, den HUFELAND, KOPP und andere mit ganz andern Worten gekennzeichnet haben.

Beeinflussungen. Trotz dieser Feindschaft, die der Homöopathie von vielen entgegengebracht wurde, ist die Schulmedizin doch in manchem von ihr beeinflußt worden, wenn auch in einigen Punkten noch anderes mitgewirkt hat, worauf hier einzugehen zu weit führen würde. So hat sie, wie auch HAESER in seinem „Lehrbuch der Geschichte der Medizin" zugibt, einen wesentlichen Anteil an der Vereinfachung der Verordnungen. Auch bei der Verkleinerung der nicht selten riesigen Arzneigaben hat sie mitgewirkt und, wie schon erwähnt, bei der Erkennung und Verhütung der Arzneivergiftungen. Die Verabreichung sehr kleiner Gaben ließ außerdem die Frage aufsteigen, ob hier nicht Naturheilungen vorlägen, und so hat HAHNEMANN auch seinen Anteil am Entstehen der „exspektativen Therapie" und dem „Nihilismus". Auch bei dem Zurücktreten der Hypothesenpathologie hat er mit seiner scharfen Kritik mitgewirkt.

Die Wichtigkeit von Arzneiprüfungen am gesunden Menschen wurde vielfach anerkannt und dementsprechend auch von Schulmedizinern vorgenommen, wie von JÖRG. Daneben sind erwähnenswert die Arzneiprüfungen, die die Wiener allopathischen Ärzte angestellt, und über die SCHNELLER und FLECHNER berichtet haben. Es wurden geprüft Belladonna, Datura Stramonium, Lactuca, Aconit, Chamomilla, Scilla u. a. m. Es werden jedoch die Ergebnisse der Einzelprüfungen nicht mitgeteilt und auch nicht alle einzelnen Symptome, sondern ganz verallgemeinernd heißt es z. B. von Belladonna, daß es eine Affektion des Mundes und Rachens erzeuge, so daß eine individuelle Arzneimittelwahl nicht möglich war. Im ganzen werden die Angaben der Homöopathen bestätigt. Von Conium wird berichtet, daß große Gaben weniger wirkten als mittlere. Zusammenfassend sagt SCHNELLER: „Jedenfalls ist die physiologische Prüfung des Mittels als Ergänzung der therapeutischen sehr nützlich, zur Erklärung aber unumgänglich notwendig". – Auch WUNDERLICH, sonst ein scharfer Feind der Homöopathie, billigt ihr auf diesem Gebiete Verdienste zu (Schneller und Flechner in „Zeitschrift der Ges. der Ärzte Wiens", 1844, Bd. 1–4).

Vielfach wurden auch Mittel des homöopathischen Arzneischatzes von allopathischen Ärzten empfohlen, mitunter mit Beziehung auf die Homöopathie, aber öfter noch ohne sie. Kennzeichnenderweise aber konnte man von dem verallgemeinernden Denken der Schule nicht loskommen und empfahl die Mittel gegen irgendeine „Namensdiagnose", wie z. B. Scilla gegen habituelle Disposition zum Abort, Hepar sulfuris bei Krupp, Aconit bei entzündlichen Krankheiten, es werde dabei der Aderlaß überflüssig. Durchgesetzt hat sich davon kaum etwas, hauptsächlich weil die individuelle Heilanzeige fehlte. Und wenn man gar so wenig einsichtig war, nach dem Contrarium gewählte Mittel in kleinen Gaben zu reichen, so heißt das, den Stier bei den Hörnern melken.

Im Ganzen genommen war die Beeinflussung der Schule wohl vielseitig, aber nicht tiefgehend; das Simile wurde sehr wenig beachtet und damit war auch manch anderes nicht anwendbar, wie die kleinen Gaben.

Was die Beeinflussung einzelner Ärzte angeht, verdienen nur zwei eine kurze Besprechung: EISENMANN und RADEMACHER.

EISENMANN hat sich mehrfach mit der Homöopathie auseinandergesetzt, in zwei Streitschriften in gegnerischer Einstellung. In zwei andern jedoch in wesentlich bejahenderer Form. In seinem Werk „Die vegetativen Krankheiten und die entgiftende Heilmethode" (Erlangen, 1835) behandelt er auch die Methode des Gegenreizes, worunter er die Homöopathie versteht, in anerkennendem Sinne. Zum Schluß sagt er: „Die Homöopathie wird als selbständiges System verschwinden ... sie wird sich aber als ein würdiges Glied an die rationelle Heilkunde anschließen." Ein zweites Mal beschäftigt er sich in zum Teil zustimmendem Sinne in einer Arbeit über das „alterierende Heilverfahren" (Jahrbücher des ärztl. Vereins zu München, Landshut 1841) mit der Frage. „Diese alterierende Heilmethode bildet das eigentliche Prinzip der Homöopathie und vermag das 'Simile similibus curantur' teilweise zu rechtfertigen, weil dasselbe Gewebe gegen die Arzneiwirkung nach demselben Gesetz auf dieselbe Art reagiert, wie gegen diese oder jene Krankheit."

Joh. Gottfr. RADEMACHER (1772–1850) veröffentlichte 1843 ein Buch mit dem merkwürdigen Titel „Rechtfertigung der von den Gelehrten mißkannten verstandesrechten Erfahrungsheillehre der alten scheidekünstigen Geheimärzte und treue Mitteilung der Ergebnisse einer 25jährigen Erprobung dieser Lehre am Krankenbette", das in dieser Zeit, die keine Behandlung hatte, bei den praktischen Ärzten vielfach Anklang fand, so daß sich für einige Zeit um RADEMACHER eine Anhängerschaft scharte. Seine Lehre hat in manchen Punkten deutliche Ähnlichkeit mit der Homöopathie, ich nenne von ihnen: RADEMACHER sieht die Krankheit ihrem Wesen nach unserm Verstande als nicht zugänglich an. Die Krankheitsform ist die sinnliche Äußerung der Krankheit, und sie besteht aus einer Anzahl objektiver und subjektiver Erscheinungen. Die übliche Suche nach der Ursache ist töricht und nur wichtig, wenn sie entfernt werden kann. Er lehnt deshalb alle Vermutungen über anatomische und physiologische Veränderungen ab, sowohl in der Krankheitslehre als in der Behandlung. Die Mittel gibt er gern als frische Pflanzensäfte oder Tinkturen aus ihnen. – Dagegen unterscheidet er sich in bezug auf Erkennung der Krankheit und der Arzneifindung. Diese zahlreichen Ähnlichkeiten weisen auf eine

Beeinflussung durch HAHNEMANN hin, da er jedoch auch unmittelbar an PARACELSUS und die Paracelsisten angeknüpft hat, läßt sich nicht genau der Umfang dieses Einflusses nachweisen; in manchem aber werden die Ansichten HAHNEMANNS ihn wenigstens ermutigt haben, den ihm von PARACELSUS gewiesenen Weg weiter zu verfolgen. Seine Schüler, wie LÖFFLER, PLANGE und KISSEL wurden noch stärker durch die Homöopathie beeinflußt und verwendeten sowohl den Ähnlichkeitssatz als auch viele homöopathische Mittel.

Bei der Ähnlichkeit der Ansichten lag es nahe, daß auch die Homöopathen sich mit RADEMACHER beschäftigten, und es lassen sich in der Tat Beeinflussungen durch ihn in zwei Punkten nachweisen: In bezug auf die RADEMACHERschen Organmittel und den Genius epidemicus, die epidemische Konstitution. In dem letzteren Punkt ist die Beeinflussung wohl wechselseitig. HAHNEMANN und seine Schüler beachteten schon vor dem Erscheinen von RADEMACHERS Werk diese Punkte, wodurch dieser beeinflußt werden konnte. Andererseits hat dann RADEMACHER darauf sein Augenmerk besonders gerichtet und dadurch die Homöopathen angeregt, sich dieser Frage stärker zuzuwenden.

Die Beziehungen RADEMACHERS und seiner Anhänger zur Homöopathie werden mehrfach falsch dargestellt, so z. B. von OEHMEN in seiner Schrift „Joh. Gottfr. Rademacher" (Bonn, 1900), wenn er schreibt: „Die Hauptschüler Rademachers in Deutschland haben von der Homöopathie nie etwas wissen wollen." Dieser Satz wird nur verständlich, wenn man merkt, daß er die Spezifiker nicht zu den Homöopathen rechnet (s. „Die Erfahrungsheillehre von J. G. Rademacher". Herausgegeben von J. Bergmann, Stuttgart, 1943. Ein kurzer Auszug seiner Lehre).

Wasserheilkunde. Zahlreiche Homöopathen wurden durch dies in den vierziger Jahren aufblühende Verfahren angeregt, sich selbst dem Gebiete etwas zuzuwenden. Ich nenne von bekannteren Homöopathen KURTZ, GRIESSELICH, BUCHNER und HIRSCHEL; OTT schrieb eine „Hydro-Homöopathie" (Augsburg, 1845). Es war wohl das Gefühl der Verwandtschaft, die dazu anregte der Wasserheilkunde näher zu treten.

Ein Gemeinsamkeitsgefühl konnte sich schon dadurch bilden, daß beide von der Schulmedizin aufs erbitterste und ungerechteste bekämpft wurden, wie es z. B. GRIESINGER tat, der von PRIESSNITZ´ Heilverfahren sagt, daß dieser die „Dreistheit seiner Ochsentherapie keck auf Menschengesundheit" anwende, wobei natürlich auch seine Beweggründe verdächtigt werden und von seinem „einträglichen Geschäft" die Rede ist (Arch. f. physiol. Heilkunde, II 1843). Auf Grund *eigener* Anschauung urteilte der Homöopath KURTZ wesentlich gerechter über PRIESSNITZ, indem er sagt, „Diejenigen, die ihn für einen Scharlatan halten, verdienen gar keine Widerlegung", außerdem rühmt er seine „Bescheidenheit und höchste Uneigennützigkeit", jeder der ihm näher trete, müsse gestehen, „daß er ein geborener Arzt ist, und daß sich in seinem Geiste zwei Eigenschaften einen, die nur selten zusammentreffen – nämlich Genie und gesunder Menschenverstand". KURTZ ist jedoch kein *blinder* Verehrer und tadelt die Übertreibungen der vielfach sehr eingreifenden Maßnahmen (Über den Wert der Heilmethode mit kaltem Wasser, Leipzig, 1835).

Außerdem fühlten die Homöopathen mehr oder weniger klar auch insofern eine Verwandtschaft mit der Wasserheilkunde, als beide die Gegenwirkung des Organismus in Rechnung stellen.

Nachprüfungen. Mehrfach wurden auch Nachprüfungen der Homöopathie unter Aufsicht durch Allopathen angestellt, doch leiden sie fast alle daran, daß sie aus irgend einem Grunde zu früh abgebrochen wurden, sei es infolge parteiischer Zuweisung der Kranken (hoffnungslose Fälle), sei es, daß Ärzte, Krankenwärter und Vorstandsdamen die Kranken aufhetzten und vergrämten, so daß die Kranken sich weigerten oder die Homöopathen ihr Amt niederlegten. Das gilt z. B. auch von den von MARENZELLER 1828 im kaiserlichen Auftrag angestellten Versuchen in Wien, die dadurch ein vorzeitiges Ende fanden, daß die zu diesen Versuchen herangezogenen Sträflinge tätigen Widerstand leisteten und sich andere Kranke ihnen anschlossen. Amtlicherseits erschien kein Bericht, man erklärte nur, daß die Versuche weder für noch gegen die Homöopathie gesprochen hätten. In Stapfs „Archiv" (Bd. 18, H. 2) veröffentlichte der Homöopath ATTOMYR das *ungünstige* Gutachten des Professors ZANG, es kritisch zerpflückend. Diesem Gegner steht ein anderer des Ausschusses gegenüber, Professor ZIMMERMANN, der bald danach zur Homöopathie überging. Ich erwähne von diesen vorzeitig abgebrochenen oder nicht unparteiisch angestellten Versuchen noch die in Neapel unter de HORATIIS und ROMANI im Jahre 1829, die von ATTOMYR in München bei RINGSEIS, sowie die von VEHSEMEYER in Berlin 1841.

Nur eine etwas größere Versuchsreihe ist mir bekannt, in der eine unparteiische Zuweisung erfolgte, indem ohne Auswahl die Kranken abwechselnd in die zwei Abteilungen eingewiesen wurden, es sind die von STENDER in Petersburg, bei denen ein Dr. ROSENBERGER die Aufsicht hatte. Aber auch hier scheint es bei der Absicht geblieben zu sein, denn der Bericht spricht von 5900 homöopathisch und 2782 allopathisch Behandelten. Bei ersteren war die Sterblichkeit 12,81%, bei der zweiten 14,80%, die Arzneikosten waren auf der zweiten zwölfmal höher (s. Bojanus, Gesch. d. Hom. in Rußland, Stuttgart, 1880). Auch sonst haben die Homöopathen mehrfach für sich bessere Ergebnisse errechnet, so BUCHNER in seiner Schrift „Resultate der Krankenbehandlung ..." (München, 1843), der für allopathische Behandlung 9–10% errechnet, für homöopathische 4,3%, aber es fragt sich, ob die Ziffern wirklich vergleichbar sind. Im ganzen darf man sagen, daß damals die Luft des Schlachtfeldes zu sehr mit Giftgasen geschwängert[XVII] war, als daß eine sachlich-objektive Behandlung der Frage möglich gewesen wäre.

[XVII] Der Ausdruck „mit Giftgasen geschwängert" ist sicherlich eine verunglückte Metapher [Anmerkung der Redaktion, 1999]

Rückblick. Die Zeit der geistigen Auseinandersetzung zwischen den feindlichen Brüdern dauerte bis gegen das Jahr 1840; von da ab werden die Streitschriften selten. Ermüdet ließ man vom Kampf ab, und die einzige Klärung, die erfolgte, war die Einsicht, daß man sich zu weit voneinander entfernt hatte und außer Hörweite geraten war, so daß man sich nicht verständigen konnte. Im übrigen herrschte die größte Verwirrung. Aber es war nicht der Kampf von zwei Gegnern in zwei Schlachtreihen, sondern der von drei Gegnern und sechs Schlachtreihen: die alte Schule, die neue Schule und die Homöopathie. Aber mitunter geraten die Schlachtreihen durcheinander, so daß zwei Gegner gegen einen ziehen, während an anderer Stelle die Parteiung wieder anders ist. Dazu gibt es Überläufer, und die eine Gruppe schreibt etwas auf ihr Banner, was eigentlich die Sache der andern gewesen wäre und die Verwirrung wird noch größer, denn es gibt überdies einige Unparteiische und Friedensrichter, auf die dann von allen Seiten die Schläge prasseln. Wie sehr man sich mißverstand, zeige eine kleine Übersicht.

Von den Arzneiprüfungen am Gesunden sagt BISCHOFF: „Diese Arbeit behält immer ihren Wert", und JÖRG ist im Grunde derselben Meinung, denn er folgt HAHNEMANN auf dies Feld, HEINROTH aber nennt sie „einen Widerspruch in sich". PUCHELT steht den Sekundärwirkungen sehr zweifelnd gegenüber, KIESER dagegen bestätigt gerade diesen Punkt, während er sonst alles ablehnt. PUCHELT findet im Ähnlichkeitssatz einen Sinn; es sei wenigstens „denkbar", daß man nach dem Simile heilen könne; nach HEINROTH liegt darin „kein Sinn", während HARLESS grundsätzlich die Richtigkeit des Similesatzes anerkennt. Ein einziger dieser Gegner hat Arzneiprüfungen gemacht, JÖRG, aber er will deren Ergebnis nach dem „Contraria contrariis" verwenden. Und alle machen HAHNEMANN im Namen der „Wissenschaft" die größten Vorwürfe wegen des Aderlasses, ja man ruft nach dem Büttel, aber noch kein Menschenalter später kommt der Aderlaß auf den Abfallhaufen – im Namen der „Wissenschaft".

Während die einen die Homöopathie als Rückfall in „mystische" Zeiten und als reaktionär ansehen (z. B. WEDEKIND), verdächtigen andere sie als revolutionär; – natürlich im METTERNICHschen Österreich, wo auch „die orthodoxe Partei Experimente mit dem menschlichen Leibe anzustellen als gottlos denunzierte" (Neuburger „Die Wiener med. Schule im Vormärz", Wien 1921, 120). Damit vergleiche man die oben erwähnten, offenbar *nicht gottlosen*, mit dem Tode endenden Versuche am Menschen, die Papst und Habsburger Kaiser mit *tödlichen* Gaben zum Schutze ihrer eigenen geheiligten Person anstellten (s. S. 23 f.). Auch LEUPOLDT findet in der Homöopathie die „revolutionäre Zeittendenz". Manche, wie FRÄNKEL, hielten die Homöopathie für eine Art Protestantismus in der Heilkunde, andere dagegen betrachteten sie als eine Art von Ersatzerscheinung für den Katholizismus in den protestantischen Ländern (Casper in „Wochenschrift für die gesamte Heilkunde", 1839, S. 1 ff.).

Und HAHNEMANN selbst wurde von HUFELAND „einer unserer ausgezeichnetsten, geistvollsten und originellsten Ärzte" genannt, auch GROOS spricht von

„Originalität" und „Tiefsinn", FRÄNKEL rühmt seine „staunenswerte geistige Kraft" und ähnlich viele andere. SACHS dagegen vergleicht ihn zweimal mit dem Teufel und spricht von ihm als einem „geistig beschränkten und unbeholfenen Menschen". Aber damit ist die Verwirrung noch nicht zu Ende. Die Hahnemannianer verwiesen vielfach auf die Erfolge, die sie mit Hochpotenzen erzielt hätten, was die homöopathischen Gegner der Hochpotenzen bezweifelten. Die schulmedizinischen Kritiker hinwiederum warfen alles in einen Topf und stellten es so dar, als ob grundsätzlich alle Homöopathen immer Hochpotenzen gäben, und daß deshalb alle von den Homöopathen angeblich erzielten Heilungen auf Irrtum, wenn nicht auf Fälschung beruhten. In Wirklichkeit gaben zahlreiche Homöopathen selten oder nie Hochpotenzen. – Während manche wie WEDEKIND die dynamischen Ansichten HAHNEMANNS völlig verwarfen, ist HUFELAND gerade damit einverstanden. Und während die einen Gegner, wie schon früher HECKER, der Homöopathie die Verwendung von Arsenik, Aconit usw. als „Giftpraxis" vorwarfen, weil sie zu stark wirkten, wie z. B. LEUPOLDT, verlachten viele sie gerade, weil diese homöopathischen „Nichtse" *nichts* wirken konnten.

Dieselbe Verwirrung mit der Naturheilkraft! Von den Gegnern wurde den Homöopathen irrtümlich die Ansicht von der Leugnung der Naturheilkraft untergeschoben, während in der Tat die Homöopathen sie anerkannten und das Simile in deren Sinne wirkend ansahen und gewiß auch mit ihren milden Gaben der Naturheilkraft weniger dreinredeten und ihr mehr Spielraum gewährten als die Allopathen mit ihren starken, nach dem Contrarium gewählten Gaben. Dementsprechend warfen die Homöopathen ihren Gegnern auch vor, daß diese wohl oft von der Naturheilkraft *redeten*, besonders wenn es gegen die Homöopathen ginge, man aber sonst nicht dementsprechend *handle*, indem man dem Kranken möglichst viele und starke Mittel reiche, als ob es keine Naturheilkraft gäbe, oder sie meist unzureichend sei. Andererseits konnte man bald den mechanistisch-materialistisch denkenden „Nihilisten" den Vorwurf machen, daß sie folgerichtigerweise die Lebens- und Naturheilkraft nicht anerkannten, aber dennoch der „Natur" ihren Lauf ließen, obwohl nicht einzusehen wäre, warum man die Abläufe in einem kranken Lebewesen nicht mit chemisch-physikalischen Maßnahmen günstig sollte beeinflussen können. Erinnern wir uns dann noch der Vorwürfe WUNDERLICHS gegen die alte Schule, während er selbst die erst fortgeworfenen empirischen Heilmittel der alten Schule reumütig wieder aufhob, so sehen wir eine Verwirrung der Geister und der Schlachtreihen, die kaum überbietbar ist. Und bis heute ist noch keine völlige Entwirrung eingetreten, und immer noch verwendet man die Lehre von den Hochpotenzen als das schwerste Geschütz gegen die Homöopathie.

HAHNEMANNS Grundstreben, im Gegensatz zur Hypothesenpathologie eine „Heilkunde der Erfahrung" zu schaffen, wurde von niemandem recht erkannt, geschweige denn anerkannt. Alle aber tadelten das „rein Symptomatische" und

„roh Empirische" seiner Lehre, die der „Würde der Wissenschaft" nicht gerecht werde. *Und keiner von seinen Gegnern prüfte systematisch am Krankenbett!* Man sollte doch denken, daß Fragen einer angewandten Wissenschaft nur durch Anwendung zu klären sind, indem man als demütig Lernender sich unter Anleitung durch einen Erfahrenen damit praktisch befaßt. Aber das tut niemand! Mit der dünkelhaften Gottähnlichkeit des „Allesbesserwissenden" fällt man Urteile, nein „Vorurteile", bevor man *weiß*. Aber offenbar schätzte man die Güte der eigenen Behandlung, so merkwürdig das nach den oben gebrachten Beispielen anmutet, in satter Zufriedenheit so hoch ein, daß eine Nachprüfung sich erübrigte. *Und hier liegt wohl wirklich eine geschichtliche Schuld*, denn damit versündigte man sich gegen das erste Grundgesetz jeglicher Erfahrungswissenschaft: das Urteilen auf Grund der eigenen Erfahrung.

Da alle Homöopathen in jahrelangem Studium die Schulmedizin kennengelernt hatten, die meisten Schulmediziner jedoch nach nur oberflächlicher Kenntnisnahme der homöopathischen Lehre zur Feder griffen, so brachte diese taktische Lage es mit sich, daß die Schulmediziner sich in ihren Streitschriften mehr Blößen gaben als ihre Gegner.

3. Die Probleme

Krankheitslehre. Wir hörten mehrfach schon im Laufe der Schilderungen, daß nicht nur die Homöopathen der kritischen Richtung die Krankheitslehre berücksichtigt wissen wollten, sondern daß dies auch von den Hahnemannianern gilt. Hier sei noch Constantin HERING, einem führenden Anhänger HAHNEMANNS, kurz das Wort erteilt: „Wir wissen welch ein Uebergewicht als Homöopathiker derjenige hat, der mit reicher pathologischer Kenntnis der alten Schule ausgerüstet ist" (Stapfs Archiv 10, l, S. 65).

Was die „innern Veränderungen" angeht, so wurde ihre wirkliche Bedeutung trotz WOLFS richtiger Darstellung in den „18 Thesen" auch weiterhin allgemein verkannt. Die Hahnemannianer standen auf dem Standpunkt, die Krankheiten seien auf die Verstimmung der Lebenskraft zurückzuführen, wie er es an manchen Stellen darstellt (s. o. S. 67); die „Freien" aber, die allgemein die körperlichen innern Veränderungen beachteten, waren der Meinung, damit über HAHNEMANN hinauszugehen. So hat der junge Clotar MÜLLER, der Sohn von Moritz MÜLLER, der auf der Universität in die Krankheitslehre der modernen Medizin hineingewachsen war, in längeren Darlegungen beweisen zu müssen geglaubt, es spräche nichts dagegen, auch die körperlichen innern Veränderungen zu berücksichtigen, dabei sich nicht auf HAHNEMANN beziehend, sondern vom Standpunkt der modernen Medizin ausgehend (AHZ 1844, Bd. 27, S. 2 f.).

Wir hörten oben schon, daß HAHNEMANN nur als *Naturhistoriker* die Krankheitsnamen gebraucht wissen wollte, während der *Heilkünstler* sich nicht um sie kümmern sollte. Auch seine gläubigen Schüler sind ihm darin nicht ganz streng gefolgt, wenn sie auch immer das Bewußtsein hatten, daß mit der Namensdiagnose noch nicht die Behandlung gegeben sei, diese vielmehr an den „Inbegriff der Symptome" anzuknüpfen habe.

Man hat wegen dieser Einstellung HAHNEMANN und seine Anhänger viel getadelt und belächelt. Neuerdings scheint man aber auch dafür mehr Verständnis zu haben. Professor v. NEERGAARD tadelt es, daß das schulmedizinische diagnostisch-praktische Denken „ausgesprochen organpathologisch, lokalistisch" sei und meint: „Eine hochentwickelte Nomenklatur täuscht – gewaltsam scharf abgegrenzte – einzelne Krankheitsbilder vor, die in dieser Form vielfach gar nicht vorkommen." – „Wir erkennen immer mehr, daß die klassischen Krankheitsbilder gut sind für das Lehrbuch und den Unterricht, kommen aber im übrigen zu dem Geständnis, daß die klassischen Krankheitsbilder die seltensten sind (v. Bergmann), oder in anderer Formulierung, daß es keine Krankheiten gibt, sondern nur Kranke. Wir sprechen von Individualdiagnostik und Individualtherapie. *Sind wir uns bewußt, daß damit unser bisheriges Einteilungssystem im wesentlichen schon zusammengebrochen ist,* wir uns desselben nur mangels eines besseren, seiner Inkongruenz bewußt oder unbewußt, bedienen, weil wir ein Bezeichnungssystem zur Verständigung eben brauchen? Unsere Nomenklatur ist ein Atavismus und Anachronismus!" (Med. Welt, 1936, X. J. Nr. 1–3). Genauso sagt HAHNEMANN, und er hat selbst eine Individualdiagnostik und Individualtherapie entwickelt. Etwas zugespitzt ausgedrückt: man behandelte bei den Homöopathen nicht eine „pathologisch-anatomische Diagnose", sondern die Ganzheit eines kranken Menschen. Man sieht aus den Sätzen von NEERGAARD, wie stark sich der nomothetische Standpunkt der rein naturwissenschaftlich eingestellten Medizin abgeschwächt hat und wie sehr man sich der homöopathischen Einstellung zu nähern beginnt.

Die physikalische Untersuchung. Auf der Naturforscherversammlung in Wien hielt 1832 ein Dr. T. MÜLLER einen Vortrag über das Hörrohr als etwas Neues und Max NEUBURGER, dessen Schrift „Die Wiener med. Schule im Vormärz" (Wien, 1921) ich dies entnehme, macht dazu die Bemerkung „Von der Einführung der Stethoskopie in der Klinik war man noch sehr weit entfernt". Es überrascht deshalb sozusagen, daß GRIESSELICH in der Hygea 1835 (Bd. 5) die Behorchung eines Kranken aus dem Jahre 1832 berichtet, und KURTZ spricht schon in Bd. 4 (S. 236) über die Wichtigkeit dieser Untersuchung, um Eiteransammlung im Brustfellraum von einer Lungentuberkulose zu unterscheiden, um dann den Brustfellraum operativ eröffnen zu können. Auch SCHRÖN erwähnt schon frühzeitig die physikalische Untersuchung. SKODAS klassisches Werk darüber wurde in dem großen schulmedizinischen Schrifttum nur in einer einzigen Zeitschrift besprochen und dazu noch sehr abfällig, während in der „Hygea" 1839 eine sehr ausführliche und sehr günstige Besprechung durch HAMPE erfolgte.

Pathologische Anatomie. Es wäre sinnlos, den Kranken zu beklopfen und zu behorchen, wenn man nicht daran pathologisch-anatomische Überlegungen anknüpfen wollte. Aber es gab natürlich in den vierziger Jahren noch ältere Homöopathen wie WIDNMANN und ELWERT, die dieser Neuerung zweifelnd und feindselig gegenüberstanden, so daß Clotar MÜLLER auch darüber sich in befürwortendem Sinne äußerte; die physikalische Untersuchung könne wichtige Heilanzeigen geben. Dementsprechend wurde auch in homöopathischen Blättern mehrfach die Wichtigkeit der Leichenöffnung betont, und das geschah sogar in Stapfs „Archiv".

Aber es soll mit diesen Feststellungen nicht geleugnet werden, daß es doch bei den Homöopathen einige Hemmungen gab, diese Anschauungen ohne weiteres anzunehmen. Erstens HAHNEMANNS tatsächliche – wenn auch nichtgrundsätzliche – geringe Beachtung dieses Gebiets. Außerdem setzte sich in der Homöopathie frühzeitig die Meinung durch, daß der Gewinn für die Praxis nicht so groß war, wie man es gehofft hatte, und wie man es in der Schule noch lange glaubte (vgl. das Urteil von Fr. KRAUS, s. o.). Diese abwartende Stellung der Homöopathen hängt mit dem funktionellen Denken in der Homöopathie zusammen, dessen man sich bald mehr oder weniger klar bewußt wurde.

Das Simile. Schon HAHNEMANN traf die Arzneimittelwahl nicht in dem mechanischen Sinne, daß er das Mittel gab, das in den meisten Symptomen mit der Krankheit übereinstimmte, sondern er *wertete* die Symptome dabei, und das finden wir noch deutlicher und bewußter auch bei seinen Anhängern. Moritz MÜLLER hat sehr bald ausgeführt, man solle nicht nur die vorliegenden Symptome berücksichtigen, sondern auch die Entstehungszeit, den ganzen historischen Hergang, die äußeren Einflüsse und die Krankheitsanlage, mit andern Worten: MÜLLER forderte das, was die andern Ärzte auch mehr oder weniger zu berücksichtigen pflegten. HAHNEMANN selbst schilderte schon bei einer ganzen Anzahl von Arzneien ihre Eigenheit, ihren „Charakter", und diesen Gesichtspunkt stellte auch MÜLLER in den Vordergrund, sowohl was die Arzneien angeht als auch die Krankheiten. Ähnliche Bestrebungen finden wir z. B. auch bei KRETSCHMAR, RUMMEL, SCHRÖN sowie bei den Hahnemannianern GROSS und HERING, der von „Physiognomie" (der Arznei) spricht. MÜLLER schreibt: „Die Homöopathie würde unendlich vorgeschritten sein, wenn wir statt gegen die Gesamtsymptome unsere Mittel in allen Fällen gegen den Gesamtcharakter der Krankheit ..... richten könnten." (AHZ Bd. 2). Bald danach sagt GROSS : „Ohne diese Kenntnis des Charakters aber gemahnt mich unsere Materia medica wie ein verworrenes Chaos, in welchem man sich vergeblich zurechtzufinden sucht." Das gleiche strebt auch Paul WOLF in den „18 Thesen" an. Aber auch die Schwierigkeiten, die auf diesem Wege liegen, werden gesehen. Dementsprechend schreibt KURTZ in der „Hygea" (Bd. 4), daß allerdings „bei dem jetzigen desolaten Zustand unserer allgemeinen Pathologie" es schwierig und oft ganz unmöglich sei, diesen Charakter einer Erkrankung in klare Begriffe und Worte zu fassen. Deshalb sei es vorerst vielleicht besser, statt dessen den Namen des ihnen entsprechenden Mittels zu nennen und zu sagen „Diathese für Kohle, Phosphor usw." Man wird dadurch an PARACELSUS und seinen „morbus helleborinus" und die „colica muscata" erinnert, und man hat darin auch einen Einfluß von PARACELSUS sehen wollen; ohne diese Möglichkeit zu bestreiten, scheint mir eine solche Benennung so nahe zu liegen, daß ich eher zu der Annahme geneigt bin, daß KURTZ und andere von selbst auf den Gedanken gekommen sind.

Die Erfüllung dieser Forderung, den Charakter der Krankheiten und der Arzneien in klare Begriffe und Worte zu fassen und damit zum „funktionellen Simile" vorzudringen, lag damals noch in weitem Felde. Diese Aufgabe zu beginnen, war erst möglich mit dem allmählichen Aufblühen einer pathologischen Physiologie. Wir stehen heute am Anfang des Weges und es ist noch eine Arbeit für viele Jahre. – Man sieht, wie wenig die vielfach bei den Gegnern übliche Darstellung, es würden nur ganz mechanische Vergleiche zwischen Krankheit und Arznei angestellt, mit diesen Bemühungen der Homöopathen übereinstimmt.

Spezifisch. Das Wort „spezifisch" ist alt und wurde schon frühzeitig für Mittel verwendet, die in besonders enger Heilwirkung zu einer Krankheit stehen. Zur Zeit HAHNEMANNS teilte man die Mittel meist ein in stärkende, auflösende, arthritische, krampfstillende usw. und nannte die nach diesen Gesichtspunkten ausgewählten Mittel „rationelle". Bei dem Stand des damaligen Wissens war diese „Rationalität" naturgemäß oft sehr fragwürdig. Wenn dann dieser „rationelle" Weg nicht zum Ziele geführt hatte, dann wandte man die sog. „spezifischen" Mittel an, die wohl nach der Erfahrung oft hilfreich gewesen waren, deren Wirkung aber nicht recht erklärlich schien, und die sich nicht in die üblichen Fächer einordnen ließen und deshalb geradezu als *minder wissenschaftlich* galten.

HAHNEMANN wandte dann diesen Begriff im Rahmen seiner Lehre etwas anders und sagt schon 1796 in seiner ersten Arbeit, „daß es so viel Spezifika gibt, als es verschiedene Zustände der einzelnen Krankheiten gibt, d. i. für die reine Krankheit Spezifika und für die Abweichungen und übrigen unnatürlichen Körperzustände besondere." Er strebt also nach individuell-spezifischen Mitteln, und er braucht das Wort auch mehrfach in den ersten Jahren für sein neues Verfahren, bis er 1807 das Wort „homöopathisch" einführte. Aber auch dann benützte er es mitunter allein oder in Verbindung mit „homöopathisch".

In den dreißiger Jahren wurde das Wort dann von der Gruppe der „Hygea" bevorzugt, zeitweise auf den Titel der „Hygea" gesetzt und schließlich auch als Bezeichnung für die ganze Gruppe verwendet, es hat sich aber nicht durchgesetzt. Und das ist verständlich, denn es war nicht eindeutig, da auch Anhänger RADEMACHERS es auf sich anwendeten. Aber auch sonst ist es nicht eindeutig, da auch die nach dem Contrarium angewandten Mittel besondere „spezifische" Beziehungen zu den Organen haben, auf die sie wirken. Man müßte deshalb, wenn man das Wort in der Homöopathie verwenden will, von „individuell-spezifischen" Mitteln sprechen.

Was die *Naturheilkraft* angeht, haben fast alle Homöopathen sie anerkannt. So sagt RUMMEL: „Wo wäre ohne die helfende Naturheilkraft Heilung möglich, und es ist ein arger, oft widerlegter Irrtum, wenn man Hahnemann solche Behauptungen unterlegt." (St. Arch. 9, 3, 162, 1830). Der gleichen Meinung sind auch RAU, Paul WOLF sowie KURTZ und viele andere. Daß die Homöopathie mittelbar den „Nihilismus" in der Behandlung anregte, wurde schon erwähnt. Auch Homöopathen beteiligten sich an dem großen Experiment der „abwartenden Behandlung", so z. B. SCHRÖN, der schon 1837, also längere Jahre vor DIETL, auf Grund von Versuchen feststellte, daß die Lungenentzündung auch ohne Behandlung heile, sogar besser als mit den üblichen großen Aderlässen (Hyg.). Besonders hat aber der Homöopath BICKING in Berlin vielfach schwere Krankheiten ohne Heilmittel „behandelt". Diese Erfahrungen beider Schulen goß einiges Wasser in den Wein des Optimismus über die Arzneiwirkungen, aber andererseits kam man doch zur Überzeugung, daß die Naturheilung keineswegs allmächtig sei und für die Kunstheilung noch Raum genug bleibe.

4. Die Arznei

Den Dynamismus HAHNEMANNS in dem Sinn einer „Vergeistigung" der Arzneien haben die meisten Hahnemannianer von ihm übernommen; zumal war es für die Hochpotenzen die gegebene Lösung, besonders seitdem man sich auf Grund der modernen physikalischen Erkenntnisse darüber klar werden mußte, daß in den Hochpotenzen kein materieller Arzneistoff vorhanden sein kann. Die Kritischen jedoch haben die dynamische Wirkung der Arzneien in dem Sinne, als ob sie rein geistig würden, von jeher bekämpft. GRIESSELICH sagt über die von Hochpotenzlern geäußerte Meinung, die Kraft der Arznei gehe auf den Milchzucker über; es sei „eitel Wortgeklimper", von „Digitaliskraft" zu sprechen.

Arzneibereitungslehre. Bald wurden von HAHNEMANNS Anhängern Verbesserungs- und Änderungsvorschläge gemacht; eine der folgereichsten stammte von einem Laien, einem Herrn v. KORSAKOW, der – wie wir schon oben sahen (s. o. S. 95) – das Einglasverfahren befürwortete, das auch bei HAHNEMANN und zahlreichen andern Zustimmung fand, das jedoch wegen der ganz falschen Ergebnisse, zu denen man kommt, abgelehnt werden muß. Unabhängig von KORSAKOW hatte zu gleicher Zeit HERING, durch die Umstände gezwungen, in den Urwäldern Südamerikas das gleiche Verfahren angewendet. Wenn es auch nicht von den anerkannten Arzneibereitungslehren angenommen wurde, so haben doch viele Ärzte lange Zeit ihre Hochpotenzen auf diese Weise hergestellt. Später hat man dann festgestellt, daß infolge der „Adsorption" der Stammflüssigkeit es auf diese Weise kaum möglich sei, echte Hochpotenzen herzustellen.

AEGIDI machte schon anfang der dreißiger Jahre den Vorschlag (Hygea, II, 217), den Saft frischer Pflanzen auf Milchzucker zu pressen und daraus Verreibungen herzustellen anstatt Verdünnungen mit Weingeist zu machen. Auf diese

165

Weise würden die Wirkstoffe der Pflanze vollständiger erhalten. HAHNEMANN nimmt in der VI. Auflage des Organons (§ 271) selbst in zustimmendem Sinne darauf Bezug, und auch ARNOLD hat das Verfahren später empfohlen; es hat sich aber damals nicht durchgesetzt.

Bald schon meldeten sich auch Stimmen, die HAHNEMANNS Verdünnungsart von 1 : 100 nicht billigten; der Sprung um das hundertfache sei zu groß. HERING war der erste, der davon abwich und 1831 berichtete, er habe bei Herstellung der Lachesisverdünnungen die Verdünnung 1 : 10 angewendet. Ausdrücklich als allgemeines Verfahren wurde diese Verdünnungsart von VEHSEMEYER im Jahre 1836 in der „Hygea" (Bd. 4, S. 547) vorgeschlagen; es wurde bald von vielen übernommen, und heute ist es das fast allgemein übliche, ohne daß jedoch die andere Staffel ganz abgeschafft ist; es muß deshalb immer angegeben werden, ob man „D 1" oder „C 1" usw. meint.

Während zuerst bei HAHNEMANN die Schüttelschläge im wesentlichen zur guten Durchmischung dienten, waren später ihm die Schüttelschläge das Wichtigste zur Dynamisierung, und er schrieb bei Bereitung jedes Verdünnungsgrades hundert Schüttelschläge vor. Als man dann später zu höheren Potenzen überging, rechnete man ganz willkürlich 6, 10 oder 30 Schläge als eine Potenz; auf diese Weise sind vielfach die Höchstpotenzen hergestellt, ohne daß man vielfach das Genauere über ihre Herstellung angab. In Deutschland ist jedoch, soviel man weiß, diese Herstellungsart heute sehr wenig verbreitet.

Die Frage, wieweit die Verdünnungen den Urstoff enthalten, versuchte man auch vermittelst des Mikroskops zu klären, doch konnten die Angaben von SEGIN in Heidelberg (1833) und MAYRHOFER, die in D 24–28 noch Kupfer- und Platinteilchen gesehen haben wollten, später nicht bestätigt werden.

Arzneiprüfungen. HAHNEMANNS Vorschlag nur mit Hochpotenzen zu prüfen, wurde von den Freien sehr bald abgelehnt, doch sind auch später noch neben tieferen Verdünnungen solche bei den Prüfungen verwendet worden. Besondere Verdienste erwarben sich auf diesem Gebiet die Wiener Homöopathen, die in den vierziger Jahren eine Anzahl Mittel genauer prüften und auch Tierversuche anstellten, wobei die einzelnen Prüfungsprotokolle mit der zeitlichen Reihenfolge der Symptome veröffentlich wurden. Von den Versuchsleitern seien besonders genannt WATZKE, WURMB, Prof. v. ZLATAROVICH und MAYRHOFER.

Auch den Fehlerquellen der Arzneimittellehre ging man bald nach und suchte sie auszuschalten. Von WIDNMANNS Versuchen hörten wir schon oben (s. S. 126), aber auch HAHNEMANNS Angaben aus früheren Schriftstellern prüfte man nach und stellte fest, daß zahlreiche Befunde nicht im Sinne HAHNEMANNS „rein" waren, da es sich um Arzneimischungen handelte. Diese Forschungen, um die sich besonders FRANK, SOMMER und D. ROTH verdient gemacht haben, sind auch heute noch nicht entsprechend ausgewertet (Hygea Bd. 17, 18 und 20, sowie in Vierteljahrsschrift). Besonders die Freien betonten, daß letzten Endes natürlich nur die Erprobung am Kranken über den Wert eines Mittels etwas aussagen könne. Aber auch Erfahrungen am Kranken wurden benützt, ohne daß Prüfungen den Hinweis für diese Anzeige gegeben hätten, wie z. B. GASPARY Carbo animalis bei Bubonen empfahl, deren gute Wirkung er zufällig bei seinen Kranken beobachtete, denen er das Mittel aus anderen Gründen gegeben hatte (Medic. Jahrbücher, Bd. 4 S. 58, 1841).

Die Isopathie. HAHNEMANNS Stellung zur Isopathie wurde schon oben kurz behandelt, ohne genauer auf das Gebiet einzugehen. Wir sahen auch schon, daß die Isopathie eine lange magische Vorgeschichte hat; aus dieser Verbindung wurde sie erst befreit, als Homöopathen sich mit ihr beschäftigten, da das „Ison" sozusagen in der Verlängerung des „Simile" lag. Es war wieder Constantin HERING, der 1831 (St. Arch. 10, 2, 24) den Gedanken zum ersten Male äußerte, indem er das Schlangengift als eine Art Speichel in Vergleich setzte mit dem Speichel eines wutkranken Hundes, den er als Heilmittel bei wutkranken Menschen und Tieren vorschlug. Es sei scheinbar „dasselbe", es werde aber durch die Potenzierung und die verschiedene Art der Anwendung zum „Simile". Er äußert hier also schon ganz die Auffassung von HAHNEMANN.

1833 erschien dann in Leipzig die kleine Schrift des Magisters J. J. W. LUX „Isopathik der Contagionen", in der er sich auf die Bemerkung von HERING bezieht. Der Anlaß, sich dieser Frage zuzuwenden, war die Anfrage eines Gutsbesitzers wegen der Behandlung der Rinderpest und des Milzbrandes. LUX schlug vor, einen Tropfen Blut eines erkrankten Tieres in verdünntem Zustande einzugeben, in Weiterverfolgung des Gedankens rät er das Verfahren auch bei anderen Krankheiten. „Mit einem Wort, man potenziere jedes Contagium, und brauche es wie die homöopathischen Arzneien, und wir sind Herren über alle ansteckenden Krankheiten." Auch Arzneikrankheiten will er nach diesem Grundsatz behandeln, wie Schwefelsiechtum mit Spiritus sulfuratus usw. Von da war der Schritt nicht groß alle möglichen Erzeugnisse des Körpers in entsprechenden Fällen zu verwenden, so Blasensteine, Fußschweiß, den Speichel Epileptischer usw. LUX kam durch diese Schrift zu einer Berühmtheit, die seiner geistigen Bedeutung nicht entspricht. In seiner Zeitschrift „Zooiasis" (Leipzig, 1833–35) veröffentlichte er recht auswahllos und unkritisch allerhand, zum großen Teil von Laien stammende, Berichte über angebliche Heilungen auf Grund des „Ison".

Die Homöopathen stimmten vielfach bedingt zu; besonders in bezug auf die ansteckenden Krankheiten billigten viele dem Verfahren seine Berechtigung zu, darunter sogar HAHNEMANNS getreuester Schüler STAPF, und es berichteten denn auch bald manche über die Wirksamkeit des „Anthracins" bei Milzbrand, fast alle aber lehnten im übrigen die Übertreibungen ab. Besonders der Menschen- und Tierarzt GENZKE nahm scharf gegen die Übertreibungen Stellung, gab aber bei den ansteckenden Krankheiten die Möglichkeit zu. Bemerkenswert ist die Arbeit insofern, als dieser klare Kopf schon im Jahre 1839 (Hygea, Bd. 11) die Ansteckungsstoffe als „lebensfähige Keime" auffaßt.

Einige Jahre später lebte der Streit um die Isopathie nochmals auf, als ein Dr. J. F. HERMANN (AHZ 1847, Bd. 27) Fuchsleber gegen Leberkrankheiten als Tinktur aus frischer Leber empfahl. GENZKE ergriff gegen diese „Tierbrühen" nochmals das Wort, und SCHRÖN nannte es einen „empörenden medizinischen Skandal". Im Laufe der Erörterung wurde darauf aufmerksam gemacht, daß die Schulmedizin gegen Leberkrankheiten seit jeher Ochsengalle verwende; ich selbst fand noch in der allopathischen Arzneimittellehre von Bernhard SCHUCHARDT (Braunschweig, 1858) mehr als eine Seite über diese Behandlung. Es konnte nicht ausbleiben, daß die Übertreibungen von LUX und HERMANN auch dem berechtigten Kern der Sache schaden mußten, und so wurde es auch in der Homöopathie stiller um die Isopathie, ohne daß sie ganz in Vergessenheit geraten wäre, wenn auch später bei uns kaum noch etwas darüber veröffentlicht wurde. In der Schulmedizin hat man weidlich über diesen Seitensproß der Homöopathie gespottet, so noch 1876 JÜRGENSEN (s. u.), – aber 15 Jahre später hallte die Welt wider vom Tuberkulin Robert KOCHS; seitdem sind Bemühungen um eine direkte oder indirekte Isopathie an der Tagesordnung.

Die Ausbreitung der Homöopathie ging natürlich von Leipzig aus und erfolgte von der Landesuniversität aus zuerst in Sachsen; doch nach Erscheinen des „Archivs" ging die Saat bald auch anderwärts auf, RAU in Gießen und WIDNMANN in München griffen schon vor 1825 zugunsten der Lehre zur Feder, in Nordwestdeutschland trat der angesehene MÜHLENBEIN (Braunschweig) nach 33jähriger Praxis 1822 zur Homöopathie über. Diesen folgte bald eine größere Anzahl in allen Teilen Deutschlands. Besonders in Württemberg hat sie zahlreiche Anhänger unter Ärzten und Laien gefunden.

In Österreich, damals zum „Deutschen Bund" gehörig, verbreitete sich die neue Lehre ungewöhnlich früh, da Mathias MARENZELLER (1765–1854) ein angesehener Militärarzt, sich ihr schon 1816 anschloß. Durch seinen Einfluß verbreitete sie sich besonders unter den Militärärzten. 1819 wurde die Homöopathie in Österreich verboten, doch breitete sie sich trotzdem – stillschweigend geduldet – weiter aus, und die Pest drang sogar in das Haus des allmächtigen METTERNICH, dessen Frau sich homöopathisch behandeln ließ. Während der Cholerazeit wurde 1832 in Wien-Gumpendorf ein Spital gegründet, das auch weiterhin bestand, und dessen Erfolge während der Choleraepidemie dazu beitrugen, daß das Verbot 1837 aufgehoben wurde. Der langjährige Leiter war Wilhelm FLEISCHMANN (1799–1868). In den vierziger Jahren trat die Wiener homöopathische Schule mit tüchtigen Arbeiten in der „Österreichischen Zeitschrift für Homöopathie" hervor; die Hauptmitarbeiter waren WATZKE, WURMB, MAYRHOFER, GERSTEL, HAMPE und Professor v. ZLATAROVICH mit wichtigen Beiträgen zur Arzneiwirkungslehre. – Im Jahre 1834 schätzte man die Zahl der Homöopathen auf 500 und 1846 auf 5000 (Rapou „Histoire de la doctrine méd. hom.", Paris 1847), doch sind wohl beide Ziffern etwas zu hoch gegriffen. 1845 zählte man in Wien 34 Homöopathen, in Dresden 11, Leipzig

11, Pest 6, München 7; für 1850 gab man die Zahl in Paris auf 66, in London auf 50 an.

Mehrfach wurden in der Volksvertretung Anträge auf Errichtung eines Lehrstuhls für Homöopathie gestellt, so 1833 in Baden und 1835 in Hannover, auch in Hessen plante man das gleiche, doch konnte man nirgendwo gegen den Widerstand der Universitäten und Stände durchdringen. In München gab es zwei Dozenten (ROTH und Prof. REUBEL), denen in den fünfziger Jahren Prof. J. BUCHNER und MAHIR folgten. Dagegen gelang es BICKING in Berlin nicht die Dozentur zu erlangen. In Wien wurde FLEISCHMANN, der Leiter des Gumpendorfer Krankenhauses, 1841 Privatdozent.

Auch die Vereinstätigkeit setzte bald ein; vom „Homöopathischen Zentralverein" hörten wir schon oben, daneben aber bildete sich eine Anzahl auf einzelne Landschaften begrenzter Vereine. Vom Leipziger Krankenhaus abgesehen, das bis 1842 bestand, gab es noch in München eine Heilanstalt, die nach einigen Jahren wieder einging, aber 1859 wieder erstand.

5. Zusammenfassung

Wenn wir auf diese Zeit der Ausbreitung der Homöopathie zurückblicken, so muß zum Verständnis von der Zwiespältigkeit der HAHNEMANNschen Lehre ausgegangen werden. Sein Gedanke einer phänomenologischen, bei den reinen Erscheinungen stehenbleibenden Heilkunde nimmt ihren Ausgang und empfängt ihren Antrieb von der Unvollkommenheit der damaligen naturwissenschaftlichen Ergebnisse der Medizin und der Unsicherheit der Ursachenforschung. Um diesen Schwierigkeiten aus dem Wege zu gehen, blieb HAHNEMANN bei den Erscheinungen stehen; wo er jedoch die Ursache zu kennen glaubte, wie bei den miasmatischen Krankheiten, verläßt er den rein phänomenologischen Standpunkt und zieht ursächliche Gesichtspunkte heran. Aber wie es zu gehen pflegt mit neuen Gedanken; sie reißen den Urheber weiter fort und fordern einen größeren Herrschaftsbereich, als ihnen sachlich betrachtet zusteht. Infolgedessen steht im Vordergrunde des Bewußtseins bei HAHNEMANN und seinen Anhängern die phänomenologische „Heilkunde der reinen Erfahrung" und der ursächliche Gesichtspunkt wurde in seiner Lehre kaum gesehen, so daß man, wo man auf ihn stieß, ihn nicht mehr verstand und von „Unfolgerichtigkeiten" sprach, wie bei der Psora und der Cholera. Richtig verstanden war jedoch der ursprüngliche Plan HAHNEMANNS, bei den Erscheinungen nur dann stehenzubleiben, wenn und soweit die Frage nach der Ursache bei dem jeweiligen Stand der Forschung ohne Antwort bleiben mußte.

Wenn nun bei der kritisch-naturwissenschaftlichen Richtung die Ursache dennoch berücksichtigt wurde, so geschah es nicht deshalb, weil man dort HAHNEMANN richtig verstanden hätte; man wurde vielmehr durch die Logik der Tatsachen dazu gedrängt, da man einsah, daß die Erscheinungen vieldeutig sein können und nur ursächliche Gesichtspunkte die Deutung der Befunde ermöglichen. Man glaubte damit über HAHNEMANN hinauszugehen.

Dieser Zwiespalt zwischen den beiden Richtungen löst sich nun in der Weise, daß die kritische Richtung sich auf HAHNEMANNS eigentliche Meinung berufen kann, daß seine „Erfahrungsheilkunde" eine Notlösung darstellt, solange die jeweilige Lage und Frage keine ursächliche Antwort zuläßt. Da jedoch die Zeit noch recht fern, daß alle Fragen in der Krankheits- und Arzneiwirkungslehre ursächlich geklärt sind, so hat auch der phänomenologische Einschlag auf lange Zeit noch seine Berechtigung und seine Aufgabe.

Die Hahnemannianer hielten HAHNEMANNS phänomenologische Heilkunde aufgebaut auf dem Ähnlichkeitsgedanken für eine *endgültige Lösung*[XVIII] und für ein *abgeschlossenes System*, die Kritischen dagegen sahen die Homöopathie als eine *Ergänzung* zur Schulmedizin in Hinsicht auf die *Behandlung* an.

Der Kampf der Schule gegen die Homöopathie wurde fast nur gegen HAHNEMANNS strenge und einseitige Lehre und die Hahnemannianer geführt, als ob man damit die ganze Homöopathie träfe; und wenn wirklich einmal ein kurzer Seitenblick auf die Kritischen geworfen wurde, so sah man in ihnen kaum mehr als ein Grüppchen, das sich in einem gut getarnten Rückzugsgefecht befand und sich unter Zurücklassung aller homöopathischen Waffen aus dem Kampfgebiet entfernen wollte. – Da man den einen alle Waffen aus der Hand geschlagen habe und die andern sie fortgeworfen hätten, sei die homöopathische Frage gelöst. Und weil man an dieser Behauptung Gefallen fand, war man mit den Gründen leicht zufrieden. Die noch vorhandenen Vertreter der Lehre glaubte man nicht mehr beachten zu müssen und einem Aussterbevorgang überlassen zu können. Aber es kam, wie wir bald sehen werden, dann doch anders; die Gruppe hielt sich nicht nur, sondern sie vermehrte sich sogar wieder und fand bei hervorragenden Ärzten Anerkennung.

[XVIII] Im Original-Tischner: „Endlösung"; im heutigen Sprachgebrauch mißverständlicher Ausdruck [Anmerkung der Redaktion, 1999]

IV

Die Homöopathie seit 1850

1. Die Schulmedizin
(1850 – 80)

Im Anfang des 19. Jahrhunderts hatten die philosophischen Lehren eines KANT, FICHTE, SCHELLING und HEGEL die geistige Welt in Deutschland beherrscht. Die Welt galt in ihrem Urgrund als Geist, und man baute sich die Welt vom Subjekt her und nach seinem Bilde als einen geistdurchwalteten Organismus. Die Natur wurde in seelische Kräfte aufgelöst, und auch den Staat betrachtete man mit Vorliebe nach dem Vorbild der Lebewesen als einen Organismus.

Das alles schlug allmählich in die entgegengesetzte Anschauung um, und wenn man die Ansichten schildern will, die um das Jahr 1850 insbesondere durch die mechanistische Naturwissenschaft zu den herrschenden geworden waren, braucht man nur das oben Gesagte in das Gegenteil verkehren. Die Welt bestand aus einer Anhäufung, einer „Assoziation" von Atomen, und auch der Staat wurde als eine Vereinigung von „Atomen", von Einzelmenschen, angesehen. Es war die Zeit des genossenschaftlichen Zusammenschlusses gleichberechtigter Einzelmenschen (die „Associations coopératives"). Der tierische Körper war eine Summe von „Atomen", den einzelnen Zellen; diese waren die kleinsten Einheiten der Lebewesen. Die ganzheitliche Betrachtung wurde durch die summenhafte abgelöst. Sogar die Seele, die jeder Mensch unmittelbar als eine Einheit und Ganzheit erlebt, wurde aufgelöst in ein Zusammenspiel von Assoziationen, denen letzten Endes Bewegungen in Zellen zugrunde lagen. „Fehlt, leider! nur das geistige Band." Es war eine „Psychologie ohne Seele". – Das Mikroskop war das Hauptwerkzeug der medizinischen Forschung und geradezu ein Symbol ihres Geistes: Der Gesichtskreis war stark verengt; man sah wohl die feinsten Einzelheiten, aber nichts Ganzes, und man erforschte damit nicht lebendige Vorgänge, sondern tote Zustände, ohne sich jedoch der ganzen Bedeutung dieses Umstandes so recht bewußt zu sein.

Die rein naturwissenschaftlich denkende Schulmedizin hatte ihren in den dreißiger Jahren erfolgreich begonnenen Vormarsch fortgesetzt und beherrschte in der Mitte des Jahrhunderts die Bildungsstätten unbeschränkt, die wenigen aus früherer Zeit stammenden Hochschullehrer waren alt und einflußlos. Die Führung der deutschen Medizin verlagerte sich damals von Wien nach Berlin, wo VIRCHOW auf der Grundlage der vor kurzem von SCHWANN und SCHLEIDEN geschaffenen Zellenlehre seine Zellularpathologie aufbaute. Er war ein scharfer und umfassender Geist, der zuerst keineswegs einseitig nur das Anatomische beachtete, sondern im Gegenteil betonte, die pathologische Physiologie sei die „Veste der wissenschaftlichen Medizin", an der die pathologische Anatomie und die klinische Medizin nur Außenwerke seien.

Da jedoch für die feineren physiologischen Untersuchungen die Zeit schon rein nach der technischen Seite hin nach nicht reif war, verengte sich sein Arbeitsgebiet und dann auch sein Geist auf das anatomische Gebiet. Viel zu wenig bekannt ist, daß er betonte, der mechanische Atomismus mit seinen ausschließlich physikalisch aufeinander wirkenden Atomen könne das Leben nicht erklären. Er vertritt selbst ausdrücklich einen Vitalismus. „Dieser Vitalismus ist ein mechanischer und hat mit allem Spiritualismus gebrochen." (Virchows Archiv, Bd. 9). Aber bei Licht besehen ist dieser VIRCHOWsche Vitalismus ein hölzernes Eisen.

Im Mittelpunkt seiner Lehre steht die Zelle, die auf Reize reagiert und je nach Stärke der Reizung funktionelle Erregung, nutritive Tätigkeit oder bei noch größerer Stärke formative Leistungen auslöst, während die stärksten Reize töten. VIRCHOW ist damit auch ein Vorläufer der „biologischen Reizregel" geworden.

VIRCHOWS Einfluß auf die deutsche, ja europäische Medizin war außerordentlich groß. Da sein ohnehin fragwürdiger Vitalismus nicht beachtet wurde, so entwickelte sich die Medizin in mechanistischem Sinne, und das gilt auch vom Ursachenbegriff. Schon in den anorganischen Naturwissenschaften führt es nicht selten zu Unzuträglichkeiten, wenn man *eine Bedingung* des Geschehens zur „Ursache" macht. Das mußte jedoch zu stärkerer Verzeichnung der Wirklichkeit führen bei den so unendlich verwickelten und unübersehbaren Zusammenhängen am Lebenden, wozu die an Physik und Chemie geschulten mechanistisch denkenden Forscher vielfach neigten. Das anatomische Denken der Zeit mußte diese Einstellung besonders fördern; im anatomischen Befund glaubte man die im wahren Sinne „begreifbare" Ursache in der Hand zu halten. Eine lebensgerechte Behandlung konnte auf diesem Boden nur schwer erwachsen. Wie sehr man damals in der Heilkunde, dieser durchaus zweckhaft eingestellten Wissenschaft, jeglichem Zweckdenken aus dem Wege ging, zeigt die Tatsache, daß der Pathologe COHNHEIM in seinem berühmten Buch „Vorlesungen über allgemeine Pathologie" (Berlin, 1877) in einer über hundert Seiten langen Erörterung über die Entzündung mit keiner Silbe deren Sinn und Bedeutung berührt. Wie stark die Berücksichtigung „der" Ursache den Gesichtskreis oft verengt, zeigt die fast automatische Gedankenverbindung sogenannter „kausaler Behandlung", wie sie jahrzehntelang geübt wurde, beispielsweise: Schlaflosigkeit – Schlafmittel, Fieber – antifebrile Mittel, Hyperacidität – Natrium bicarbonicum.

Bei dem überragenden Einfluß des Schöpfers der Homöopathie auf seine Anhänger spielte seine echt vitalistische Einstellung auch bei ihnen eine Rolle, dazu kamen jedoch auch innere Gründe, da das Simile ohne weiteres auf die Gegenwirkung des Lebenden hinwies. Trotzdem jedoch hinterließ der übermächtige Zeitgeist auch hier seine Spuren, und wenn sich auch selbständig denkende Homöopathen in diesem Punkte als im Gegensatz zur Schulmedizin stehend fühlten, so hörte man doch auch bei ihnen wenig von ausgesprochen vitalistischen Gedankengängen. – Wohl berücksichtigte man die Pathologie und die physikalische Untersuchung, mußte aber bald bemerken, daß die pathologische Anatomie für die Behandlung wenig ergiebig war. Man hielt sich deshalb an die „Gesamtheit der Symptome", wobei die Kritischen auch die Erscheinungen, die die physikalische Untersuchung aufdeckte, dazu rechneten. Sie alle waren Anzeichen einer Betriebsstörung, der man mit solchen Mitteln zu steuern suchte, die ähnliche Erscheinungen erzeugen können. Damit wollte man auf die erkrankten Organe und Verrichtungen einwirken, auf die die Erscheinungen beim Kranken zurückzuführen waren, d. h. man wollte ursächlich wirken. Während man hier also bestrebt war, an die Erscheinungen selbst bei der Behandlung anzuknüpfen, beruht die Behandlung bei der Allopathie vielfach auf einer vermuteten Ursache, die bei dem damaligen Wissensstand oft sehr fragwürdig war und außerdem nach den gerade herrschenden Ansichten vielfach wechselte. Zu beachten ist dabei, daß das homöopathische Vorgehen mit der Berücksichtigung der Gesamtheit der Symptome vielfach nicht auf eine Ursache, sondern auf zahlreiche Bedingungen zu wirken gestattet, während die allopathische Betrachtungsweise leichter dazu führt, eine herausgehobene Bedingung zur „Ursache" zu stempeln (vgl. Tischner: „Kausales und konditionales Denken in der Medizin", Blatt f. biolog. Medizin 1919, Nr. 7–8; Abdruck in BHZ, 1919, 4–5).

Im Vordergrund der Bestrebungen stand in der Schulmedizin seit den fünfziger Jahren die Bekämpfung eines der auffallendsten Symptome, des Fiebers, das man in echt mechanistischer Einstellung an sich als etwas Bekämpfenswertes ansah. Zuerst standen große Gaben von Digitalis im Vordergrund, später Veratrin in Gaben, die, um wirken zu können, Erbrechen, Durchfall und große Hinfälligkeit im Gefolge hatten. Aber auch schwere Kollapse traten häufig auf. Allmählich kam man von dieser sehr eingreifenden Behandlung ab und Chinin in hohen Gaben (5 g je Gabe und darüber!) trat an die Stelle, das, weil es sich auch nicht bewährte, von Natrium salicylicum abgelöst wurde. Es folgten dann die unzähligen auf dem Salicyl und Chinin aufgebauten Mittel, von denen man gleich rühmte, daß die Temperatur „ohne irgendwelche unbequeme Nebenwirkungen" zur Norm zurückgeführt würde, die man dann aber doch bald wegen solcher sehr unangenehmen „Nebenwirkungen" durch neue ersetzte. Nur langsam gewann die Meinung an Raum, daß die Herabsetzung der Temperatur oft kaum einen Nutzen bringe, ja nicht selten sogar schade.

Im übrigen kann es nicht meine Aufgabe sein, hier die schulmedizinische Behandlung zu schildern; die Fieberbehandlung wurde nur als kurzes, kennzeichnendes Beispiel gebracht, um zu zeigen, daß man in mechanistischer Einstellung dazu neigte, das Fieber, ein bis zu einem gewissen Grade durchaus sinnvolles biologisches Geschehen, mit unheilvoll großen Gaben zu unterdrücken. – Es soll mit dem Gesagten keineswegs die wissenschaftliche Forschung getroffen werden, die sich in steilem Aufstieg befand; damit wird nur die praktische Heilkunde gezeichnet, die sich damals durchaus noch nicht in einem Zustand befand, daß sie stolz auf Anregungen von anderer Seite verzichten konnte.

2. Die Geschichte der Homöopathie von 1850 – 1880

Übersicht. Um die Mitte des Jahrhunderts traten innerhalb der Homöopathie eine Anzahl Änderungen ein, die es gerechtfertigt erscheinen lassen, einen neuen Zeitabschnitt zu beginnen. 1847 starb G. W. GROSS, der sowohl in der Schriftleitung der „Allgemeinen" war, als auch neben STAPF das „Archiv" führte; da er in letzterem wohl schon länger die treibende Kraft war, stellte es sein Erscheinen 1848 ein, nachdem es schon einige Jahre gekränkelt hatte. 1848 starb GRIESSELICH während des holsteinschen Feldzugs in Hamburg an einem Reitunfall; da er die Seele der „Hygea" gewesen war, ging auch diese im gleichen Jahre ein. 1850 gründete dann Clotar MÜLLER als Ersatz für die „Hygea" die „Homöopathische Vierteljahrsschrift", die er bis zu ihrem Eingehen 1865 leitete. Auch bei der „Allgemeinen" traten einschneidende Änderungen ein; HARTMANN starb 1853 und es trat deshalb in die Leitung der junge Veit MEYER zur Unterstützung von RUMMEL, der schon 1854 gleichfalls starb, so daß nun MEYER sie bis zu seinem Tode im Jahre 1872 in vermittelndem Sinne allein führte. Bernhard HIRSCHEL gründete 1852 die „Zeitschrift für homöopathische Klinik", die sich vom 5. Jahrgang ab „Neue Zeitschrift für hom. Klinik" nannte (eingegangen 1879). So hatten die drei wichtigsten homöopathischen Zeitschriften nunmehr junge Schriftleiter, die schon als Studenten in die moderne Medizin hineingewachsen waren, und von denen HIRSCHEL und Cl. MÜLLER ihre Blätter im Sinne der Kritischen leiteten. Auch in Wien regte es sich nach den Revolutionszeiten, wo von 1857–1863 ab vier Bände der „Zeitschrift des Vereins der homöopath. Ärzte Österreichs" erschienen, herausgegeben zuerst von J. O. MÜLLER und dann von EIDHERR.

Von führenden Homöopathen sind in erster Linie zu nennen aus den fünfziger bis siebziger Jahren Clotar MÜLLER (1818–1877) und HIRSCHEL (1815–1874), nicht nur als Leiter der angesehensten Blätter, sondern auch wegen zahlreicher in kritischem Sinne gehaltener Arbeiten. Von andern erwähne ich noch BÄHR, KAFKA, Osk. WISLICENUS, den Sohn von HAHNEMANNS Schüler Wilhelm Eduard WISLICENUS, LORBACHER, der von 1878–1889 die AHZ leitete, SORGE, TRINKS, K. v. VILLERS, sowie von der Wiener Schule WATZKE, WURMB, v. ZLATAROVICH und GERSTEL. Von RAPP, REIL, GRAUVOGL und BAKODY soll erst später ausführlicher die Rede sein.

In diesen Jahren wendete man sein Augenmerk auch wieder den Arzneiprüfungen zu, von denen eine Anzahl in Cl. MÜLLERS Zeitschrift, sowie in der Wiener erschienen. Auf allopathischer Seite stellte der führende Arzneikundler K. SCHROFF in Wien eine Anzahl Prüfungen an und schrieb in seinem „Lehrbuch der Pharmakologie" (1856): „Noch wichtiger sind in vieler Beziehung die Versuche mit Arzneikörpern am gesunden Menschen". Doch findet er die

Brücke zum Ähnlichkeitssatz nicht. Andere Arzneikundler jedoch begingen den homöopathischen Pfad, wie REIL und BÖCKER, die jedoch bald wieder, als sie fürchten mußten, verfemt zu werden, den Rückzug antraten.

Aber auch innerhalb der Homöopathie kam es zu Kämpfen, als der schon erwähnte Außenseiter Arthur LUTZE 1865 in einem widerrechtlich erscheinenden Abdruck des Organons einen § 274b einfügte, in dem er der Anwendung von Doppelmitteln das Wort redete. Er berief sich dabei auf eine Anregung HAHNEMANNS durch AEGIDI, der die Doppelmittel gerühmt hatte. Wenn HAHNEMANN auch zuerst darauf eingegangen war, hatte er bald in Rücksicht auf die Folgen einer Durchbrechung seines Grundsatzes nur immer ein geprüftes Mittel zu reichen, davon Abstand genommen, und die Empfehlung von Doppelmitteln in der V. Auflage des Organons unterlassen. Später hat er dann in § 273 der VI. Auflage, die jedoch erst 1921 erschien, das Reichen von Doppelmitteln als unerlaubt bezeichnet. LUTZE fand bei den Homöopathen mit dieser eigenmächtigen Änderung auch keine Zustimmung, die HAHNEMANNS Grundsatz nicht angetastet wissen wollten, obwohl man nicht bestritt, daß man mit Mischungen auch Erfolg haben könnte. Man wird diesen Standpunkt verstehen, wenn man bedenkt, daß es der erste Schritt zum Schlendrian der alten Schule gewesen wäre, dem HAHNEMANN gerade mit seinem Grundsatz aus dem Wege gehen wollte. Da die Doppelmittel nicht als solche geprüft seien, könne man auch über ihre Wirkung nichts Sicheres wissen.

Große Hoffnungen setzte man auf zwei in Budapest eingerichtete Professuren, deren ersten 1871 der Deutsch-Böhme Franz HAUSMANN (geb. 1811 zu Horatitz, zwischen Saatz und Komotau) erhielt; da jedoch HAUSMANN schon 1876 starb, konnte sich sein Einfluß nicht auswirken. HAUSMANN war in manchem stark durch den Naturphilosophen OKEN beeinflußt und steht deshalb außerhalb der Entwicklung ("Über die Ursachen und Bedingungen der Krankheit", Leipzig, 1867 und „Kleine Schriften", Leipzig, 1895). Über die zweite Professur von BAKODY erst weiter unten.

1872 kam es durch Clotar MÜLLER wieder zu einer Zeitschriftengründung in Gestalt der „Internationalen Presse", die jedoch mit dem Tod von MÜLLER 1877 wieder einging.

Der schon oben erwähnte „Zentralverein" entwickelte sich nach dem Fortzug HAHNEMANNS immer mehr zum Mittelpunkt des äußeren Lebens besonders in standesärztlicher Hinsicht, aber auch um das geistige und wissenschaftliche Leben erwarb er sich große Verdienste (vgl. die „Geschichte des Deutschen Zentralvereins homöopathischer Ärzte" von Erich Haehl, Leipzig, 1929 und Tischner „Zur hundertsten Jahresversammlung des Deutschen Zentralvereins homöopathischer Ärzte" in DHZ 1939, Nr. 5; leider enthält die HAEHLsche Schrift zumal in der ausführlichen Zeittafel nicht wenig Flüchtigkeiten und Irrtümer).

Trotz dem Eingehen des Leipziger Krankenhauses 1842 bestand an gleichem Ort die Poliklinik weiter; ihr verdanken zahlreiche Ärzte ihre Ausbildung.

– Nach dem Tode HAHNEMANNS nahm der Zentralverein sofort die Errichtung eines Hahnemanndenkmals in die Hand; durch öffentliche Sammlungen in allen Weltgegenden gelang es auch bald das Geld zusammenzubringen, so daß das von dem Bildhauer STEINHÄUSER geschaffene Werk 1851 in Leipzig enthüllt werden konnte. – Auch der Schaffung einer Zentralbibliothek wandte man sich zu und konnte bald, durch mehrere große Nachlaßstiftungen unterstützt, in den Räumen der Poliklinik den Ärzten eine reichhaltige Bücherei zur Verfügung stellen. Sie enthielt zum Schluß in über 5000 Bänden das deutsche Schrifttum fast lückenlos und auch gute Proben des ausländischen. Als Ausleihbibliothek hat sie auch nach auswärts einen weitreichenden Einfluß ausüben können. Durch einen Fliegerangriff wurde sie im Herbst 1943 vollständig vernichtet. – 1872 erwarb der Verein die Rechte einer juristischen Person, da er früher mehrfach bei Annahme von Stiftungen Schwierigkeiten gehabt hatte.

Die wissenschaftliche Forschung wurde durch Ausschreiben von Preisaufgaben vielfach gefördert, wobei man als Aufgaben meist eine Arzneiprüfung oder die Bearbeitung einer Krankheit und ihrer Behandlung forderte. Aber auch Gefahren aus den eigenen Reihen mußte man bekämpfen, wie die Schrift eines Dr. TRITSCHLER „Neue verbesserte homöopathische Heilmethode", die fast ausschließlich Komplexmittel empfahl. Die „Elektrohomöopathie" von MATTEI erforderte die Erklärung, daß sie im Grunde mit der HAHNEMANNschen Homöopathie nichts zu tun habe und zu den Geheimmitteln gehöre.

Aber es stiegen auch größere Sorgen auf; von Fortschritten war in Deutschland kaum mehr etwas zu vermerken, ja schon Ende der fünfziger Jahre hören wir Klagen über Rückschritte, und wenn diese auch wieder bestritten wurden, so zeigte sich doch in den siebziger Jahren ein Mangel an Ärzten, so daß die vom Tod gerissenen Lücken nicht ausgefüllt werden konnten. Und es konnte nicht ausbleiben, daß in Ländern mit Kurierfreiheit die Laienpraktiker sich vielfach in die Lücken schoben. Durch die freiere Vereinsgesetzgebung nach der Revolution von 1848 bildeten sich, besonders in Württemberg, Sachsen, sowie Rheinland und Westfalen, Laienvereine; 1871 gab es vier volkstümliche Zeitschriften über Homöopathie. Wenn also trotzdem die Zahl der Homöopathen zurückging, so lagen die Gründe dafür nicht in einem mangelnden Bedürfnis, sondern im fehlenden Zugang von jungen Ärzten, der sich wohl durch die materialistische Stimmung dieser Zeit erklärt, sowie die dadurch bedingte feindselige Stellung der Ärzte zu den Homöopathen, die vielfach gesellschaftlich geächtet, sowie auch standesärztlich verfemt waren, so daß ihnen, wo das gesetzlich möglich war, der Zutritt zu den standesärztlichen Vereinigungen gesperrt war. Die Zahl der Homöopathen in Deutschland wird für 1834 mit 88 angegeben, 1844: 147, 1860: 264, 1876: 289 und 1885: 220. Man sieht, daß diese Zahlen den beklagten Rückgang für die sechziger und siebziger Jahre nicht zeigen, aber derartige Schätzungen sind unsicher und auch die Zahl der Vereinsmitglieder gibt keine Sicherheit, da nicht selten wegen Zwistigkeiten Austritte einer Gruppe erfolgte. Eine andere Schätzung gibt für 1862 gegen 600 homöopathische Ärzte an und für 1882 „reichlich 400", doch möchte ich diese Schätzung für übertrieben halten. Aber auch über Mangel an Regsamkeit und über Schreibunlust wird geklagt, und es sah damals in der Tat so aus, als ob die Homöopathie das neue Jahrhundert nicht mehr erleben sollte und in nicht ferner Zeit der letzte Homöopath als einsames Molekül in echt homöopathischer Verdünnung im Meer der Allopathie untergehen würde. Aber es kam doch anders.

Die Lehre. Diese ist am klarsten aus den Lehrbüchern der Zeit zu erkennen, von denen ich besonders das von HIRSCHEL heranziehe, das in dritter Auflage als „Kompendium der Homöopathie" (Wien, 1864) erschienen ist. Er steht auf dem Standpunkt der „Freien"; da er das, was er an HAHNEMANNS Lehren ablehnt, besonders klar und übersichtlich bringt, sei es kurz angeführt. Er nennt dabei den „Dynamismus", die „Leugnung der Naturheilkraft", die Psoratheorie, die Erklärung des Simile, die Lehre von der homöopathischen Erstverschlimmerung, die Potenziertheorie von der Krafterhöhung durch Vergeistigung. Er führt dabei zustimmend den Satz von RAU an: „Potenzieren durch Verdünnen ist Unsinn". Die Trennung von Erst- und Nachwirkung hält er für künstlich, es bestehe dabei die Gefahr, daß die Betrachtung der Arzneiwirkung als Ganzes verloren gehe. Weiter betont er die Wichtigkeit der Erfahrung am Krankenbett. Er bestreitet auch den Satz, daß der Symptomenkomplex das Hauptsächliche oder Einzige sei. „Das neue klinische Material der Homöopathie zeigt deutlich, wie sie [die Homöopathen] alle Errungenschaften der Pathologie, die physikalische und chemische Diagnostik und die pathologische Anatomie zur Aufstellung des objektiven Krankheitsbildes benutzen, daß sie auf innere Vorgänge ebenso großes Gewicht legen, als auf das nach außen reflektierte Bild, und daß nicht bloß eine Zusammenstellung der Symptome genügt, sondern eine Charakteristik, Wertschätzung, kurz Abstraktion oder Reflexion nötig ist." (S. 29).

Besondere Aufmerksamkeit wendet HIRSCHEL der Organspezifität zu. Das nächste sei die Frage nach der Örtlichkeit, dem Organ. „Wir fragen dann weiter, zu welch besonderen Teilen dieser Organe eine Beziehung obwaltet, und abstrahieren daraus ein Verwandtsein, z. B. zu den Schleimhäuten, dem Lymphsystem, dem Capillargefäßsystem, den Venenstämmen... Kommt nämlich die Erörterung, auf welche Organteile ein Mittel wirkt, deshalb hauptsächlich in Betracht, um die funktionelle Tätigkeit desselben kennenzulernen, da die Organe oder Organgruppen Funktioneneinheiten oder Funktionengruppen darstellen, so dringt auch die Untersuchung, auf welche Formteile besonders sich die Wirksamkeit des Medikaments erstreckt, ob auf die vegetativen (Membranen, Verbindungsgewebe) oder animalen (z. B. Nervensystem, Muskelsystem) oder die allgemeinen Substrate (Lymphe, Blut, Zellstoff) in den tieferen Hintergrund des Lebens ein." (S. 96 f.). Daß er den gesamten Krankheitsprozeß, seine Art, seinen Charakter, seine Ursache und Geschichte berücksichtigen will, zeigt folgendes: „Die Behandlung der Mundschleimhautgeschwüre wird eine ganz andere sein, wenn diese auf einfache Hyperämie oder örtlichen Ursachen beruhen, oder wenn sie Folgen des Skorbuts, des Merkurs, der Syphilis und anderer konstitutioneller Leiden sind." (S. 110 f.).

Die Prüfungen mit kleinsten Gaben nennt er eine Verirrung und auch HAHNEMANNS Gewohnheit, die Gabe tagelang nachwirken zu lassen, billigt er nicht. Man sieht aus allem, daß er weit über das phänomenologische hinausgeht, und daß seine Denkweise von dem üblichen Bild, das man sich von einem Homöopathen macht, stark abweicht.

In ganz ähnlichem Sinne spricht sich in seinem „Lehrbuch der Homöopathie" (Sondershausen, 1858) Elias ALTSCHUL aus, Privatdozent in Prag, sowie Oskar WISLICENUS in seinem Buch „Entwicklung eines wahrhaft physiologischen Heilverfahrens" (Leipzig, 1860). Er legt besonderen Wert auf die Reaktion des Körpers. Das Heilverfahren müsse sich auf die organische Gegenwirkung, also die Nachwirkung stützen und nicht auf die Erstwirkung. – Als kleinere Schrift dieser Richtung nenne ich noch G. W. SORGES „Die Homöopathie befreit von ihren Übertreibungen" (Sondershausen, 1864). Alle diese Schriften stammen nicht von rechtgläubigen Hahnemannianern, aber es wäre doch ein Irrtum, anzunehmen, daß es deshalb keine Ärzte mehr gegeben hätte, die dieser Richtung mehr oder weniger zuneigten, allerdings gab es wohl keinen, der alles von HAHNEMANN Gesagte widerspruchslos angenommen hätte. Einen vermittelnden Standpunkt nimmt W. STENS mit der Schrift „Die Therapie unserer Zeit" ein (Sondershausen, 1854).

In den sechziger Jahren erschienen auch zwei wichtige Werke über „spezielle Therapie", von Bernhard BÄHR (1828–1884) und Jakob KAFKA (1809–1893). Beide stehen auf kritischem Standpunkt und sind in der Art schulmedizinischer Werke eingerichtet, indem die einzelnen Krankheiten abgehandelt und jeweils die hauptsächlich in Betracht kommenden Mittel mit ihren besonderen Anzeigen gebracht werden. Das Werk von BÄHR „Die Therapie nach den Grundsätzen der Homöopathie" (Leipzig, 1862 und 66, 3 Bde.; der dritte von JAHR stammende Band über die Geisteskrankheiten ist weniger geglückt) stellt die homöopathische Heilung ganz auf die „organische Reaktionskraft" ab, sich dabei an O. WISLICENUS anschließend. Zur erschöpfenden Diagnose gehört neben den von HAHNEMANN beachteten Umständen außerdem die Einsicht in den physiologischen Zusammenhang der einzelnen Erscheinungen. Eine kurze Anführung kennzeichne die Einstellung des Werkes; ich nehme dazu einen Gegenstand, der damals, wie wir schon sahen, im Mittelpunkt der Beachtung stand: das Fieber. „Wir können das Fieber bei irgendwelcher Krankheit unmöglich anders auffassen, denn als den Ausdruck der vom Gesamtorganismus gegen eine in ihm vorhandene Störung gerichteten Reaktion. Das Fieber an sich ist also keine Krankheit, wenn es auch ein notwendiges Attribut vieler Krankheiten ist. Jedenfalls bleibt die Pneunomie, was sie ist, auch wenn sich kein Fieber zu ihr gesellt. So bekämpft man also, wenn es anginge, im Fieber durchaus nicht die Krankheit selbst. Wir behaupten sogar, daß man mit wirklich wirksamer Behandlung des Fiebers, trifft sie dieses allein, bisweilen indifferent, gewöhnlich schädlich, nie nutzend handle. Denn mit der Herabsetzung, oder gar Aufhebung der organischen Reaktion muß die krankhafte Störung länger bestehen, oder sie verschwindet gar nicht wieder. Man würde im Fieber das natürliche Heilmittel selbst zerstören." (Bd. 2, 267). Diese Betrachtungsweise mutet uns heute biologischer an, als die gewaltsame Kollapsbehandlung der damaligen Schule. BÄHR hat mit diesem Werk auf lange Zeit hin einen bedeutenden Einfluß auf die Homöopathie gehabt.

Das Werk von KAFKA „Die homöopathische Therapie auf Grundlage der physiologischen Schule" (Sondershausen, Bd. I, 1865; Gotha, Bd. II, 1869) schließt sich noch enger an die Schulmedizin an, und er hat das Werk mit der ausgesprochenen Absicht verfaßt, damit der Schulmediziner die Homöopathie am Krankenbett versuchen solle. Aber welcher Kliniker hat dazu gegriffen? – Wo die Homöopathie nicht zuzureichen scheint, gibt KAFKA schulmedizinische Mittel, wie bei Koprostase Abführmittel, bei Gallensteinkoliken Opiate; die abortive Behandlung bei Würmern und die schulmedizinische Tripperbehandlung befürwortet er.

Die Männer. Hier kann es sich nur darum handeln, einige Männer herauszuheben, die eine besondere Rolle gespielt haben, sei es durch den Einfluß, den sie ausgeübt haben, sei es, daß sich an ihren Namen besonders kennzeichnende Ereignisse knüpfen.

Georg RAPP (1818–1886), seit 1849 Privatdozent in Würzburg, wurde 1850 schon mit 32 Jahren als ordentlicher Professor nach Tübingen berufen als Nachfolger von WUNDERLICH. Er setzte seine in der Stille zu Würzburg begonnenen Versuche mit den Mitteln RADEMACHERS und der Homöopathie in einigen Zimmern seiner Klinik fort. Doch sprach es sich bald herum und erregte unliebsames Aufsehen bei den Professoren. Um dem sich zusammenziehenden Gewitter zu entgehen, veröffentlichte er 1853 eine kleine Schrift „Die medizinische Klinik und ihr Verhältnis zur praktischen Medizin", in der er zeigte, daß die damalige klinische Medizin ihre Aufgabe, den Studenten zum Arzt zu bilden, nur sehr unvollkommen erfülle. Er tadelt die damalige Arzneifindung, indem man irgendwelche chemischen Tatsachen mit wenig haltbaren Vermutungen über die physiologischen Wirkungen zusammenbringe und eine neue Behandlungsart geschaffen zu haben glaube. Er selbst verdanke der Homöopathie und RADEMACHER wertvolle Anregungen, dort sei eine wirksame Behandlung im besten Werden.

Doch konnte er damit das Gewitter nicht abwenden, im Gegenteil hatte er durch seine unbekümmerte Kritik an der damaligen praktischen Medizin die Gemüter noch weiter gereizt. Das Ministerium trat infolgedessen an RAPP heran, er möge auf die Klinik verzichten und sich mit theoretischen Vorlesungen begnügen. RAPP kam daraufhin um seine Entlassung ein und wurde unter Belassung von Titel und Rang Oberamtsarzt in Rottweil, wo er lange Jahre eine außerordentlich große Krankengemeinde betreut hat. 1882 wurde er als Leibarzt der Königin nach Stuttgart berufen, wo er 1886 starb. Damit wurde ein sehr tüchtiger Mann des Einflusses beraubt, den er an hervorragender Stelle zugunsten der Homöopathie hätte ausüben können. Dieser Fall erregte besonderes Aufsehen, da er letzten Endes ein Eingriff in die akademische Lehrfreiheit darstellte, auf die man sonst so großen Wert legte. Aber um einen solchen Gegner zu erledigen, war kein Opfer groß genug. – Leider hat RAPP später, von seinen Amtsgeschäften und seiner großen Praxis ausgefüllt, nur wenig veröffentlicht.

Wilhelm REIL (1820–1880), ein Neffe des berühmten Klinikers Joh. Chr. REIL, trat der Homöopathie schon frühzeitig nahe und widmete sich bald der Arzneikunde, wofür er sich auch 1852 als Privatdozent in Halle niederließ. Er veröffentlichte eine Anzahl von Arzneiprüfungen und eine 1856 preisgekrönte „Monographie des Aconit" (1858 erschienen), sowie zahlreiche z. T. auch klinische Aufsätze. Doch änderte er seine Stellung Mitte der fünfziger Jahre allmählich. Es fiel schon 1856 auf, daß er bei seiner Gründung des „Journals für Pharmakodynamik, Toxikologie und Therapie" unter die Mitherausgeber keinen Homöopathen wählte. Noch deutlicher zeigt es sich bei seinem Buch „Materia medica der reinen chemischen Pflanzenstoffe" (Berlin, 1857), in dem er rein schulmedizinische Pfade wandelt. Er scheint sich dann jedoch in seiner Doppelrolle nicht wohlgefühlt zu haben, und er fürchtete wohl auch das Los RAPPS zu teilen, wenn er Homöopath bleiben würde, so daß er 1858 nach Ägypten ging, wo er 1872 erster Leibarzt des Khedive wurde.

Eduard VON GRAUVOGL (1811–1877) hat die Konstitutionslehre in eigenartiger Weise mit der Homöopathie in Verbindung gebracht. Er unterscheidet drei Konstitutionen: die hydrogenoide, die oxygenoide und die carbonitrogene. Er ist dabei von chemischen Vorstellungen ausgegangen und knüpft zum Teil an schon damals veraltete Gedanken aus dem Beginn des Jahrhunderts an, wie sie sich bei BAUMÈS, BERTELE und J. Chr. REIL finden. Zur hydrogenoiden Konstitution rechnet er Personen, die sich bei Kälte und feuchtem Wetter schlechter fühlen, außerdem ist für sie eine Periodizität der Erscheinungen kennzeichnend. Die Vertreter der oxygenoiden Konstitution leiden an Mangel von Fett und Eiweiß, sowie an starker „Wetterfühligkeit". Die carbonitrogene Konstitution ist gekennzeichnet durch gutes Befinden in der freien Luft; Atmung und Puls sind beschleunigt. – Wie man sieht, knüpft GRAUVOGL an funktionelle Merkmale an und an Reaktionen des Körpers auf gewisse Reize der Umwelt. Die chemischen Vorstellungen, von denen er ausgeht, sind überholt und kaum verwendbar. Zu diesen verschiedenen Konstitutionen gehören nun bestimmte Arzneien, so z. B. zur hydrogenoiden vorzugsweise Natrium nitricum, Natrium sulfuricum und Thuja. Die Arzneimittelwahl erfolgt z. T. auf Grund von chemischen Überlegungen, GRAUVOGL zieht aber auch die homöopathischen Arzneikonstitutionen (s. o. S. 76, Teil II, 6) heran und setzt sie mit mehr oder weniger Glück mit seinen drei Konstitutionen in Verbindung; daneben berücksichtigt er auch die Erfahrungen am Krankenbett sowie das Simile. Seine Behauptung, daß die nach andern Gesichtspunkten gewählten Mittel auch dem Ähnlichkeitssatze entsprechen, kann nicht als bewiesen betrachtet werden.

Als Ganzes kann man GRAUVOGLS Lehre nicht als eine Fortbildung der Homöopathie ansehen; sie sprengt sie letzten Endes sogar, da die auf dem Simile beruhende Arzneimittelwahl und die von chemischen Gesichtspunkten ausgehende Behandlung nur zufällig zusammentreffen werden. Doch soll diesen drei Konstitutionen rein phänomenologisch nicht ein Wirklichkeitsgehalt abgesprochen und ihre Beziehungen zu bestimmten Arzneien als empirisch gefunden nicht bestritten werden. Die Lehre hat bei manchen Homöopathen, als eine Möglichkeit zu einer gewissen Verallgemeinerung zu kommen, Beifall gefunden. Auch sonst hat GRAUVOGL auf das konstitutionelle Denken der Homöopathie anregend gewirkt.

Theodor VON BAKODY (1826–1911). BAKODY hatte seit 1873 in Pest eine außerordentliche Professur für vergleichende Pathologie inne, außerdem hatte er zwei klinische Abteilungen. Er war gut ausgebildet, insbesondere auch in der pathologischen Anatomie. Seine abgerundetste Arbeit ist ein an VIRCHOW gerichtetes Sendschreiben „Zur Reform der medizinischen Therapie" (BHZ Bd. 2, 1883, auch Sonderdruck), in dem er, ohne die schulmedizinischen Verfahren der Arzneiforschung abzulehnen, auch die Prüfung am gesunden Menschen zur genauen Feststellung der spezifischen Beziehungen fordert. Auch mikroskopische Untersuchungen der Arzneiwirkungen hat er bei Vergiftungen von Tieren angestellt, doch sind die Ergebnisse recht mager. – In folgenden Sätzen hat er das Wesen der Homöopathie festgelegt: Die Methode HAHNEMANNS fordert:

„I. Die experimentelle Prüfung mit einem einzigen Arzneimittel an *gesunden* Tier- und Menschenorganismen; und zwar in stufenweise angewandter Gabengröße mit Würdigung aller, selbst der sublimsten funktionellen, pathologisch-physiologischen, pathologisch-histologischen und chemischen und toxischen Veränderungen."

„II. Das allseitig genaue genetische (entwicklungsgeschichtliche) Vergleichen dieser Veränderungen mit den ihnen *ähnlichen*, aus einer hypothetischen Krankheitsursache entstandenen Veränderungen bei den natürlichen Krankheiten."

„III. Die Anwendung nur *eines einzigen* Heilmittels für therapeutische Zwecke, und zwar nach dem aus dem Experiment am *gesunden Organismus* abgeleiteten Ähnlichkeitsgesetz im Sinne kausalspezifischer Gewebeeinwirkung gemäß den verschiedenen genetischen Phasen der entsprechenden Gewebserkrankungen."

„IV. Die Anwendung des kausal-spezifischen Heilmittels in einer dem therapeutischen Zwecke entsprechenden Form und Menge, die jede pathognomonische (krankmachende) Nebenwirkung auf den gesunden Organismus ausschließt."

Dem Ähnlichkeitssatz hat er folgende Fassung gegeben. „Nach der kombiniert induktiv-empirischen Methode Hahnemanns werden, gemäß den entsprechenden genetischen Phasen der inneren Krankheitsprozesse (in relativ kleinen Dosen) solche Heilmittel in Anwendung gebracht, die im kranken Organismus dieselben Gewebe spezifisch (direkt örtlich) berühren, in welchen sie als Arzneimittel (in relativ größeren Dosen) dem gesunden Organismus experimentell ingeriert, ähnliche pathologisch-physiologische und -histologische Veränderungen hervorzurufen vermögen." (AHZ Bd. 122, S. 44, 1891). BAKODY beschränkte sich bei der Behandlung auf die ersten sechs Dezimalverdünnungen.
– Als BAKODY 1904 sein Lehramt niederlegte, erhielt er keinen Nachfolger.

Man hat mitunter BAKODY als Begründer der naturwissenschaftlichen Richtung in der Homöopathie bezeichnet; das ist jedoch unrichtig, er setzt mit den Mitteln seiner Zeit nur das fort, was Moritz MÜLLER begründet hatte, und was GRIESSELICH, RAU, SCHRÖN, ARNOLD, Clotar MÜLLER ihrerseits erstrebt hatten. Man darf ihn dem deutschen Kulturbereich zurechnen, und er galt seinerzeit in ihm als der bedeutendste Vertreter der naturwissenschaftlichen Richtung. Als solcher hat er mannigfachen Einfluß gehabt und zahlreiche deutsche Ärzte ausgebildet. In Ungarn gewann er jedoch nicht den gehofften Einfluß, da seine Professur gegen den Willen der Universität geschaffen worden war, und er sowie die seine Vorlesungen besuchenden Studenten verfemt waren.

Der Wundverband von BOLLE verdient eine kurze Erwähnung, da er verglichen mit der damaligen Wundbehandlung in der vorantiseptischen Zeit zweifellos einen Fortschritt darstellte; er wurde jedoch nicht beachtet, z. T. offenbar weil er von einem Homöopathen stammte. Nach zwölfjähriger Erprobung veröffentlichte M. BOLLE (Arzt in Paderborn und Aachen, gest. 1885) das Verfahren, mit dem er sehr gute Ergebnisse erhalten hatte. Dabei werden die Wunden im vollen, frischen Blute vereinigt, so daß die Wundränder mit etwas Blut bedeckt bleiben. Anstatt der damals üblichen Scharpie nahm BOLLE mit Arnicatinktur getränkte Watte. Der Verband soll tunlichst lange liegen bleiben, wenn möglich bis zur Heilung. Er hat sicher gegen die damalige Behandlung mit kalten Überschlägen und Berieselung nebst tunlichster Entfernung des Eiters und häufigem (nicht aseptischem) Verbandwechsel gewisse und jetzt einleuchtende Vorteile, wobei es unentschieden bleiben mag, ob die Arnica notwendig war, ob nicht Alkohol dieselben Dienste geleistet hätte, wie auch schon damals der Homöopath SICK bemerkte, der nach selbst gemachten Erfahrungen als Chirurg den Verband empfahl. BOLLE hat 1870 die Militärbehörden darauf aufmerksam gemacht und erbot sich in einem Lazarett unter den Augen anderer Ärzte zu arbeiten; wenn es mißlänge, verlangte er kein Entgelt. Doch lehnte man, ohne einen Versuch zu machen, das Verfahren ab. Bald wurde es dann durch die moderne Antiseptik überholt und konnte sich deshalb nur im kleinsten Kreise auswirken (Bolle, Popul. hom. Ztschrft. 1864).

Diphtheriebehandlung. Ein ähnliches Schicksal hatte die homöopathische Behandlung der Diphtherie mit Cyanmerkur. Auf Grund eines Vergiftungsberichtes mit Cyanmerkur verwendete es der Homöopath Karl von VILLERS, damals in Petersburg, in einem verzweifelten Falle von Diphtherie bei seinem Sohne im Jahre 1864, der dadurch gerettet wurde. Seitdem wurde es bei den Homöopathen gerade bei schweren Erscheinungen mit stinkenden Nekrosen an Mandeln und Gaumen oft mit Erfolg benützt (Hom. Klin. 1868, 17, 147). Auch Nicht-Homöopathen versuchten es, und C. G. ROTHE berichtete in einer Schrift „Die Diphtherie ..." (Leipzig, 1884) über seine Erfolge; er hatte unter 98 Kranken nur 4 Todesfälle, bei denen die Erkrankung auf Kehlkopf und Lungen fortgeschritten war. Besonders in Anbetracht der damals sehr mörderischen Seuche ein sehr guter Erfolg. Allerdings muß bei einem Vergleich mit der allopathischen Behandlung beachtet werden, daß damals zugestandenermaßen zahlreiche Todesfälle nicht durch die Krankheit, sondern durch die eingreifende Behandlung insbesondere durch die mit chlorsaurem Kali verursacht wurden. Das ändert aber die Zahl der Todesfälle bei allopathischer Behandlung nicht, und macht die Angelegenheit nur noch tragischer.

Hugo SCHULZ hat dies Verfahren für so wichtig gehalten, daß er noch im Jahre 1914 nach zwanzig Jahren Serumbehandlung den Hinweis auf Cyanmerkur in einer eigenen Schrift nicht für überflüssig hielt. Und auch heute ist der Hinweis darauf geboten, da bei Versagen der Serumbehandlung oder bei Fehlen des Serums ein Versuch damit gemacht werden sollte (Die Behandlung der Diphtherie mit Cyanquecksilber; Berlin, 1914).

Die Gegner. Auch in diesen Jahren ruhte der Kampf der beiden Schulen nicht völlig. Die breiteste Wirkung hatten Aufsätze des Leipziger Anatomen Karl Ernst BOCK in der vielgelesenen Zeitschrift „Die Gartenlaube", in der er in der einseitigsten und abgünstigsten Weise über die Homöopathie und HAHNEMANN, den er als Schwindler darstellte, urteilte. Ich habe schon früher ein ungünstiges Urteil über BOCKS Kampfesweise gefällt, aus den „Erinnerungen aus meinem Leben" des Göttinger Professors K. E. HASSE (1810–1902) entnahm ich später, daß er BOCK als einen Menschen bezeichnet, „der die gemeinsten Kampfmittel nicht scheute". Die Aufsätze erschienen 1855 gesondert: „Die Homöopathie, ein Gewebe von Täuschungen, Unwissenheit und Unwahrheiten" (über HASSES „Erinnerungen" s. meine Arbeit in AHZ 1940, Nr. 4).

Die übrigen Kampfschriften können nur kurz gestreift werden, sie ähneln sich im ganzen sehr und keine zeigt das Bestreben, der Homöopathie gerecht zu werden; es gilt von ihnen allen das Wort des Schulmediziners HONIGMANN, der in der „Medizinischen Klinik" 1925 schreibt: „Es muß gesagt werden, daß nicht eine einzige dieser Arbeiten die einfachste Forderung wissenschaftlicher Objektivität erfüllt". Es seien nur genannt: „Die Wunder der Homöopathie" (ohne Namen [Karsch] Sondershausen, 1862), die Schrift des Berner Physiologen MUNK: „Über das Wesen der Homöopathie" und „Die Homöopathie u. d. Homöopathen" (beide Bern, 1868); die Arbeit des Tübinger Klinikers Th. JÜRGENSEN „Die wissenschaftliche Heilkunde und ihre Widersacher" (Berlin, 1876), von der wir Kostproben schon oben brachten.

Gegen MUNK ergriff der Berner Homöopath Emil SCHÄDLER das Wort mit den 2 Schriften: „Die Homöopathie vernichtet durch Professor Munk" und „Die Homöopathie und ihre Feinde" (beide Bern, 1868). Als die beiden letzten dieser verständnislosen Angriffe auf die Homöopathie seien die von Karl KOPPE und Joh. RIGLER erwähnt, die beide in der Ärzteschaft Widerhall fanden; auf sie bezog man sich noch später lange Zeit, obwohl – oder weil sie in derselben einseitigen Weise Stellung zur Homöopathie genommen hatten. Die dadurch auch in Ärztevereinen ausgelösten Erörterungen, besonders in Berlin, führten schließlich zu Gerichtsverhandlungen, in denen RIGLER in drei Rechtsgängen wegen Beleidigung verurteilt wurde; das gleiche Schicksal ereilte O. HEINZE, der im „Ärztlichen Vereinsblatt" einen Auszug aus dem Vortrag RIGLERS gebracht hatte in der Abteilung „Curpfuscherei und Geheimmittelschwindel" (s. Köppe: „Die Homöopathie Hahnemanns und die der Neuzeit", 1881; Rigler: „Die Homöopathie und ihre Bedeutung", 1882). – Auch heute noch werden mit sehr wenig Wissen und Gewissen abfällige Urteile über die Homöopathie gefällt.

Abzweigungen. Die HAHNEMANNsche Lehre war in sich abgeschlossen und ihre einzelnen Sätze waren so miteinander verzahnt, daß man nur schwer ein Stück aus der Lehre herausbrechen und durch ein anderes ersetzen konnte. Andererseits aber ist es verständlich, daß man sich mehrfach bemühte, die Hauptschwäche der Lehre, diesen sozusagen ungeordneten Symptomenhaufen irgendwie zu umgehen, indem man ihn nach gewissen Gesichtspunkten zu gliedern versuchte.

Die atomistische Methode von MANDT. Martin MANDT (1799–1858) war Professor der Chirurgie in Greifswald, als er auf Empfehlung des bekannten Berliner Chirurgen RUST Leibarzt der Großfürstin Helene wurde, eine Stelle, die er 1840 mit der Leibarztstelle bei Zar NIKOLAUS I. vertauschte. Er erhielt an der medizinisch-chirurgischen Lehranstalt in Petersburg eine Klinik und erteilte älteren Studenten und Ärzten Unterricht, dabei sein System ausbildend. MANDT sucht nach spezifischen Mitteln, die er folgendermaßen einteilt:

I Herdmittel mit Wirkung auf den Ausgangspunkt, den Krankheitsherd.
II organische oder Systemmittel wegen der Beziehung zum Organ.
III Hilfsmittel für einzelne Organe (Rückenmark und Darmschleimhaut und ihr Verhältnis zur Cholera; Petersburg–Leipzig, 1849).

Die Lehre MANDTS stellt einen Versuch dar zu einem organischen Zusammenbau der Schulmedizin, der Homöopathie und der Lehre RADEMACHERS. Er baut dabei auf den Ansichten der naturhistorischen Schule, etwa im Sinne von SCHÖNLEIN, auf, während er die Mehrzahl der Mittel der Homöopathie entnommen hat. In Rußland hat das Verfahren besonders unter den Militärärzten Anhänger gehabt, bei uns ist es kaum bekannt geworden und ist einflußlos geblieben, und doch stellt es einen beachtlichen Versuch dar, homöopathisches Gedankengut und homöopathische Heilmittel in die Schulmedizin einzubauen

(s. Tischner: „Die atomistische Heilmethode", DHZ 1936, Nr. 6; vgl. Walz in „Allg. med. Centralztg." 1854, Nr. 84 und 1855, Nr. 48–50).

Die Biochemie SCHÜSSLERS. Im Jahre 1874 veröffentlichte der in Oldenburg lebende homöopathische Arzt Wilh. Heinr. SCHÜSSLER (1821–1898) eine Schrift „Spezielle Anleitung zur homöopathischen Anwendung der physiologischen Funktionsmittel", in der er auf MOLESCHOTT, LIEBIG und E. v. GRAUVOGL aufbauend zwölf Mittel zur Behandlung aller Krankheiten empfahl. Wie der Titel zeigt, stand er damals noch auf dem Standpunkt der Homöopathie, später hat er selbst ausdrücklich betont, daß seine Lehre nicht homöopathisch sei. Diese Mittel, alles anorganische Salze, reicht er in der sechsten bis zwölften Verreibung, und er gibt sie in der Vorstellung, damit ein Defizit im Körper zu decken. Die physiologisch-chemischen Voraussetzungen der Lehre waren schon damals unzureichend und sind es heute noch mehr. Entsprechend der leichten Erlernbarkeit hat die Lehre besonders bei den Heilpraktikern große Verbreitung gefunden. Die Homöopathie ist durch sie insofern beeinflußt worden, als einige dieser Salze am Gesunden geprüft und in den Heilschatz der Homöopathen eingeordnet wurden („Eine abgekürzte Therapie", Oldenburg-Leipzig, 1874).

Die „Komplexhomöopathie". Es gibt eine ganze Reihe von Systemen, die eine Anzahl von Einzelmitteln der Homöopathie zusammenmischen und hoffen, damit sicherere Erfolge zu erzielen, als mit den homöopathischen Einzelmitteln. Die ältesten davon sind „Elektrohomöopathie" von Cesare MATTEI (1871) und die dieser nachgebildete „spagyrische Heilkunst" von Dr. ZIMPEL. Beide haben außerdem die Eigenheit, daß sie die verwendeten Pflanzensäfte einer Gärung unterziehen. Die Zusammensetzung der Mittel ist lange geheimgehalten worden, und als der deutsche Vertreter der MATTEI-Mittel den Schleier lüftete, wurde die Richtigkeit der Angaben von der Stammfirma bestritten. Die Einzelmittel sind darin in homöopathischer Verdünnung enthalten, und es wurde auch behauptet, die Mischungen seien als solche am Gesunden geprüft, doch sind keine Prüfungen bekannt geworden. Auch über den Unterschied in bezug auf die physiologische Wirkung der gegorenen Pflanzensäfte im Vergleich zu den ungegorenen liegen keine Untersuchungen vor. Die Heilanzeigen der Mittel sind meist mit volkstümlichen Krankheitsnamen gegeben. Daß sich HAHNEMANN sehr scharf gegen die Spagyrik ausgesprochen hat, hörten wir schon. – Neben diesen *spagyrischen* Komplexen gibt es jedoch noch zahlreiche andere, in denen sich mehr oder weniger zahlreiche der üblichen homöopathischen Mittel befinden. Ohne bestreiten zu wollen, daß man auch mit diesen Mischungen Erfolge haben kann, muß doch bemerkt werden, daß vielfach die zusammengemischten Mittel sich in ihren Wirkungen widersprechen. Außerdem können sie nicht als „homöopathische" Mittel bezeichnet werden, da diese Komplexmittel nicht als *solche* geprüft worden sind.

WEIHES *epidemisches Heilverfahren. (Die* WEIHE*schen Schmerzpunkte)* WEIHES Verfahren stellt einen weiteren Versuch dar, zu einer gewissen Verallgemeinerung zu kommen. August WEIHE (1840–1896), ein homöopathischer Arzt zu Herford in Westfalen, war frühzeitig mit RADEMACHERS Lehre bekannt geworden und hatte sich besonders mit dessen „Epidemiemitteln" beschäftigt. Während jedoch die Epidemiemittel von HAHNEMANN sich auf eine bestimmte Krankheitsart in einem bestimmten Zeitraum beziehen, gelten die RADEMACHERschen für die meisten Erkrankungen aller Art in einer bestimmten Zeit. 1872 kam er zu der Ansicht, in vielen Fällen entspräche ein nach dem Simile gewähltes Mittel zwei nach RADEMACHER gewählten. So hatte er z. B. einmal als Epidemiemittel Natrium nitricum und Nicotiana festgestellt, bei seiner eigenen Erkrankung fand er nach dem Simile Sepia angezeigt und wirksam, später nahm er im Verlauf dieser Krankheit Natrium nitricum und Nicotiana; er spricht dabei von einer „therapeutischen Gleichung" und stellte zahlreiche solche typischen Gleichungen auf.

Damit verband er außerdem noch in eigenartiger Weise die Lehre von gewissen Schmerzpunkten, die er am Patienten feststellte, und zwar fanden sich bei jedem Kranken zwei solcher Schmerzpunkte, den einen ordnete er einem Organmittel zu, den andern einem Universalmittel im Sinne RADEMACHERS, wobei er aber an Zahl der Mittel weit über RADEMACHER hinaus ging. Auch in bezug auf die Schmerzpunkte bezog er sich auf RADEMACHER, der einmal solch druckempfindliche Stellen der Bauchgegend erwähnt (Erfahrungsheillehre, 4. Aufl., Bd. l, S. 177); auch Anhänger RADEMACHERS sprechen davon.

Von Homöopathen, die dieser Lehre nahe traten, nenne ich Jak. LEESER, GÖHRUM, RAPP und BRUCKNER in Basel. LEESER versuchte nachzuweisen, daß die Lehre innerhalb der Homöopathie stände, und daß die mittels der Schmerzpunkte aufgefundenen Mittel auch die Simillima seien. 1891 wurde eine „Epidemiologische Gesellschaft" gegründet; Versuche, die unter den Augen anderer Homöopathen gemacht wurden, überzeugten nicht (vgl. die Arbeiten von Weihe in der BHZ, 1885 und der AHZ, 1892, Bd. 124; s. auch von Leeser und von Göhrum in der AHZ Bd. 116–127). Als Kritiker der Lehre seien genannt A. VILLERS und MOSSA.

In den neunziger Jahren flaute die Bewegung ab, und sie würde hier wohl gar nicht erwähnt worden sein, wenn sie nicht in unseren Tagen wieder aufgelebt wäre, zumal scheint sie in Frankreich Beachtung gefunden zu haben. BONNET-LEMAIRE veröffentlichte eine Arbeit darüber in der „L'Homœopathie moderne" (1935, S. 639), in der er die Lehre mit der chinesischen Akupunktur in Beziehung setzt; früher war schon eine Schrift von JACOB „Les Points de Weihe" erschienen. Ganz neuerdings hat Joachim v. PUTTKAMER in einer Schrift „Organbeeinflussung durch Massage, eine Form moderner Reflextherapie" (Tübingen-Saulgau, 1948) auch die WEIHEschen Punkte wieder herangezogen.

Was an den WEIHEschen Behauptungen bezüglich der Schmerzpunkte und der RADEMACHERschen Epidemiemittel, sowie der „therapeutischen Gleichung" haltbar ist, läßt sich vorerst noch nicht mit Bestimmtheit sagen. Den Beweis für

LEESERS Behauptung halte ich nicht für erbracht.– Falls diese Ansichten WEIHES sich mehr oder weniger bewähren sollten, so würden sie sich organischer in die Homöopathie einfügen, als z. B. die SCHÜSSLERsche Lehre und könnten ein Weg sein, um zu fruchtbaren Verallgemeinerungen zu kommen.

Das „Medialsystem" von Joh. M. HONIGBERGER kann hier nur im Vorbeigehen gestreift werden, da es kaum Einfluß auf die Homöopathie gehabt hat (Honigberger: „Früchte aus dem Morgenland", Wien, 1851; s. meine „Geschichte der Homöopathie", Teil IV, S. 661 f.).

Augendiagnose. Ich benütze die Gelegenheit an dieser Stelle im Vorbeigehen die Augendiagnose zu erwähnen, nicht weil sie ihrem Wesen nach mit der Homöopathie etwas zu tun hat, sondern weil sie nichts damit zu tun hat. Wenn Fritz SALZER, der als schulmedizinischer Kenner der Augendiagnose gilt, sagt, ein „Hauptvertreter" der Homöopathie habe die Augendiagnose „in die Welt gesetzt", so beruht dies auf völliger Unkenntnis. Ignaz v. PECZELY hat als Homöopath nie eine Rolle gespielt und er wäre ganz unbekannt geblieben, wenn es nicht sein Privatvergnügen gewesen wäre, die Augendiagnose zu entdecken. Nun sind allerdings einige Homöopathen dafür eingetreten, aber es ist eine alte, schon berührte Erscheinung, daß Außenseiter für andere Außenseiterverfahren ein Wohlwollen empfinden. Dies ist der ganze Zusammenhang zwischen Augendiagnose und Homöopathie. Der bekannteste Homöopath, der sich für die Augendiagnose eingesetzt hat, ist E. SCHLEGEL.

3. Die Geschichte der Homöopathie seit 1880

Wandlungen der Schulmedizin. Um das Jahr 1880 fanden in der Medizin große Umwälzungen statt, die ihr in mancher Hinsicht bald ein anderes Gesicht gaben. Nach dem Vorgang von Eduard von HARTMANN in seiner „Philosophie des Unbewußten" wagten sich in den achtziger Jahren auch wieder vitalistische Ansichten in der Biologie hervor, ich nenne nur v. HANSTEIN, RINDFLEISCH, G. v. BUNGE, Gustav WOLFF, sowie den Zoologen und Philosophen Hans DRIESCH. Es konnte nicht ausbleiben, daß rein stimmungsmäßig die Alleinherrschaft des Mechanismus und die Überbewertung des Materiell-Anatomischen zurückgedrängt wurde. Edwin KLEBS führte 1878 den ersten großangelegten Angriff auf die VIRCHOWsche Zellularpathologie, wobei er darauf aufmerksam machte, daß sie insbesondere bei den ansteckenden Krankheiten unzureichend sei. Nach dem Tode des Berliner Klinikers TRAUBE (1876) setzte eine Gegenbewegung gegen die ausschließlich anatomische Richtung in der Klinik ein, und man betonte wieder ihre Selbständigkeit (FRERICHS, LEYDEN). Frühzeitig wendete sich auch Ottomar ROSENBACH von der einseitigen Zellularpathologie ab und strebte an, von anatomischen Feststellungen zur funktionellen Diagnostik vorzudringen. Die „Funktionelle Pathologie" eroberte sich langsam ein immer größeres Feld, ich nenne auf diesem Gebiete nur F. KRAUS und G. v. BERGMANN (vgl. dessen „Funktionelle Pathologie", 1932).

Noch wichtiger wurden in mancher Hinsicht die Entdeckungen auf dem Gebiete der Bakteriologie, eine Bewegung, die in den siebziger Jahren allmählich immer stärker werdend einsetzte (PASTEUR, Rob. KOCH). Während KOCH einseitig die Bazillen als „die Ursache" ansah, betonte schon bald F. HUEPPE, sein wohl bedeutendster Schüler, daß nicht die Bazillen die Ursache seien, sondern der Zustand der Zellen und Gewebe, oder vielleicht besser gesagt, daß zur Erkrankung *mehrere* Bedingungen erfüllt sein müssen. Um das Problem durch eine einfache Frage zu klären: Wenn ein Mensch und ein Hund aus dem gleichen Brunnen trinken und der Mensch bekommt einen Typhus und der Hund nicht, was ist die „Ursache" der Erkrankung? – Diese Gedankengänge führten dann weiter zur Beachtung der Disposition und Konstitution; auch damit traten die rein anatomischen Gesichtspunkte stärker zurück. Anknüpfend an die Pokkenimpfung machte schon in den siebziger Jahren Louis PASTEUR die ersten Versuche, mit den Krankheitserregern und ihren Erzeugnissen gegen die Krankheiten zu feien, was ihm zuerst bei der Hühnercholera gelang. In der gleichen Richtung lagen die Bestrebungen KOCHS mit den in der Nährflüssigkeit befindlichen Bakteriengiften die Tuberkulose zu heilen, Versuche, die auch bei andern Krankheiten gemacht wurden. Daß man damit in gefährliche Nähe der Iso- und Homöopathie kam, beachtete man nicht oder wollte es wenigstens nicht sehen, so daß der selbständig denkende HUEPPE mit feinem Spott sagte: „Früher nannte man das Isopathie, jetzt nennt man es ‚spezifische Therapie', um nur ja den Schein zu vermeiden, als hätte man etwas von den früheren gelernt oder hätte gar Beziehungen zu den in der wissenschaftlichen Medizin etwas übelbeleumdeten Isopathen und Homöopathen. In Wirklichkeit ist es dasselbe in anderer Farbe." („Naturwiss. Einführ. i. d. Bakteriologie", Berlin, 1896). Aber noch in anderer Hinsicht mußten die Bakteriologie und die spezifische Behandlung nachdenklich stimmen. Nachdem man dabei erst mit den gewohnten großen Gaben viel Unheil angerichtet hatte, ging man zu immer kleineren Gaben über und gelangte schließlich zu Verdünnungen, die der 10.–11. Verdünnung der Homöopathen entsprachen, man ging also über die Gabenkleinheit der „Kritischen" hinaus! Es mußte jeden Nachdenkenden stutzig machen, daß das „Simillimum" des „spezifischen" Tuberkulins, wenn man nicht schaden wollte, genauso, wie die spezifischen homöopathischen Mittel, in *kleinen* Gaben verwendet werden mußte.

Auch die durch BEHRING begründete Serumbehandlung hatte offenbar Beziehung zur Homöo- und Isopathie, denn man kann sie als „indirekte Isopathie" bezeichnen. Mit der Serologie hielt wieder ein Stück Humoralpathologie den Einzug in der Medizin. Was die Wirkung kleiner Mengen angeht, so machte man auf anderen Gebieten darüber neue Feststellungen. Die Wirkstoffe der Einsonderungsdrüsen wirken in Verdünnungen noch, die den mittleren homöopathischen Verdünnungen entsprechen. NÄGELI stellte bei den „oligodynamischen" Wirkungen von Metallen fest, daß z. B. noch die 6.–7. Verdünnung von Kupfer schädigend auf die Alge Spirogyra wirkt. Endlich zeigte WALBUM, daß Metallsalze, wie Silbernitrat, noch günstige Wirkung auf Mäusekarzinom haben bei der 11.–20. Dezimalverdünnung. „Große" Gaben, d. h. die 6. Verdünnung wirkten verschlimmernd. Während die Pharmakologie die Meinung vertrat, daß höchstens noch die 4. Verdünnung wirke, werden hier weit kleinere Gaben als „groß" bezeichnet und ihre Schädlichkeit festgestellt! Auch das „Biologische Grundgesetz", von dem wir noch hören werden, das sein Entdecker ARNDT selbst schon als eine Brücke zwischen Allopathie und Homöopathie bezeichnet hatte, konnte dem Allopathen ein gewisses Verständnis für die Homöopathie eröffnen. Alles das mußte mäßigend auf die Gegensätze zwischen den beiden Schulen wirken; in der Tat ließen die Angriffe auf die Homöopathie, sowohl an Zahl, als auch besonders an Schärfe nach.

Übersicht. Es konnte nicht ausbleiben, daß sich diese veränderte Lage auch auf die Homöopathie günstig auswirkte. Schon die Gründung der „Zeitschrift des Berliner Vereins homöopathischer Ärzte" (später „Berliner hom. Ztschrft.", BHZ) 1882 darf man wohl als ein Zeichen des Erstarkens ansehen, und es konnte deshalb auch in den neunziger Jahren von der wachsenden Zahl von Ärzten berichtet werden, die sich der Homöopathie anschlossen. Als sich Mitte der achtziger Jahre ein Fachmann wie der Greifswalder Arzneikundler Hugo SCHULZ der Homöopathie zuwendete und dem Ähnlichkeitssatz seine Berechtigung erkämpfen wollte, mußte sich das auch allmählich zugunsten der Homöopathie auswirken und ihr Selbstbewußtsein steigern. Ein Zeichen der allmählich nachlassenden Spannung zwischen den beiden Parteien war es auch, daß sich in den häufigen Streitigkeiten der Ärzte mit den Krankenkassen, die mitunter zu Ärztestreiks führten, die Homöopathen, obwohl sie meistens keine Kassenpraxis ausübten und verfemt waren, sich geschlossen auf die Seite der Streikenden stellten. Der Führer auf diesem standesärztlichen Gebiete war Hans WAPLER in Leipzig. In den „Kölner Leitsätzen", die von C. WEISS in Schwäbisch-Gmünd verfaßt waren, wurde auf der Kölner Zentralvereinsversammlung 1902 auch der Satz angenommen: „Unter Wahrung ihrer therapeutischen Selbständigkeit erklären sich die homöopathischen Ärzte Deutschlands mit allen Bestrebungen zur ethischen und sozialen Hebung des ärztlichen Standes solidarisch".

Ein aus privaten Mitteln 1888 eröffnetes Krankenhaus in Leipzig mußte 1901 aus Mangel an Mitteln geschlossen werden. 1904 wurde in Berlin-Großlichterfelde ein auch durch eine Stiftung eingerichtetes Krankenhaus eröffnet, das im Ersten Weltkrieg als Rotes-Kreuz-Krankenhaus geführt wurde, aber wegen Mangels an Beiträgen 1917 seine Pforten schließen mußte. Auch in den Parlamenten regte es sich, so wurde in Preußen im Jahre 1891 und 1897 ein Antrag auf Errichtung von homöopathischen Lehrstühlen und Krankenhäusern eingebracht, der jedoch zu Fall kam. In der Bayerischen Volksvertretung wurde darüber seit 1900 verhandelt und 1902 ein Antrag auf Errichtung eines Lehrstuhls für Homöopathie mit 51 zu 41 Stimmen angenommen, aber auf Grund eines Gutachtens der drei bayerischen Fakultäten von der Regierung abgelehnt.

In diesem hochamtlichen Gutachten finden sich folgende nun schon berühmt gewordenen Sätze: „Die Arzneiwirkung ist eine chemische Wirkung Diese erfolgt nach dem Gesetz der Äquivalenz von Ursache und Wirkung. Geringes Gift schadet nicht, mehr Gift tötet. Dosis und Wirkung stehen in geradem, nicht in ungeradem Verhältnis, das heißt, eine geringe Dosis wirkt entsprechend schwach, eine größere Dosis entsprechend stärker" (Steno. Bericht über die Verhandlungen der bayrischen Kammer der Abgeordneten, Bd. XIV, Nr. 509, den 17. Mai 1904). Hier wird also die Reizwirkung im Lebewesen wie ein mechanisch ablaufender Vorgang angesehen, und es hatte sich damals in den drei Fakultäten noch nicht herumgesprochen, daß infolge der Gegenwirkung des Organismus der Reizverlauf ein ganz anderer ist, indem vielfach die entstehende Reizung in eine Lähmung, also das gerade Gegenteil umschlägt! Durch diese Erörterungen hatte sich die Stimmung der beiden Gegner auch wieder verschärft. Der Schriftleiter der „Münchener medizinischen Wochenschrift" Hugo SPATZ hatte 1904 den Züricher homöopathischen Arzt Ernst MENDE, der für eine homöopathische Professur in Leyden in Aussicht genommen war, als „Kurpfuscher" bezeichnet. In dem anschließenden Prozeß hielt SPATZ seine Ansicht aufrecht, daß alle homöopathischen Ärzte im Sinne der Wissenschaft Kurpfuscher seien. Er habe, da auch in Bayern die Gefahr einer solchen Professur drohe, das aussprechen wollen. Wegen Beleidigung wurde er zu 150 Mark Geldstrafe verurteilt. 20 Jahre später brachte SPATZ in der M.M.W. zahlreiche homöopathiefreundliche Arbeiten von dem „Kurpfuscher" August BIER! Auch die Angriffe in Zeitschriften und Büchern lebten wieder auf, von denen nur die von D. v. HANSEMANN, HARNACK und MARCHAND genannt seien, die alle drei keine ausübenden Ärzte, sondern Theoretiker waren und nichts zur Klärung der Frage beitrugen.

Die Stellung der Homöopathen zu den neuen Entdeckungen und Gedanken der achtziger Jahre war zwiespältig! Mit Befriedigung stellte man die Zurückdrängung der einseitig pathologisch-anatomischen Einstellung und Beachtung humoralpathologischer Gesichtspunkte in der Serologie fest, und auch den Feststellungen der Bakteriologie konnte man sich nicht entziehen, folgte dann aber doch in manchem nur zögernd, befremdet durch die allzu stark vereinfachende „mechanistischem" Denken naheliegende Auffassung KOCHS, indem er in den Bazillen „die Ursache" der Infektionskrankheiten sah, ohne genügende Beachtung der Veranlagung. Das wurde schon bald mehrfach von Homöopathen zum Ausdruck gebracht; sie trafen sich damit mit der Auffassung von Männern wie HUEPPE. Naturgemäß wurden die homöo- und isopathischen Gedankengänge der Schulmedizin bei ihnen stark beachtet, und man konnte darauf aufmerksam machen, daß in den siebziger Jahren schon von mehreren Homöopathen das isopathische Gebiet gepflegt worden war, wie besonders von dem Franzosen COLLET, der 1874 aus einer Mazeration der Diphtheriemembranen „Diphtherin" hergestellt hatte. Der Amerikaner SWAN hatte schon frühzeitig aus Sputum und Lungentuberkeln ein Präparat geschaffen, dem er den Namen „Tuberkulin" gab, und der Engländer BURNETT stellte 1885 aus Tuberkelbazillen ein Präparat „Bacillin" dar, das er innerlich gab. Auch die Bemühungen mittels „innerer Desinfektion" durch Antiseptika gegen bakterielle Erkrankungen vorzugehen, beurteilte man als unbiologisch, wobei man in Hugo SCHULZ einen Gesinnungsgenossen fand.

1884 schmiedete der Berliner Homöopath Wilhelm AMEKE (1847–1886) der Homöopathie eine wichtige Waffe in seinem Buch „Die Entstehung und Bekämpfung der Homöopathie" (Berlin, auch i. d. BHZ 1884 erschienen). Auf Grund eingehender Quellenstudien konnte er HAHNEMANNS Bedeutung als Chemiker und seine frühere ärztliche Tätigkeit zeigen. Wenn AMEKE auch mehr den Stoff gibt, als eine geschichtliche Darstellung der Entwicklung, sowie der Zusammenhänge, so war dieser Stoff doch eine zuverlässige Grundlage, durch die zahlreiche falsche Berichte und Verleumdungen richtiggestellt werden konnten.

Innerhalb der Homöopathie verschärften sich zeitweise die Gegensätze zwischen den Hochpotenzlern und den „Kritischen", angeregt durch die physikalischen Feststellungen, daß jenseits der 23. Dezimalverdünnung kein Molekül des jeweils wirksamen Stoffes mehr vorhanden ist, doch fand keine Einigung statt, und die Erregung ebbte wieder ab. In manch anderer Beziehung wurden diese Gegensätze in den eigenen Reihen milder, indem die Hahnemannianer auch manches moderne Gedankengut aufnahmen und manch altes Erbstück zur Seite stellten, wie die rechtgläubige Lehre von der Psora, die man nur noch in mehr oder weniger starker Umdeutung als Disposition und Konstitution beachtete. Und auch die schulmedizinischen Gedankengänge und Heilmittel wurden von vielen nicht mit der Strenge früherer Jahre gemieden. – Gegen Ende des Jahrhunderts wurde auch das Vereinsleben wieder reger, es wurden Fortbildungskurse eingerichtet, und es konnte auch wieder von der steigenden Zahl der Homöopathen berichtet werden. Ein Zeichen wachsenden Kraftbewußtseins war es auch, daß endlich die schon lange bestehenden Pläne ins Werk gesetzt wurden, ein größeres zusammenfassendes Werk über die Homöopathie herauszugeben, an dem sich eine Anzahl von Homöopathen unter der Führung von Eugen KRÖNER und Fr. GISEVIUS zusammenfanden, und das von 1906–1909 unter dem Namen „Handbuch der homöopathischen Heillehre" in sechs Bänden erschien.

Die Biologische Reizregel. (Biologisches Grundgesetz, Arndt-Schulzsche Regel). Die Biologische Reizregel (B. R.) ist kein notwendiger Bestandteil der Homöopathie, sie bildet aber eine vielbegangene Brücke zum Verständnis, so daß es erwünscht sein wird, über ihre Geschichte einiges zu erfahren. Wir hörten schon oben, daß es bei HIPPOKRATES Stellen gibt, die stark an die B. R. anklingen. Aus neuerer Zeit sei als erster der Boerhaaveschüler G. v. SWIETEN, der Begründer der Wiener Schule erwähnt, der mehrfach von der umgekehrten Wirkung kleiner und großer Gaben berichtet. Aus etwas späterer Zeit finden sich darüber Bemerkungen bei dem Wiener de HAEN, dem bekannten Hamburger Arzt UNZER, und bei John BROWN, dem schottischen Reformator der Medizin. Auch Hufeland macht 1795 darauf aufmerksam, daß der nämliche Reiz je nach Stärke ganz verschiedene Wirkung haben kann.

Im folgenden Jahr finden wir in HAHNEMANNS berühmten „Versuch über ein neues Prinzip ..." den Lehrsatz „Die meisten Arzneien haben mehr als einerlei Wirkung; eine *direkte* anfängliche, welche allmählich in die zweite (ich nenne sie *indirekte* Nachwirkung) übergeht. Letztere ist gewöhnlich ein der ersten gerade entgegengesetzter Zustand". Ähnlich spricht er sich noch an mehreren Stellen aus, am eingehendsten in § 112–115 (V und VI des Organons), wo er nicht nur die zeitliche Folge, sondern auch die Gabengröße berücksichtigt und feststellt, daß bei übermäßigen Gaben (Vergiftungen) als Nachwirkungen Erscheinungen auftreten, die den anfänglichen entgegengesetzt sind. Bei mäßigen Gaben jedoch sei dieser Umschlag selten festzustellen, und bei kleinen falle er ganz fort. Er kennt also ein- und zweiphasige Wirkungen. Außerdem wird mehrfach auch die größere Empfindlichkeit des kranken Organismus betont, also die „Ausgangslage". Wir haben demnach bei HAHNEMANN schon alle Bestandteile der B. R., es fehlt nur noch die Zusammenfassung in der Regel.

Auch GOETHE ist unter den Vorläufern der B. R. zu nennen, indem er in einem Gespräch mit WIELAND 1796 über die Wirkung des Tees sagt, er schwäche und stärke. Auf die Entgegnung WIELANDS, er sei doch ein Gift, antwortet er: „Es gibt kein Gift, alles kommt auf die Dosis an." (vgl. Emmert, AHZ 1935, Nr. 4 und Tischner AHZ 1936, Nr. 6). Ich verweise in meiner Arbeit darauf, daß er durch Vermittlung von HUFELAND über dessen und HAHNEMANNS Ansichten manches erfahren haben kann; neuerdings jedoch konnte ich nachweisen, daß er seit 1790 selbst bei seinen Farbversuchen diese Umkehrwirkung physiologischer Reize festgestellt hat, so daß die Möglichkeit besteht, daß er selbständig zu dieser Ansicht gekommen ist. Er faßt, wie HAHNEMANN, diese Wirkung als Gegenwirkung des Lebendigen auf, während man sonst sie meist als Ermüdungserscheinung ansah (s. Tischner: „Hahnemann und Goethe", Hippokrates, 1947, sowie „Kleine Beiträge zur Goetheforschung", Zeitschrift für Deutsche Philologie, Bd. 61, 1936). In der nachhahnemannschen Zeit werden diese Bemerkungen über entgegengesetzte Wirkungen verschieden starker Reize häufiger, allem Anschein nach durch HAHNEMANNS mehrfache Darlegung angeregt, so bei HARLESS und BURDACH. Deutlich spricht auch der Kritiker HAHNEMANNS, K. L. KAISER, von der doppelten Wirkung, von einer primären, die Lebenstätigkeit erhöhenden und einer sekundären, sie vermindernden. Besonders klar hat der Homöopath KURTZ sich darüber ausgesprochen. „Was nun den Einfluß der Reize und namentlich auch der Arzneien auf den lebenden Organismus anbelangt, so macht sich – *wohl gemerkt*, wenn der Organismus im Normalzustande, oder noch bestimmter, *so lange in ihm keine Affektion, welche in der Richtung eines fraglichen Reizes* fällt – als *allgemeine Regel* geltend, daß jede Reizung von kräftiger, aber doch *relativ mäßiger* Einwirkung vor dem

Wiedereintritt des normalen Gleichgewichts, *anfangs eine Aufregung* funktioneller Tätigkeiten, später einen Verfall derselben veranlaßt, wogegen *jede Reizung von relativ übermäßiger Einwirkung* diesen *Verfall* funktioneller Tätigkeiten *alsbald* zur Folge hat, der hier, selbst im Falle und vor der Wiederausgleichung, zwar wohl auch, doch durchaus nicht konstant, erst noch in Aufregung überschlägt." (Hygea, Bd. 22, 226, 1847).

Hier haben wir alles Wesentliche der B. R. beieinander! Er berücksichtigt die Zeit, kennt die Reizung und Lähmung, sowie auch als dritte Phase nochmalige „Aufregung", und er ist auch so vorsichtig, nicht von „Gesetz", sondern von „Regel" zu sprechen. Sehr gut ist auch seine Bemerkung über die „Affektionen, welche in die Richtung eines fraglichen Reizes fällt", womit er die Ausgangslage und die Überempfindlichkeit bei ähnlichen Reizen andeutet. Damit hat er die bis dahin beste Fassung der hier bestehenden Reizverhältnisse gegeben, und er ist für lange Zeit nicht erreicht worden. Aber KURTZ ist völlig unbekannt geblieben.

Bekannter ist die B. R. erst geworden unter dem Namen des „Therapeutischen Polaritätsgesetzes", das der Prager Dozent für Homöopathie Elias ALTSCHUL 1852 ausgesprochen hat („Das therapeutische Reizgesetz der Arzneidosen ...", Prag, 1852). An der Hauptstelle sagt er: „Wir werden auch ferner zeigen, daß in den pathologischen Einwirkungen der großen und kleinen Dosen auf unsern erkrankten Organismus ebenfalls ein auffallender und nie zu bestreitender Antagonismus sich offenbart, daß bei einer großen Menge von Arzneikörpern die kleinen Dosen eine den großen Gaben entgegengesetzte Wirkung hervorbringen." (S. 13). Das hatte KURTZ schon besser gesagt und tiefer gefaßt. Die vereinfachte, kurze, aber auch spärlichere Fassung, sowie die Verkündigung eines „Gesetzes" hat hier verblendend gewirkt. In den nächsten Jahren sprechen sich ähnlich noch aus REIL und BRUCKNER in Basel und etwas später Gustav JÄGER (1882).

Gehen wir von dieser homöopathischen zur schulmedizinischen Gruppe über. Hier wird öfter vom „Ritter-Vallischen Gesetz" gesprochen Es handelt sich dabei um galvanische Reizversuche aus den neunziger Jahren des achtzehnten Jahrhunderts am Nerv-Muskel-Präparat, die jedoch nicht zu voller Klarheit führten. Später wurden diese Versuche (1848) von DU BOIS-REYMOND weitergeführt, wobei er auf gewisse Unklarheiten bei RITTER aufmerksam machte. PFLÜGER hat dann einige Jahre später diese Unklarheiten mittelbar bestätigt; er fasse das Ritter-Vallische Gesetz ganz anders auf, als es üblich sei. Es kann infolge dieser Unklarheiten auf diese Vorgeschichte nicht näher eingegangen werden. PFLÜGER hat im Verfolg dieser Untersuchungen am Nerv-Muskel-Präparat das „Pflügersche Zuckungsgesetz" aufgestellt, deren wichtigste Feststellung ist, daß bei aufsteigendem schwachem Strom eine Schließungszuckung erfolgt, während der Muskel bei Öffnung in Ruhe bleibt, bei stärkerem Strom jedoch tritt das Umgekehrte auf. In der allgemeinen Physiologie hat das Pflügersche Zuckungsgesetz nie eine Rolle gespielt; es blieb eine Angelegenheit der Nervenphysiologie. Schon einige Jahre vor PFLÜGER hatte der französische Physiologe Claude BERNARD als allgemeine Reizwirkung den umgekehrten Erfolg kleiner und großer Reize betont. Von VIRCHOW hörten wir schon oben.

Es war dann Rudolf ARNDT, Professor der Psychiatrie in Greifswald, der auf Grund zahlreicher Versuche das Pflügersche Gesetz als ein allgemeines Gesetz für die lebende Substanz auffaßte und ihm folgende Fassung in seinem Buch „Biologische Studien" (Greifswald, 1892) gab, nachdem er es in kürzerer Fassung schon in seinem Buch die „Neurasthenie" 1885 ausgesprochen hatte: „Kleine Reize fachen die Lebenstätigkeit an, mittelstarke fördern sie, starke hemmen sie und stärkste heben sie auf, aber durchaus individuell ist, was sich als einen schwachen, einen mittelstarken, einen starken oder sog. stärksten Reiz wirksam zeigt". Mit diesem Nachsatz wird die jeweilige „Ausgangslage" berücksichtigt, es findet damit eine Anpassung an den jeweilig vorliegenden Fall statt. Abgesehen von Beobachtungen in der freien Natur hat er auch Laboratoriumsversuche angestellt, wie z. B. über die Einwirkung verschiedener Wärmegrade auf Paramäzien. Bei andern Untersuchungen am Mikroskop mit Amöben gab er an den Rand des Deckglases eine farbige Flüssigkeit, wie Karminammoniak, er konnte dann die relative Verstärkung der Konzentration an der stärkeren Färbung beobachten und mit wachsender Konzentration eine langsame Erhöhung der Beweglichkeit feststellen, die später bei noch stärkerer Konzentration wieder abnahm und zur Lähmung führte. ARNDT hat, was in Hinsicht auf spätere Ausführungen betont sei, nicht bei dem einen Versuch einen bestimmten Befund erhoben und bei anderen dann mit größerer Reizstärke den umgekehrten, sondern *er hat in unmittelbarer zeitlicher Folge den gesamten Verlauf der Einwirkung von beginnender Reizung bis zur eingetretenen Lähmung verfolgt.*

Schon frühzeitig hat ARNDT in einer Arbeit darauf hingewiesen, daß auf der Grundlage des „Biologischen Grundgesetzes" eine Verständigung zwischen Allopathie und Homöopathie möglich sein werde (Berl. klin. Wochenschr., 1889, Nr. 44, 849). In seinen „Biologischen Studien" (Bd. I, S. 106) ist er dann noch einmal darauf zurückgekommen. Man habe es sehr anstößig gefunden, daß er der Verständigung mit der Homöopathie das Wort geredet habe; so sei es immer gewesen! Man habe früher auch die Wasserheilkunde und das Besprechen der alten Weiber geschmäht, und jetzt wende man täglich den Prießnitzumschlag an und die berühmtesten Nervenärzte suggerierten. Er schließt mit den Worten „Difficile est, satiram non scribere!"

In ähnlicher Weise wie ARNDT hat sich HUEPPE über diese Erscheinungen in folgenden Worten ausgesprochen: „Aus der Summe dieser Erfahrungen ergibt sich als erste fundamentale Tatsache, daß jedes für irgendein Protoplasma, für irgendeine Zelle in bestimmten Mengen tötende Mittel, bei etwas geringeren Graden nur lähmend oder entwicklungshemmend wirkt, daß darauf ein Indifferenzpunkt kommt, und daß jenseits dieses liegende Mengen den gerade umgekehrten Effekt der Reizung und der Steigerung der Leistung des Protoplasmas ausüben" (Berl. klin. Wochenschr., 1891, Nr. 11). Er schildert also hier dieselben Erscheinungen in umgekehrter Reihenfolge. Es war wohl BASTANIER, der als erster darauf aufmerksam gemacht hat, daß die B. R. gerade in dieser Form oft verwendet wird, und daß auch SCHULZ davon ausgegangen ist, indem er von der Schädigung der Gifte auf ihre fördernde Wirkung schloß. Das gleiche gilt von der B. R. als Findungsgrundsatz in der praktischen Heilkunde.

Hugo SCHULZ, gleichfalls in Greifswald, lernte durch ARNDT dessen „Biologisches Grundgesetz" kennen und hat es in seinem Sonderfach der Arzneimittellehre vielfach untersucht und bestätigt gefunden. Seine erste wichtige Arbeit auf diesem Gebiete war die „Über die Hefegifte" (Arch. f. d. gesamte Physiologie, Bd. 42, 1888), in der er an der Hefe in Zuckerlösung bei den verschiedensten Giften fand, daß hohe Verdünnungen eine Vermehrung der Kohlensäureerzeugung brachten und tiefe Verdünnungen eine Herabsetzung, verglichen mit der Normallösung ohne Zusatz von Giften. Schon früher hatte SCHULZ bei ähnlichen Versuchen gefunden, daß bei starker Verdünnung auf einmal die Gärtätigkeit zunahm, und er hatte das als zufällige Versuchsfehler betrachtet, erst nach Kenntnis der B. R. fielen ihm die Schuppen von den Augen. Man sieht, wie klärend ein solch neuer Gesichtspunkt wirken kann!

Nachprüfungen führten nicht zu eindeutigen Ergebnissen, erst SABALITSCHKA hat diese Widersprüche aufgeklärt. Er konnte feststellen, daß ganz lebensfrische Hefe keine Erhöhung der Leistung zeigt; sie ist also in „Höchstform", die nicht gesteigert werden kann. Wenn jedoch die Hefe etwas älter und sozusagen „krank" war, konnte er den SCHULZschen Befund voll bestätigen (s. Verhandlungen des Kongresses der „Liga Internat. homöopath." in Budapest 1935; s. a. AHZ 1935, S. 409).

SCHULZ hat dann noch vielfach ähnliche genau messende Versuche angestellt, so hat er am Auge die Änderung für Farbempfindlichkeit nach Digitalis, Santonin usw. untersucht; es zeigt sich z. B. bei kleinen Mengen von Santonin eine Erhöhung der Empfindlichkeit für Violett, bei stärkeren Gaben eine Herabsetzung.

Alle diese Beobachtungen und Versuche zeigten, daß der Reizverlauf keineswegs in Gestalt einer geraden Linie darstellbar ist, wie es noch das bayerische Gutachten im Jahre 1904 behauptet, er geht vielmehr in einer verwickelten Kurve vor sich, die – bei stärkerer Einwirkung – zuerst oberhalb der Abszisse verläuft, sodann im Zustande der Lähmung unterhalb von ihr und dann, falls Erholung eintritt, oft wieder oberhalb der Abszisse, sich allmählich wieder mit dieser vereinigend.

Erst nach dem Ersten Weltkrieg und besonders seit dem Eintreten von August BIER für das „Biologische Grundgesetz" und die Homöopathie wurde das Gebiet mehr beachtet. SÜPFLE und HANDOVSKY haben sich mit der B. R. kritisch auseinandergesetzt, es konnten ihnen jedoch in Anstellung und Beurteilung Fehler nachgewiesen werden, SÜPFLE insbesondere mußte bei zahlreichen

Stoffen die Gültigkeit der B. R. bestätigen. Auf Grund theoretischer Überlegungen hat sich auch LOEWE in kritischem Sinne 1928 mit ihr tiefgründig auseinandergesetzt.

Man hat mit Recht darauf aufmerksam gemacht, daß das „Biologische Grundgesetz" nicht ein ausnahmsloses Gesetz ist, sondern nur eine häufig zutreffende Regel, und so spricht man besonders seit BIERS Eintreten dafür von der „Arndt-Schulzschen Regel". Das entspricht wohl der heutigen Überschätzung des Experiments, es bedeutet aber im übrigen eine Ungerechtigkeit gegenüber demjenigen, der die Regel gefunden hat. Es ist gewiß eine größere geistige Leistung, aus dem Gewirr der physiologischen Geschehnisse gewisse Einzelheiten zu einer Regel, einem Gesetz zusammenzufügen, als, nachdem sie gefunden ist, durch Versuche, deren Technik jeder bessere Assistent beherrscht, zu bestätigen. Aber von diesem Gesichtspunkt abgesehen, sollte man in der Physiologie, wie es in der Anatomie geschehen ist, die Eigennamen zurückdrängen. Ich spreche deshalb hier nicht von der „*Kurtzschen Regel*", sondern von der „Biologischen Reizregel".

Später hat sich KÖTSCHAU damit beschäftigt, er behauptet, daß die B. R. nicht die Zeit berücksichtige und nur ein Zustandsbild des Geschehens gebe, sie sei „statisch", aber nicht „dynamisch" und kenne keine Doppelkurven. Alles oben Gesagte zeigt die Falschheit dieser Behauptung. Schon HAHNEMANN berücksichtigte, indem er von Erst- und Nachwirkung spricht, die Zeit, er denkt also „dynamisch" und kennt die Doppelkurve. Das gilt in noch verstärktem Maße von KURTZ, sowie von ARNDT und SCHULZ, und wenn auch KÖTSCHAU vermutlich KURTZ nicht gekannt hat, so hätte er das bei etwas genauerem Studium der letzteren zwei leicht feststellen können. Die von ihm an Stelle der B. R. aufgestellte „Wirkungstypenregel" bringt also keine neue Erkenntnis, sondern gibt nur einige „Ausführungsbestimmungen" der B. R. (s. Tischner: DHZ 1936, Nr. 4 und „Fortschritte der Medizin", 1936, Nr. 8).

Im Gegensatz zur Schulmedizin hat sich die Homöopathie von Anfang an vielfach mit der B. R. beschäftigt, eröffnete sich ja hier die Möglichkeit eines Verständnisses, denn wenn größere Gaben eines Mittels bestimmte Organschädigungen erzeugen, liegt der Schluß nahe, daß kleinere Gaben umgekehrt irgendwie im Krankheitsfall günstig auf das Organ wirken können. Dementsprechend hat sich auch die naturwissenschaftliche Gruppe unter Führung von Hans WAPLER stark für die B. R. eingesetzt und darin besonders einen Wegweiser in der Gabenfrage gesehen. Man hat mehrfach versucht, die B. R. zur Grundlage der Homöopathie zu machen, dem stehen jedoch einige Bedenken entgegen. Die B. R. kennt als erste Phase nur die Reizung, die Homöopathie behandelt aber mit ihren kleinen Gaben sowohl Reizungs- als auch Lähmungserscheinungen, und auch der Umschlag der Reizung in Lähmung scheint nicht so einheitlich bei den niederen Verdünnungen vor sich zu gehen. KURTZ betont schon frühzeitig, daß Carbo im wesentlichen immer gleich wirkt, ob man es in schulmedizinischer Art in Substanz gibt, in niederen oder in mittleren Verdünnungen.

Die B. R. sieht die sehr verwickelten Vorgänge am Lebenden – bisher wenigstens fast ausschließlich – zu einseitig an, indem dabei nur *ein* Vorgang, z. B. die Menge der entstehenden Kohlensäure, beachtet und gemessen wird, während vielleicht ebenso wichtige Vorgänge unbeachtet bleiben.

In diesem der *Geschichte* gewidmeten Buch kann nicht ausführlich über die *sachliche* Seite der Frage gehandelt werden, zumal da die B. R. nicht ein *notwendiger* Bestandteil der Homöopathie ist; es mögen jedoch noch einige Bemerkungen über die B. R. und ihre Beziehungen zum Similesatz gemacht werden. Auf schulmedizinischer Seite hat man den Similesatz vielfach als sinnlos, ja sinnwidrig bezeichnet, und er ist es in der Tat, wenn man im Lebewesen nur chemisch-physikalische Vorgänge einer Maschine abrollen sieht, ein Standpunkt, wie er in klassischer Weise in dem schon oben erwähnten amtlichen Gutachten der drei bayerischen Fakultäten aus dem Jahre 1904 sich ausspricht.

Daß der Similesatz nicht ohne weiteres für den schulmedizinischen Standpunkt sinnlos ist, zeigt z. B. die Ansicht eines Klinikers vom Range STRÜMPELLS – dem man keine Neigung zur Homöopathie vorwerfen kann –, wenn er in seinem bekannten Lehrbuch schreibt: „Darin, daß trotz einer Ergotintabes das Ergotin auch als Mittel gegen Tabes empfohlen wird, liegt nur ein scheinbarer Widerspruch. Es ist sehr wohl möglich, daß dasselbe Mittel, das in großen Dosen gewisse Fasersysteme zur Atrophie bringt, in kleinen Dosen irgendwie günstig auf dieselben einwirkt".

Hier wird also aus der angeblichen Sinnlosigkeit und dem scheinbaren Widerspruch eine „Möglichkeit"! Ich bringe diese Äußerung STRÜMPELLS als eine grundsätzliche Stellungnahme, unbeschadet, ob die heilende Wirkung des Ergotins nun eine Tatsache ist oder nicht. Und man darf diese Bemerkung über die „Möglichkeit" ruhig erweitern und daraus die viel verbreitete Regel machen, daß oft Mittel, die eine besondere, „spezifische" Wirkung auf ein Organ haben, in diesem Wirkungsgebiet je nach Gabengröße beim Gesunden reizende und schädigende und beim Kranken günstige Wirkungen haben können, wobei sich die kleine Gabe auf Grund der umgekehrten Wirkung nach der B. R. erklärt. Außerdem spielt bei diesen kleinen Gaben häufig auch die erniedrigte Reizschwelle im erkrankten Organ eine Rolle. Oder anders gewendet für die homöopathische Behandlung: Wenn man bei einem Kranken bestimmte Erscheinungen in einem Organ oder Organsystem festgestellt hat, so ist es durchaus sinnvoll und kein „Widerspruch", wenn man dann ein Mittel anwendet, das im Arzneiversuch am Gesunden „spezifische" Beziehungen zu diesem Organ gezeigt und ähnliche Erscheinungen erzeugt hat. Nur die Erfahrung kann zeigen, wie weit sich diese Überlegung in der Praxis bewährt. Genauer ins einzelne zu gehen, ist hier nicht der Ort, es sei nur noch erwähnt, daß die reizphysiologischen Verhältnisse noch nicht genügend geklärt sind, um Endgültiges zu sagen.

Bei der verwickelten und noch ungeklärten Sachlage ist es unzweckmäßig, alles auf die B. R. abzustellen. Am besten erscheint mir die vorsichtige, aber auch weniger umfassende Fassung des Gedankens durch H. WAPLER: „Es gibt keinen die Lebenstätigkeit in schwacher und mittelstarker Form anfachenden und fördernden Reiz, der nicht als starker und stärkster in das Gegenteil umschlägt und die Lebenstätigkeit hemmt und aufhebt". Gerade auch für die Gabenlehre ist er wichtig.

Die Männer. Gustav JÄGER (1832–1916), der „Seelen-Jaeger", der die Seele in den Duftstoffen des menschlichen Körpers gefunden zu haben glaubte, hat auch Reaktionsversuche mittels des HIPPschen Chronoskops angestellt, das kleinste Zeiteinheiten zu messen gestattet. Er glaubte gefunden zu haben, daß nach Einnahme von homöopathischen Arzneien die Reaktionszeit verkürzt werde und glaubte auf diese Weise auch noch die Wirkung von D 2000, festgestellt zu haben. Hugo SCHULZ konnte jedoch bei Nachprüfungen die Angaben nicht bestätigen, auch eine weitere Nachprüfung fiel verneinend aus. Man darf deshalb annehmen, daß JÄGER irgendwelchen Täuschungen zum Opfer gefallen ist. Auch in einigen weiteren Arbeiten hat er zugunsten der Homöopathie Stellung genommen (Jäger: „Die Neuralanalyse ...", Leipzig, 1881; Schulz in AHZ Bd. 136, S. 97).

Hugo SCHULZ (1853–1932). Oben haben wir nur seine Bemühungen um die B. R. kennengelernt, doch hat er sich auch in anderen Arbeiten der Homöopathie gewidmet, ja man darf sagen, daß fast sein ganzes Lebenswerk sich im Bannkreis der Homöopathie abgespielt hat. Schon 1880 wurde er Professor und Leiter des pharmakologischen Instituts in Greifswald, wo er unabhängig und frei seinen Gedanken leben konnte, und wenn er auch bald als der „Greifswalder Homöopath" verrufen war, so ist ihm doch das Schicksal von RAPP erspart geblieben. Schon in seiner Arbeit über Cyanmerkur bei Diphtherie ist der homöopathische Einfluß ja deutlich, und er wagt sogar sich auf „den homöopathischen Arzt Dr. v. Villers" zu beziehen (D.M.W. 1883, Nr. 26; 1884, Nr. 1, s. o. S. 182). Schon das nächste Jahr bringt eine weitere solche Arbeit über Veratrin bei Cholera (D.M.W. 1884, Nr. 7), zu der er durch seinen Freund Dr. WEBER in Köln (1832–1913) veranlaßt worden ist. Als zweiter ihm befreundeter Homöopath, durch den er vielfach angeregt worden ist, muß noch Hermann SCHNÜTGEN in Münster († 1906) genannt werden. Außerdem ist er deutlich durch BAKODY beeinflußt worden (s. Herm. Findeisen, BHZ Bd. 7, 1888; Margittai, AHZ 1935, S. 409; Tischner, AHZ 1932, 4).

Auf der VIRCHOWschen Lehre aufbauend, legte er den Hauptwert bei der Erforschung der Arzneimittelwirkung auf die Organbeziehungen, auf die „Organotropie"; er selbst spricht oft von „Organtherapie". Zur Feststellung dieser Beziehungen hat er selbst mit Studenten zahlreiche Arzneiprüfungen angestellt. Es ist wohl kein Zufall, daß er als erste die von Chinin gemacht hat (Virch.

Arch. Bd. 100, 1887), durch dessen Prüfung HAHNEMANN starke Anregung zur Aufstellung seiner Lehre erhalten hatte. Seine umfangreichste Schrift auf diesem Gebiete waren die „Studien über die Pharmakodynamik des Schwefels" (Greifswald 1896), in denen er die Befunde der Homöopathen bestätigen konnte. Sein bekanntestes Werk sind die „Vorlesungen über Wirkung und Anwendung der anorganischen Arzneistoffe" (III. Aufl. 1939), in denen er jeweils auch die homöopathische Anwendung der Mittel bespricht. Ein weiteres Werk „Vorlesungen über die Wirkung und Anwendung der deutschen Arzneipflanzen" (Leipzig, 1921) bringt diese lange von der Wissenschaft vernachlässigten Mittel zu Ehren. – SCHULZ hat auf die Homöopathie bedeutenden Einfluß gehabt, und viele Homöopathen sind durch seine Schule gegangen. Seine Hauptleistung war außer den zahlreichen Arzneiprüfungen die Anwendung der VIRCHOWschen Reizlehre auf die Arzneimittellehre und seine Bearbeitung der B. R.

Von Homöopathen seien aus der jüngeren Vergangenheit nur wenige kurz erwähnt. Emil SCHLEGEL (1852–1934) ist eine phantasievolle Natur, die vielfach mehr mit dem Gefühl arbeitet, als mit klaren Begriffen; da er außerdem einen starken Einschlag magischen, „paracelsischen" Denkens hat, ist der Zugang zu ihm von der rationalistischen Wissenschaft aus schwer. Vielfach läßt er es an der Kritik HAHNEMANN gegenüber fehlen.[8] Aber bei verwandten Geistern war seine Wirkung stark; vom kritischen Standpunkt aus gesehen war sein Einfluß vielfach nicht glücklich. Andererseits soll jedoch die Weite seines Geistes sowie seine Verdienste um biologisches Denken in der Heilkunde nicht verkannt werden (vgl. „Paracelsus in seiner Bedeutung für unsere Zeit", 2. Aufl., Tübingen, 1922; „Das Heilproblem", 2. Aufl., Leipzig, 1922; „Religion der Arznei", 3. Aufl., Radebeul, 1933; „Heilkunst als Weltmitte", Karlsruhe, 1931)

Paul DAHLKE (1865–1928) ist der zweite bedeutende Vertreter der HAHNEMANNschen Richtung und doch von SCHLEGEL sehr verschieden. Er ist der Vertreter des reinsten Hahnemannismus, indem er bei der Arzneimittelwahl tunlichst bei den reinen Erscheinungen stehen bleibt und den Vermutungen und dem Wissen über die den Erscheinungen zu Grunde liegenden Vorgänge möglichst wenig Einfluß gewährt. Die Arbeiten verraten eine außerordentliche Kenntnis der Arzneimittelwirkungen. Die individuell-phänomenologische Arzneimitteldiagnostik ist aufs feinste durchgebildet. Im Gegensatz zu SCHLEGEL ist er ein Gegner des magischen Simile und der Signaturenlehre. DAHLKE hat sich auch als Verfasser mehrerer Werke über den Buddhismus einen Namen gemacht.

Karl STAUFFER (1870–1930) hat sich besondere Verdienste als Verfasser einiger wichtiger Bücher erworben („Homöotherapie", 4. Auflage, Stuttgart,

---

[8] So sagt er in einer Auseinandersetzung mit Otfried MÜLLER: „Bei gutem Willen unserer neuen Freunde werden dieselben bemerken, daß H. nirgends im Unrecht gewesen ist." (Biol. Heilk., 1926, Bd. 7, S. 38.) (Vergl. über SCHLEGELS magisches Denken meine Arbeit „Das magische Simile" in der AHZ 1934, Nr. 3.)

1950, Hippokrates-Verlag Marquardt & Cie.; „Klinische homöopathische Arzneimittellehre", Regensburg, 1926; „Symptomenverzeichnis ...", 2. Auflage, Regensburg, 1936). Er lebte zuerst in München, später bei Lindau.

Josef SCHIER (1865–1944, Mainz) hat in den neunziger Jahren zahlreiche Arzneiprüfungen angestellt („Biologische Erfahrungsheillehre", Stuttgart, 1936; „Kinderkrankheiten", Stuttgart, 1937, Hippokrates-Verlag).

Richard HAEHL (1873–1932), Stuttgart, hat sich einen Namen gemacht durch ein Werk über HAHNEMANN (2 Bde., Leipzig, 1922), in dem er dessen Leben auf Grund eigener Forschung schildert und auch sonst eine große Menge wertvollen Stoffs dem Leser unterbreitet (Gynäkologie und Homöopathie, Stuttgart, 1935, Hippokrates-Verlag).

4. Die Probleme
(seit 1850)

Bis zur Mitte des vorigen Jahrhunderts waren alle theoretischen Fragen so ausgiebig in Büchern und Aufsätzen erörtert worden, daß kaum etwas Neues zu sagen war, soweit nicht die Fortschritte der Naturwissenschaften und der Schulmedizin einiges in neuem Lichte zeigte.

Krankheitslehre. An der grundsätzlichen Einstellung der beiden homöopathischen Richtungen änderte sich kaum etwas. Die Hahnemannianer blieben im großen ganzen bei den Erscheinungen stehen und berücksichtigten dementsprechend besonders auch die subjektiven Symptome, die allerdings für den Homöopathen wesentlich aufschlußreicher sind als für den Schulmediziner. Die „innern Veränderungen" wurden auch weiterhin als die faßbaren körperlichen Veränderungen im Innern mißverstanden. Doch gingen die Hahnemannianer immer mehr dazu über, die physikalische Diagnostik zu üben, die ja auch in der Schulmedizin erst im sechsten Jahrzehnt allgemein gebräuchlich wurde; dadurch wurden auch die objektiven Erscheinungen mehr berücksichtigt.

Die freien Homöopathen strebten auch weiter danach, mit den Fortschritten der Schule gleichen Schritt zu halten. Ein deutliches Zeichen war die Herausgabe einer monatlichen „Beilage" der AHZ, die von 1860–1871 erschien und ausschließlich über die wichtigsten Fortschritte der schulmedizinischen Forschungen berichtete. Aber, wie schon bemerkt, blieb vieles auf anatomischen Gedankengängen Aufgebaute für die Homöopathie mit ihrer funktionellen Betrachtungsweise wenig ergiebig.

Das *Simile* wurde auch weiterhin vielfach erörtert, und man war unter Benutzung klinischer Erfahrungen bestrebt, den „Charakter" der Mittel noch schärfer herauszuarbeiten und damit in eine andere, tiefere Schicht des Simile vorzudringen (über die Simileschichten vgl. Breyer in „Hippokrates", 1936, S. 640).

Aber auch kritische Stimmen erhoben sich, am schärfsten äußerte sich KURTZ. Es heißt da über die Arzneimittelkenntnis: „Ich habe über die Wirkung dieses und jenes Arzneimittels eine Art Schattenriß ... Nur eins wird auch hierdurch wieder aufs neue bewiesen: welch durch und durch wächsernes Ding das

Similia Similibus zur Zeit sei." (Zeitschrift für hom. Klin., Bd. 6, S. 109, 1857). Verschiedene Erwiderungen angesehener Männer (HIRSCHEL, TRINKS, LINK) teilten diese Schwarzseherei nicht. – Während man früher das Simile meist ein Naturgesetz nannte, wird man mit der Zeit doch vorsichtiger, so spricht GRIESSELICH in seinem „Handbuch" meist von „Prinzip" oder „Grundsatz", während allerdings andere, wie z. B. Emil SCHLEGEL bis auf unsere Zeit von „Naturgesetz" sprachen.

Was die *Naturheilkraft* angeht, so waren wohl fast alle neueren Homöopathen ihre Anhänger, wenn man in dieser Zeit der materialistischen Hochflut das Wort auch meist mied. Auch die Theorie der Heilung wurde erörtert, ohne daß man jedoch eine befriedigende Lösung gefunden hätte. Diesem dauernden Bemühen, eine Erklärung zu finden, scheint das Gefühl zu Grunde zu liegen, die Heilung nach dem Simile sei besonders erklärungsbedürftig, und das mag auch vom materialistischen Standpunkt aus stimmen. Wenn man jedoch die Gegenwirkung des Organismus in Rechnung stellt, wodurch es vielfach möglich ist, mittels „mitsinniger" Reize das Ziel zu erreichen, dann bedarf das Simile der Erklärung nicht mehr als das Contrarium, sondern eher weniger.

Die Arznei. Die Frage des Dynamismus und der Hochpotenzen erhielten ein anderes Ansehen, als man auf Grund der Forschungen von CLAUSIUS, LOSCHMIDT, THOMSON und MAXWELL die Zahl der Moleküle in einem Kubikzentimeter Gas berechnen konnte. Es war wohl Conrad WESSELHÖFT in Boston (geb. 1834 in Weimar, gest. 1904 in Boston), der diese Ergebnisse der modernen Physik zum ersten Mal auf diese Frage anwendete und zeigte, daß auf Grund dieser Forschungen etwa jenseits der 23. Verdünnung keine Moleküle des jeweiligen Arzneistoffes mehr vorhanden sind. Zu gleicher Zeit machte in einem bestimmten Zusammenhang SORGE in Berlin darauf aufmerksam, daß in einer 20. Kochsalzverdünnung noch 7751 Moleküle vorhanden sind (BHZ 1880, Bd. l). Durch diese Feststellungen erhielt die Hochpotenzfrage ein anderes Ansehen, wurde jedoch damit keineswegs erledigt, denn nun versuchte man auf anderem Wege ein Verständnis für die Wirkung der Hochpotenzen zu finden. Emil SCHLEGEL bestrebte sich mittels „Richtkräften" die Hochpotenzen zu retten, fand aber damit wenig Anklang. Insbesondere wird es nicht klar, wie die spezifische Eigenart eines Stoffes erhalten bleiben soll, wenn seine Moleküle mit ihrem ganz bestimmten, die jeweilige Wirkung bedingenden Bau nicht mehr vorhanden sind. Auch das Vorhandensein der Elektronen führt uns kaum weiter (vgl. Schlegel, „Das Heilproblem", Leipzig, 1912).

Aber auch die *Adsorptionserscheinungen* spielen bei den Hochpotenzen und ihrer Herstellung im Einglasverfahren nach KORSAKOW eine bedeutende Rolle.

Wie sich das auswirkt, zeigte ich in meiner „Geschichte der Homöopathie" (S. 302) an einem eindrucksvollen Beispiel, das ich während der Abfassung des Abschnittes kennengelernt hatte, ohne damit sagen zu wollen, daß das die *erste* derartige Feststellung sei. MADAUS und KUHN teilten 1933 mit, daß bei der Herstellung der Verdünnung C 100 einer wäßrigen Nachtblaulösung dann in der weingeistigen 101. Verdünnung noch soviel Nachtblau enthalten war, wie es einer 6. Verdünnung entspricht. Karl KÖTSCHAU machte mich darauf aufmerksam, daß er das schon in ähnlichen Versuchen 1927 gezeigt habe. Da er demnach einen Erstanspruch anmeldet, sei hier darauf etwas näher eingegangen. Schon ein Jahr früher hat der Physiker BERNÉ in der „Homéopathie française" (1926, März) diese Eigenheit der KORSAKOWschen Verdünnungen eingehend behandelt und die Verhältnisse auch rechnerisch verfolgt. Er zeigte, daß C 7 nach KORSAKOW etwa C 3 nach HAHNEMANN entspricht, C 20 der C 4 und C 11000 der C 8. 1933 hat BERNÉ sich gegen einen (nicht genannten) Forscher gewendet, der seine „Ideen aufgenommen und verwendet hat, ohne ihre Herkunft zu erwähnen". BERNÉ machte demgegenüber Erstansprüche geltend, und ein Einspruch ist von keiner Seite erfolgt, und auch KÖTSCHAU schwieg; dessen Erstanspruch kann also nicht als berechtigt angesehen werden (BERNÉ in „Biologische Heilkunst", 1933).

Leider ist es bisher noch nicht zu einer umfassenden klinischen Nachprüfung über die Wirksamkeit der Hochpotenzen in vergleichenden Reihenversuchen größeren Stils gekommen. Die einzige mir bekannte Versuchsreihe im deutschen Schrifttum berichtete 1862 Martin EIDHERR aus dem Wiener Homöopathischen Krankenhaus Leopoldstadt, das unter der Leitung der beiden angesehenen Homöopathen WATZKE und WURMB stand. In den Jahren 1850–52 behandelte man dort alle Lungenentzündungen mit D 30, 1853–55 mit der 6. und 1856–59 mit der 15. Bei der ersten Reihe war die Lösung der Lungenentzündung nach 4,9 Tagen vollendet, bei der zweiten nach 6,9 und bei der dritten nach 6,3 Tagen. Im ganzen handelt es sich um 140 Kranke, eine Zahl, die zu klein ist, um irgendwelche bindende Schlüsse zu gestatten. Der Bericht bringt sehr ausführliche Angaben über die Witterungsverhältnisse, den Ozongehalt der Luft usw., er sagt aber leider nichts über den Krankheitsverlauf in andern Wiener Krankenhäusern. Auch weiß man nicht, ob die Leitung der Versuche während der ganzen Zeit einheitlich war, wieviel Einfluß der jeweilige Hilfsarzt hatte auf Behandlung und Beurteilung des einzelnen Falles usw. Es ist aber immerhin ein beachtenswerter Versuch, der gerade die Anhänger der Hochpotenzen zu weiteren Versuchen anregen sollte (Ztschrft. d. Vereins hom. Ärzte Österreichs, Wien, 1862, Bd. l).

Die Arzneibereitung blieb im wesentlichen dieselbe. Frühzeitig erkannte man schon die Bedeutung der Verunreinigung des Milchzuckers und auch in bezug auf den Alkohol beachtete man diese Fehlerquellen und vermied kupferne Destillierapparate. Auch in der späteren Zeit wurden die Herstellungsvorschriften vielfach geändert auf Grund der neueren Erkenntnisse. Einige Arzneibereitungslehren, wie die von Georg SCHMIDT und die von DEVENTER hatten das Bestreben, die Urtinktur möglichst stark zu machen, zu welchem Zweck letzterer der geistigen Tinktur vielfach noch einen weingeistigen und ätherischen Extrakt zusetzte (Deventer, „Hom. Pharmakopoe", Berlin, 1860, 3. Aufl. 1886). Da sich im Laufe der Zeit vielfach überflüssige und willkürliche Änderungen eingeführt hatten, ging der Leipziger Apotheker Willmar SCHWABE wieder tunlichst auf die ursprünglichen Vorschriften zurück in seiner „Pharmakopoea polyglotta" (Leipzig, 1872); es wurde das maßgebende Werk und ist es bis heute geblieben. Es ist vielfach nicht leicht, einen Ausgleich zu finden, zwischen der Notwendigkeit auch neuere Erkenntnisse usw. zu berücksichtigen und dem Streben, HAHNEMANNS Absichten tunlichst zu verwirklichen, und es fragt sich oft, ob man ein Präparat mit veränderter Herstellung noch als das „gleiche" bezeichnen kann, da es, was die Wirk- und Ballaststoffe angeht, nicht mehr die gleiche Zusammensetzung hat. Ähnliches gilt von anorganischen Mitteln, wo es auch zweifelhaft sein kann, ob man die kolloiden Präparate noch als die gleichen betrachten darf. Bei stärkeren Verschiedenheiten sollte man auch neue Arzneiprüfungen anstellen.

Die schon früher von AEGIDI angeregte Herstellung von Frischpflanzenverreibungen wurde neuerdings wieder aufgenommen und hat auf Grund technischer Verbesserung sich auch durchgesetzt. (Plantrite, Teeps). Es sind sehr brauchbare, wirkstoffreiche Präparate.

Mikroskopische Untersuchungen der Verreibungen hat man mit den bedeutend verbesserten Instrumenten auch mehrfach vorgenommen, wovon besonders die von C. WESSELHÖFT erwähnenswert sind. Schon bei D 6-Verreibung seien nur noch wenige Teilchen der Substanz im Gesichtsfeld zu finden. Außerdem fand er, daß durch den Milchzucker die Zerkleinerung kleinster Teilchen geradezu erschwert wurde, und forderte, daß man die Ergebnisse der Prüfungen, die HAHNEMANN und seine Anhänger mit derartigen vermeintlichen gelösten Mitteln angestellt hatte, streiche. Das war in sich durchaus logisch bei der damaligen Problemlage, aber, wie wir sahen, ist das nicht das letzte Wort, da die moderne Kolloidchemie zeigte, daß durch diese Verreibung trockene Kolloide gebildet werden, die löslich sind. Man sieht an diesem Beispiel, daß anscheinend endgültig geklärte Fragen durch neue Feststellungen ein ganz anderes Gesicht bekommen können (Conrad Wesselhöft, „Mikroskop. Untersuch. verriebener Metalle", Leipzig, 1878).

Arzneiprüfungen. Gerade zu Anfang unseres Zeitabschnitts begann man mancherorts wieder Arzneiprüfungen zu machen. Ich nenne die von REIL (Aconit, Leipzig, 1858; Coccus cacti, Acid. oxal., Carduus marianus, Hyoscyamus; Vierteljahresschrift, Bd. 1 bis 3 und 9), H. HARTLAUB mit einer Prüfungsgesellschaft (Colchicum und Mezereum, Bd. 8); BÄHR steuerte eine Prüfung von Digitalis bei (Leipzig, 1859). Weiter seien genannt SORGE mit einer Phosphorprüfung (Leipzig, 1862) und BUCHMANN mit der von Chelidonium (AHZ Bd. 70/71, 1865). Dazu kommen noch einige der Wiener, wie WURM (Schwefel, Ztschrft. d. Vereins hom. Ärzte Österreichs, Bd. 1–2, 1857) und von ZLATAROVICH (Agaricus, Bd. 2, 1863) – Zahlreiche Prüfungen an sich selbst hat außerdem jahrzehntelang James LEMBKE in Riga angestellt, doch sind sie wohl nur mit Vorsicht zu benützen; HENCKE wies darauf hin, daß sie sich sehr schnell aufeinander folgten und man nicht selten bei einem Mittel Symptome findet, die von dem vorhergehenden herrühren könnten (AHZ, 34–118 und Hom. Klin. 2– 21).

Die Hauptförderung des Gebiets in dieser Zeit erfolgte in den Vereinigten Staaten, wo eine Gruppe unter der befeuernden Führung von HERING zahlreiche Arzneiprüfungen meist amerikanischer Pflanzen anstellte, ein sehr wichtiger Beitrag, den Amerika für die Homöopathie lieferte. Ich nenne davon nur Gelsemium, Glonoin, Hamamelis, Iris versicolor, Lilium tigrinum, Phytolacca, Sanguinaria (vgl. Hale „Materia medica and special therapeutics of new remedies"; übersetzt F. G. Oehme „Neue amerik. Heilmittel", Leipzig, 1873).

Aus Deutschland sind erst wieder einige Prüfungen aus den neunziger Jahren bemerkenswert. Friedrich GISEVIUS (geb. 1867) hat bei seinen Prüfungen von Strophantus und Adonis objektive Verfahren angewendet zur Feststellung ihrer Wirkungen, indem er Pulskurven aufnahm; es waren wohl die ersten derartigen Untersuchungen bei Arzneiprüfungen am Menschen in Deutschland (BHZ Bd. 16/17, 1897/98).

Zu gleicher Zeit etwa machte auch SCHIER (1865–1944) eine größere Anzahl von Arzneiprüfungen, er bevorzugte dabei einheimische Pflanzen (AHZ 128–143). Aus neuester Zeit sind noch zu nennen, die Prüfungen, die an der Leipziger Poliklinik unter WAPLER von H. SCHOELER vorgenommen worden sind, bei denen, mehr als es bisher geschehen war, die neuzeitlichen klinischen Untersuchungsverfahren angewendet wurden. Es wurden unter anderen untersucht Acid. bencoic., Phytolacca, Apocynum cannabin., Nerium Oleander, Graphit (s. AHZ 1937–38, Bd. 185–86).

Zum Schluß sei noch des Satyrspiels des *Kampfes um das Selbst-Dispensierrecht* gedacht. Die Schulmedizin eröffnete dagegen einen Feldzug, da hier homöopathische Ärzte Vorrechte vor den allopathischen besäßen, während die Homöopathen immer wieder darauf verweisen konnten, daß diese Regelung aus sachlichen Gründen berechtigt sei, denn bei den höheren Verdünnungen sei ein objektiver Nachweis, daß das Präparat richtig sei, nicht zu führen, und die Unzuverlässigkeit der Apotheker in diesem Punkte sei mehrfach erwiesen worden. Um diesen Punkt klarzustellen, machte man auch vergleichende Versuche, indem man erstens Mittel verschrieb, die in dieser Form unmöglich waren, wie z. B. Silicea dil. D 3, Cuprum metallicum dil. D 3, die beide, da unlöslich, nicht herzustellen sind. Bei andern Verschreibungen, Carbo vegetabilis trit. D 2 konnte mit dem Mikroskop die Richtigkeit der Anfertigung nachgeprüft werden. Eine dritte Gruppe von Verschreibungen umfaßte Mittel mit irgendwelchen Phantasienamen, wie Tuber cinereum, Madaroma fraudulosus (betrügerischer Glatzkopf) und dergl. Von 12 Apotheken wies nur eine einzige den Auftrag zurück, in den andern schrieb der Apotheker sorgfältig auf das Fläschchen „Madaroma fraudulosus" und steckte für das bißchen Weingeist die Gebühr für ein homöopathisches Mittel ein (vgl. BHZ, Bd. 23, 268; AHZ, Bd. 127, S. 117).

Die Homöopathie in der Tiermedizin. Aus früherer Zeit ist erwähnenswert der schon oben genannte GENTZKE, der das beste Buch der Frühzeit verfaßte: „Homöopathische Arzneimittellehre für Tierärzte" (Leipzig, 1837). Die Homöopathie verbreitete sich besonders in den Kreisen der Gutsbesitzer, -verwalter und dergl. In neuester Zeit wurden in einer Sammelstatistik sehr gute Erfolge bei schweren septischen Erkrankungen mittels Lachesis berichtet, wodurch die Homöopathie einen deutlichen Auftrieb erhielt.

5. Die Homöopathie im Ausland

Italien. Als im Jahre 1821 nach einem Aufstand gegen König Ferdinand I. von Neapel österreichische Truppen zur Herstellung der alten Ordnung mit Einverständnis des Königs einrückten und längere Zeit dort blieben, breitete sich durch die Militärärzte die Homöopathie auch in Italien aus, von denen Georg NECHER aus Melnik und Anton SCHMIDT genannt seien. Von den Italienern verdienen Erwähnung Guiseppe MAURO, Fr. ROMANO und der einflußreiche Cosmo de HORATIIS. In dem zu Österreich gehörigen Norditalien war eine Anzahl österreichischer Militärärzte tätig, unter ihnen HARTUNG, dessen Heilung einer Geschwulst der Augenhöhle bei dem berühmten RADETZKY, dem Oberbefehlshaber der österreichischen Truppen in Norditalien und Generalgouverneur des lombardisch-venezianischen Königreichs 1841 größtes Aufsehen machte. – Zur Zeit soll es etwa 50 Homöopathen in Italien geben.

Frankreich. Nach Frankreich kam die Homöopathie durch einen italienischen Flüchtling, Graf DES GUIDI (1769–1863), der nach einer Revolution gegen die Königin Karoline von Neapel nach Frankreich geflohen war, wo er 1820 sich in Straßburg den medizinischen Doktortitel erwarb. Bei einem längeren Aufenthalt lernte er 1828 in Neapel durch ROMANI die Homöopathie kennen und predigte sie dann, nachdem er noch bei HAHNEMANN in Köthen gewesen war, in Lyon seit 1830. Etwa zur gleichen Zeit drang sie von Baden aus ins stammverwandte Elsaß, und auch nach Paris kam sie vermutlich 1830 durch den Schotten QUIN. Einen Auftrieb bekam die neue Lehre 1835, als HAHNEMANN nach Paris zog.

Von späteren Ärzten verdienen Erwähnung TESSIER, IMBERT-GOURBEYRE und JOUSSET. TESSIER (1811–1862) wandte in dem Pariser Krankenhaus „Sainte-Marguerite" die Homöopathie an, und er wurde deshalb wegen „Scharlatanerie" verdächtigt; man erlaubte ihm aber schließlich, daß er Versuche am Krankenbett mache, und da diese gut ausfielen, ließ man ihn auch später in Ruhe. Er hatte auf seiner Abteilung während der Versuchszeit bei 100 Betten 8,55 % Todesfälle, auf der andern Abteilung desselben Krankenhauses waren es bei 99 Betten 11,3 %. Außerdem hatte TESSIER 939 Kranke mehr behandelt, da er seine Kranken früher entlassen konnte. Die Arzneikosten betrugen bei ihm 300 Fr. gegen 23000 Fr. Er stand den deutschen Spezifikern nahe.

A. IMBERT-GOURBEYRE (1818–1912) wurde 1852 ao. Professor in Clermont-Ferrand und 1858 ordentlicher Professor für Therapie und Arzneimittellehre; als solcher wirkte er bis 1888. Er schrieb „Lectures publiques sur l`homœopathie" (Paris, 1865, deutsch 1877). Sein Hauptstreben war vom Physiologischen ausgehend die Krankheitslehre und die Behandlung aufzubauen.

Pierre JOUSSET (1818–1910) war Schüler von TESSIER. Er, TESSIER und zwei andere Homöpathen wurden 1856 aus der Pariser anatomischen Gesellschaft in trautem Verein mit einem Arzt, der ein entehrendes Verbrechen begangen hatte, ausgeschlossen. 1871 wurde er leitender Arzt am homöopathischen Krankenhaus Saint-Jaques, dort hielt er klinische Vorträge (3. Bde. Paris, 1877, 1886, 1906).

In den letzten Jahrzehnten hat die Homöopathie stark an Anhängern gewonnen, in Paris hat sie vier Krankenhäuser, und es werden zahlreiche Einführungs- und Fortbildungskurse gehalten.

England. Der erste Homöopath in England war der Schotte QUIN, der Leibarzt des Herzogs Leopold von Sachsen-Coburg, er ließ sich 1827 in London nieder. – Es ist bemerkenswert, daß das sonst so duldsame England gerade auf unserm Gebiet sich durch eine besonders ausgeprägte Unduldsamkeit unvorteilhaft ausgezeichnet hat. Schon QUIN untersagte man die Ausübung der Praxis, als er jedoch dagegen Einspruch erhob, ließ man ihn in Ruhe. Von den frühesten Homöopathen sei noch genannt Aug. Paul CURIE (1799–1853), ein Franzose, der die Homöopathie 1832 in Mühlhausen im Elsaß kennengelernt hatte; er ist der Großvater des berühmten Physikers. Er war von Mühlhausen nach Paris gegangen und dann von einem reichen Engländer Will. LEAF nach London gezogen worden. Die erste Zeitschrift „British Journal of Homoeopathy" wurde durch DRYSDALE, RUSSEL und BLACK 1843 gegründet, im folgenden Jahr entstand die „British Homoeopathic Society". Die sich darin aussprechende Verbreitung der neuen Lehre führte nun zu Unterdrückungsmaßnahmen; als im gleichen Jahre der Professor der Pathologie HENDERSON in Edinburgh sich zur Homöopathie bekannte, rief das große Erregung hervor, und man versuchte ihm den Lehrstuhl zu entziehen. Wenn das auch nicht gelang, so verlor er doch die Krankenhaustätigkeit und seine klinische Lehrstelle, außerdem wurde er aus der medizinisch-chirurgischen Gesellschaft ausgeschlossen. Der schärfste Gegner war der bekannte Chirurg SYME. Zur Rechtfertigung seines Standpunktes gab HENDERSON eine Schrift heraus „Enquiry into the homoeopathic practice of medicine" (London, 1845), aus der man ersieht, daß er den richtigen Weg einschlug, indem er die neue Lehre am Krankenbett erprobte. An Hand einer größeren Anzahl von Krankengeschichten zeigt er die Wirksamkeit und teilweise Überlegenheit der Homöopathie. Sein Standpunkt ist der der naturwissenschaftlich-kritischen Schule. Großen Wert legt er auf eine mit pathologisch-anatomischen Überlegungen unterbaute Diagnose.

Gegen HENDERSON ergriff J. FORBES das Wort in der von ihm geleiteten Zeitschrift „British and foreign medical review" (1846, deutsch bearbeitet von Ad. Bauer „Homöopathie, Allopathie und die neue Schule", Wien, 1846). Das Schicksal dieser Erwiderung entbehrt nicht eines gewissen Humors, denn FORBES gab zu, daß die Erfolge der Homöopathen nicht schlechter seien als die der Schule. Der Grund für dieses Urteil kommt erst zum Schluß zur Überraschung des Lesers heraus, FORBES ist nämlich „Nihilist", und hat für die übliche Behandlung der Schule selbst wenig übrig. Er erklärt die Erfolge durch die Heilkraft der Natur, die vielfach trotz der eingreifenden (allopathischen) Behandlung siege. Diese mißtönenden Klänge vernahm man in der Schulmedizin äußerst ungern, und es regnete an Briefen, die sich gegen FORBES wandten, so daß er sich gezwungen sah, die Leitung des Blattes niederzulegen. HENDERSON ergriff nochmals das Wort: Die von FORBES gelobten Arzneiprüfungen seien in der Tat lobenswert, sie hätten aber für die Schule wenig Wert; was nütze es ihr, zu wissen, daß ein Mittel Magenschmerzen oder Schnupfen mache? Nur der nach dem Simile handelnde Homöopath könne daran mit Erfolg anknüpfen. Zu gleicher Zeit nahm auch Alex. WALKER in seinem Buch „Pathology founded on the natural system of anatomy and physiology" vielfach zustimmend bezug auf die Homöopathie.

Aber der Gegensatz verschärfte sich noch weiterhin! In Edinburgh gab man einem Studenten die Bestallung nicht, da er zur Homöopathie neige und nicht versprechen wolle, sich nicht der Homöopathie zuzuwenden. Zwei andere schottische Universitäten schlossen sich dem an, und die „Provincial Medical and Surgical Association" billigte unter F. H. HORNERS Leitung das Vorgehen der Universitäten gegen diese „Irrtümer und Betrügereien" auf einer Versammlung 1851. Außerdem beschloß man den Ausschluß aus dem Verein und Verbot beruflicher Beziehungen zu den Homöopathen. Eine von 3000 angesehenen Anhängern unterschriebene Eingabe an die Patrone der Universität erreichte dann, daß diese – wie es scheint, eigenmächtig, da keine andere Behörde eingriff – erklärten, der Beschluß sei unbedacht gewesen, zukünftig würden die Studenten keine Hindernisse finden. Auch hier erfolgte ein Satyrspiel, indem der angesehene HORNER an dem von ihm gedrehten Strick selbst aufgehängt wurde, er fiel dem unter seinem Vorsitz gefaßten Beschluß zum Opfer, Homöopathen aus dem Verein auszustoßen, als er zur Homöopathie übertrat! (Vgl. F. R. Horner „Warum ich der Homöopathie den Vorzug gebe", Sondershausen, 1860). Später milderten sich die Gegensätze allmählich. Von bedeutenderen Homöopathen nenne ich Rich. HUGHES († 1902; „Einführung in die hom. Arzneimittellehre" übersetzt von Donner, Radebeul-Dresden, 1932) – J. C. BURNETT (1840–1901), er stellte schon 5 Jahre vor KOCH aus Tuberkelbazillen ein „Bacillin" her (Five Years Experience in New Cure of Consumption by its own Virus, London, 1890). John Henry CLARKE (1853–1931) wurde durch BURNETTS Einfluß Homöopath. Er wurde bekannt durch das „Dictionary of materia medica and clinical Repertory" (3 Bde., London, 1900–1902).

Rußland. Nach Rußland kam die Homöopathie zuerst 1823 durch einen Dr. ADAM. Schon 1825 erschien eine Schrift des Dorpater Klinikers G.F.J. SAHMEN „Über die gegenwärtige Stellung der Homöopathie zur bisherigen Heilkunde" (Dorpat), die mit einem sehr anzuerkennenden Willen zur Gerechtigkeit verfaßt ist. Er tadelt die bisherigen Kritiken, die vom Standpunkt der Theorie ohne eigene Erfahrung die Lehre ablehnen. Er erkennt das Simile und auch die Wirkung kleiner Gaben an und hofft auf eine bedeutende Bereicherung der Medizin durch die Homöopathie. – Kein Hochschullehrer in Deutschland hatte sich bis dahin auf Grund eigener Erfahrung so bejahend ausgesprochen. Von MANDT und seinem an die Homöopathie anknüpfenden atomistischen Heilverfahren haben wir oben schon gehört. Auch in Rußland wurde die von den Homöopathen glücklich behandelte Cholera der Anlaß zur Ausbreitung der Lehre; eine Anzahl reicher Adliger hielt sich homöopathische Ärzte und auch Heilanstalten wurden von ihnen errichtet. Ein großer Teil der Homöopathen war – den Namen nach zu urteilen – deutschstämmig. Von 16 Ärzten, die zwischen 1835 und 1845 in Petersburg ansässig waren, haben 15 deutsche Namen. In Warschau war der erste Vertreter BIGEL, ein Elsässer, Leibarzt des Großfürsten Konstantin, er hatte die Lehre auf einer Reise in Deutschland kennengelernt und gab 1827/ 28 ein dreibändiges Werk heraus „Examen théorique et pratique de la méthode ... nommée Homéopathie". Das Werk wurde in Frankreich wenig beachtet, hatte aber in den Oststaaten einen gewissen Einfluß. Es steht ganz auf dem rechtgläubigen Standpunkt HAHNEMANNS. – Auch in den meisten andern Staaten Europas gibt es Homöopathen.

Die Vereinigten Staaten von Nordamerika. Der erste dortige Homöopath war Hans Burch GRAM (1786–1840). Von dänischen Eltern geboren, studierte er in Kopenhagen und lernte vom ersten dänischen Homöopathen, dem Hahnemannschüler Hans Christian LUND die Lehre kennen. 1825 kehrte er nach Amerika zurück, ließ sich in New York nieder, und bald sammelte sich um ihn eine Gruppe von Homöopathen.

Eine zweite Keimzelle bildete sich in Pennsylvanien 3 Jahre später um Wilhelm WESSELHÖFT aus Jena, der, mit STAPF schon früher bekannt, durch diesen angeregt wurde, sich mit der Homöopathie zu beschäftigen. Einen stärkeren Auftrieb erhielt diese Gruppe aber erst, als Constantin HERING 1833 dorthin kam. Im gleichen Jahre noch wurde eine „Hahnemanngesellschaft" gebildet und im nächsten Jahr erfolgte die Gründung der „Nordamerikanischen Akademie der homöopathischen Heilkunst" in Allentaun an der Lecha (Allentown), einem Ort nördlich von Philadelphia. Diese Gegend war stark von Deutschen besiedelt und Deutsch war auch die Unterrichtssprache und auch das „Correspondenzblatt der homöopathischen Ärzte" war deutsch geschrieben. Infolge Unterschlagungen geriet die Anstalt bald in Schwierigkeiten und ging mit dem Wegzug von WESSELHÖFT 1842 ein. 1848 wurde als ideale

Nachfolgerin das „Homœopathic Medical College" in Philadelphia gegründet, dessen Seele HERING war, aus dem schließlich das „Hahnemann Medical College" hervorging, das noch heute als bedeutendste Lehranstalt besteht. Durch den Einfluß HERINGS verbreitete sich der Hahnemannismus in stärkerem Maße, als es z. B. in Deutschland der Fall war; als sein einflußreichster Vertreter sei aus späterer Zeit James Tyler KENT genannt (1849–1916), dessen „Repertorium der homöopathischen Heillehre" (Stuttgart, 1937) den rein phänomenologischen Standpunkt einnimmt. An bedeutenderen Homöopathen seien noch genannt Caroll DUNHAM, E. FARRINGTON, G. ROYAL, T. F. ALLEN und Conrad WESSELHÖFT der Ältere (1834–1904), wohl der bedeutendste amerikanische Homöopath; er war der Neffe von Wilhelm WESSELHÖFT. Es gibt zwei Hochschulen (in New York und Philadelphia) und eine Dozentur in San Francisco, außerdem zahlreiche homöopathische Heilanstalten sowie homöopathische Abteilungen.

Stärkere Verbreitung hat die Homöopathie außerdem in *Mexiko* und *Brasilien*. In Mexiko gibt es drei homöopathische Ärzteschulen, von denen zwei den Universitäten in Mexiko und Merida angegliedert sind. In Brasilien besteht eine homöopathische Fakultät mit sechsjährigem Studium. Auch in den meisten übrigen Ländern der Erde gibt es homöopathische Ärzte, besonders noch in *Indien* zahlreiche indische.

6. Schluß

Der Erste Weltkrieg hatte neben einschneidenden politischen und wirtschaftlichen Änderungen auch bedeutsame Wandlungen in der geistigen Lage im Gefolge. Die „idealistischen" Strömungen gewannen an Kraft, und sogar die lange stark zurückgedrängte, ja geringgeschätzte Metaphysik erwarb sich wieder einen geachteten Platz unter ihren Schwestern. Dementsprechend wurde die einseitige Zergliederung, die Analyse, von ihrer beherrschenden Stellung verdrängt, und es zeigten sich wieder stärkere Strebungen der Zusammenschau. All das wirkte sich auch in den Naturwissenschaften und der Medizin aus; der Glaube an den allein seligmachenden Mechanismus geriet ins Wanken, und die Gegnerschaft gegen unschulgemäße Richtungen verlor merkbar an Schärfe. Ein persönliches Erlebnis zeigt das deutlich. Als ich nach Anfrage im ärztlichen Verein in München 1921 einen Vortrag über Homöopathie halten „durfte", der sehr stark besucht war, sagte der Vorsitzende zum Schluß, die Parteien sollten beide voneinander lernen; er hoffe, es sei nicht der letzte Vortrag dieser Art. Das alles wäre zehn Jahre früher unmöglich gewesen. – 1923 wurde der siebzigste Geburtstag des „Greifswalder Homöopathen" Hugo SCHULZ stark beachtet, und angesehene Kliniker vom Range eines MARTIUS nahmen dazu das Wort.

In den zwanziger Jahren spielte die „Reiztherapie" (besonders mit Proteinkörpern und Terpentinpräparaten) eine größere Rolle, bei denen eine Heilentzündung erzeugt wurde, wodurch dann eine bestehende Entzündung zur Abheilung kam. Weiterblickende Forscher, wie August BIER machten auf die Ähnlichkeit mit homöopathischen Gedankengängen aufmerksam, ja er nannte „die Reizkörperbehandlung eine Art von Homöopathie". Wenn auch beide „mitsinnige" Reize darstellen, scheint es mir doch eine unzweckmäßige Erweiterung des Begriffes „Homöopathie" zu sein, wenn man ihr die Reizbehandlung unterordnet. Falls man sie unter einem Begriff zusammenfassen will, sollte man sie „unspezifische" und „spezifische Reizbehandlung" nennen. Jedenfalls muß man betonen, daß in grundlegenden Dingen beide verschieden sind. Während die Homöopathie mittels der Arzneiprüfungen spezifische Beziehungen zu Organen und Funktionen feststellt und dann die Mittel auf Grund des Simile in kleinen Gaben in zarter, und man möchte sagen eleganter Weise anwendet, will die übliche Reizbehandlung sozusagen mit einigen Kolbenschlägen den Körper zur Vernunft bringen. BIER hat allerdings mehrfach betont, daß man in der Reizbehandlung oft zu große Gaben verwende, durch die man manches Unheil angerichtet habe.

BIER (1861–1949) bezeichnet auch die von HAHNEMANN abgelehnten Derivanzien und Revulsiva als homöopathische Mittel, so z. B. das Glüheisen, mit dem er gute Erfolge bei Entzündungen erzielt hat, und man darf sie in der Tat den unspezifischen gleichsinnigen Reizmitteln zurechnen.

Auch die Behandlung einer anderen Krankheitsgruppe, die in den letzten Jahrzehnten stark in den Vordergrund trat, hat enge Beziehungen zur Homöopathie: die der allergischen Krankheiten, obwohl das von den Erforschern des Gebietes, wie z. B. Storm VAN LEEUWEN offenbar gar nicht gesehen oder wenigstens nicht erwähnt worden ist. Die Verwandtschaft mit der Homöopathie ist sogar noch größer, denn es handelt sich nicht nur um grob-schematische Ähnlichkeit, wie bei der Reiztherapie, indem man eine Entzündung durch eine Entzündung behandelt, sondern um das Simile, ja um das Simillimum, es bestehen also hier wirklich eng spezifische Beziehungen zwischen dem Mittel und der Krankheit, und man verwendet deshalb auch kleinste Gaben, d. h. D 10 oder noch kleinere.

HAHNEMANN selbst schon hat eine besondere Art der Allergie, nämlich die Idiosynkrasien herangezogen, um die spezifische Wirkung kleiner Gaben verständlich zu machen (Org. VI, § 117). – Man sollte denken, wenn man heutzutage nur etwas über das Mikroskop hinwegschauen würde, sollte man die Verwandtschaft dieser verschiedenen Verfahren bemerken und dementsprechend sie unter größeren Gesichtspunkten in die Gesamtmedizin nebeneinander einordnen. Aber, von BIER abgesehen, hat kaum einer diesen weiten Blick erwiesen; man sieht es nicht, und wenn es doch vielleicht einer bemerkt hat, „verdrängt" er es und blickt schnell anderwärts hin. Man hat beinahe den Eindruck: Eine Therapie, die nicht wenigstens subkutan vorgeht, scheint nicht wissenschaftlich genug zu sein.

Nachdem wir oben BIERS Beziehungen zur „Reiztherapie" berührt haben, wenden wir uns seiner Stellungnahme zur Homöopathie zu. Als er 1925 in der

M.M.W. (Nr. 18–19, auch Sonderdruck) eine Arbeit zugunsten der Homöopathie auf Grund ausgedehnter Erprobung veröffentlichte, erregte er das größte Aufsehen. Ohne gegen die Schwächen HAHNEMANNS und die Homöopathie blind zu sein, erkennt er die Bedeutung HAHNEMANNS durchaus an und ist „von Bewunderung erfüllt für die Genialität dieses seltsamen Mannes, der für die Heilkunde Unsterbliches geleistet hat" und billigte ihm „erstaunlich scharfsinnige Beobachtungen" zu. Von der Homöopathie sagt er, „daß wir sehr viel von ihr lernen können".

Im Laufe der nächsten Jahre haben er und seine Schüler an gleicher Stelle eine größere Anzahl von Arbeiten veröffentlicht, in denen neben bedeutsamen theoretischen Auseinandersetzungen auch zahlreiche klinische Berichte über Erfolge mit dem iso-homöopathischen Grundsatz erschienen.[9] BIER betont dabei ausdrücklich, daß er diesen für fruchtbarer halte, als den allopathischen; auf Grund von ersterem neue Verfahren zu finden, sei schon deshalb aussichtsreicher, weil der allopathische im Laufe der Jahre allzusehr abgegrast sei.

Die Arbeiten BIERS fanden lauten, wenn auch unterschiedlichen Widerhall; freundlichen von seiten der Homöopathen, vielfach recht mißtönenden von schulmedizinischer Seite. Die Pharmakologen nahmen es ihm übel, daß er mehr wissen wolle, als sie, die Fachgelehrten; wogegen er dann nachweisen konnte, daß er in der Tat mehr wisse als sie (s. o. S. 93) und außerdem den größeren geistigen Überblick hätte. Nebenbei ließen seine Gegner mehr oder weniger deutlich durchblicken, daß man seinem hohen Alter die Schuld an seinen bedauerlichen und ungewöhnlichen Ansichten zumesse.

Was nun seine praktischen Erfolge bei der Nachprüfung der Homöopathie angeht, so hat er in erster Linie auf den Rat STIEGELES, Sulfur jodatum (D 3–6) bei Furunkulose angewendet und berichtete über gute Erfolge bei einer großen Anzahl von Kranken. Gleichfalls machte er an zahlreichen Patienten bei Bronchitis mit gutem Erfolg Äthereinspritzungen, dabei auf die Wichtigkeit des „anderen Weges" hinweisend. Außerdem berichtete er über die Erfolge von Jodanwendung bei Schnupfen, sowie über solche mit Aconit (D 3–6) bei Trigeminusneuralgie, Thallium acet., (D 3–6) bei Alopecie und Sekale, (D 2–6) bei Gangrän mit Gefäßkrämpfen. Da Terpentinöl in die Gewebe eingespritzt, örtliche Abszesse erzeugt, spritzte er zur Verhütung von Eiterungen bei Operationen intraglutäal Terpentinöl (D 3) ein, und er berichtete auf Grund von weit über 1000 Fällen, daß die Wundheilung dadurch „außerordentlich verbessert" wurde.

Etwa gleichzeitig mit BIERS erster Veröffentlichung über Homöopathie berichtete SPIETHOFF in der „Dermatologischen Wochenschrift" (1925, 40) über gute Erfolge bei zahlreichen Hauterkrankungen, wie chronischer Urtikaria, symptomatischen Erythmen, Phlebitis, Varikozele, Salvarsandermatitis, chronischer Purpura, Epididymitis, Erkrankungen der weiblichen Adnexe, Zystitis, Acne rosacae usw.

---

[9] Diese Aufsätze BIERS sind mit seiner Zustimmung in einem Band vereinigt und in 2. Auflage jetzt unter dem Titel „Homöopathie und harmonische Ordnung der Heilkunde" im Hippokrates-Verlag in Stuttgart erschienen.

Joseph SCHIER wurde in Frankfurt an der Universitätsklinik (VOLHARD) und der Hals-Nasen-Ohrenklinik (VOSS) hinzugezogen bei der Behandlung, und es wurden dabei unbestreitbare auch von der Leitung anerkannte Erfolge erzielt. Leider mußten die Versuche vor der Zeit abgebrochen werden (AHZ, 181, Nr. 3 und Bd. 183, Nr. 4).

Von anderen schulmedizinischen Versuchen mit homöopathischen Mitteln erwähne ich noch die aus dem letzten Jahrzehnt von GESSLER (Wuppertal) mit seinem homöopathisch ausgebildeten Oberarzt HAAKE bei Migräne; er fand diese Behandlung der allopathischen überlegen (Stiegele-Geßler: „Die Hom. im Rahmen der Gesamtmedizin", Stuttgart, 1937). KUNSTMANN, wie GESSLER ein KREHL-Schüler, empfahl bei diabolischem Gangrän mit Gefäßkrämpfen Sekale und Kreosot; manche Amputation könne so vermieden werden (Hippokrates 1942, Nr. 49). HAAKE hatte auch bei Behandlung von Polyarthritis rheumatica recht gute Erfolge mit homöopathischen Mitteln (Hippokrates, 1939). Außerdem berichtete K. HALTER aus der Univ.-Hautklinik in Breslau über gute Erfolge mit Thallium (D 6 und D 10) bei Alopecia areata, bei denen andere Verfahren versagt hatten. Von 19 Fällen wurden 14 gut beeinflußt oder geheilt (Hippokrates, 1944).

Alle diese Untersuchungen zeigen, daß man auf Grund vom Ähnlichkeitssatze wertvolle Mittel finden kann. Dabei ist immer zu beachten, daß man nicht nur bei der Arzneimittelwahl individualisieren muß, sondern auch mit der Gabengröße; D 4 kann in einem Fall unwirksam sein, während etwa D 2 dann gut wirkt oder umgekehrt.

Es wird die Aufgabe künftiger Jahre sein, in vorurteilsloser Zusammenarbeit beider Richtungen im Gesamtgebiet der Medizin am Krankenbett festzustellen, wo die Homöopathie auch heute noch mit Vorteil verwendet werden kann.

Im Laufe der letzten Jahrzehnte wurden die um die Mitte des vorigen Jahrhunderts gehegten Hoffnungen der Schulmedizin über den Aufbau einer pathologischen Physiologie in wachsendem Maße in die Wirklichkeit umgesetzt. Damit war das eingetreten, was HAHNEMANN schon seit 1801 gefordert hatte (s. o. S. 46): es wurde möglich, die Erscheinungen am Kranken und bei den Arzneiprüfungen physiologisch auszudeuten. Das wurde auch von den Homöopathen verstanden, und es gelang vielfach, zu einem vertieften ursächlichen Verständnis der Arzneisymptome zu kommen. Auch an die neue Konstitutionsforschung vielfach funktioneller Art knüpfte man an und setzte sie in fruchtbare Beziehung zu den Arzneikonstitutionen. Ich nenne von diesen Homöopathen Hans WAPLER (geb. 1866), Edwin SCHEIDEGGER (1867–1949), Alfons STIEGELE (1871), ASSMANN, F. DONNER, SALLER, RITTER, SCHOELER und die beiden Gustav SCHIMERT (Vater und Sohn).

Neben der Gruppe der naturwissenschaftlich-kritischen Homöopathie, die die unbestreitbaren großen Errungenschaften der modernen Medizin anerkennt und auch selbst auswertet, gibt es aber auch heute noch den Hahnemannismus, der erst die Hochpotenzen für die echte Homöopathie hält, und vielfach auch eine magische Einstellung hat, wobei übrigens oft Laien wie H. FRITSCHE und H. SIECKMANN die Wortführer sind. In diesen Kreisen herrscht eine deutliche Abneigung gegen die Verwendung der schulmedizinischen Behandlung, obwohl sie nichts Gleichwertiges an deren Stelle zu setzen haben. Außerdem gibt es noch manche zwischen den beiden Parteien stehende Ärzte (vgl. Tischner: „Das magische Simile", AHZ, 1934, Nr. 3).

Gegenwart ist keine Geschichte und so kann über diese Zeit im übrigen nur durch Nennung einiger Namen berichtet werden. Ich erwähne von bekannteren Schulmedizinern, die sich seit den zwanziger Jahren günstig über die Homöopathie ausgesprochen haben noch Hans MUCH, Bernhard ASCHNER, HONIGMANN, ZIMMER und SPIETHOF. MUCH berührte das Thema zum ersten Male 1920 (Pathologische Biologie), und er hat sich dann noch mehrfach in seinen Schriften in größerer Ausführlichkeit über den Gegenstand geäußert (Much, „Homöopathie", Leipzig, 1926; „Von hom. Dingen", Leipzig, 1929). Vom Standpunkt des kritischen Historikers schrieb Paul DIEPGEN ("Hahnemann und die Homöopathie", Freiburg, 1926).

In wachsendem Maße wirkten dann allmählich diese Gedankengänge auf zahlreiche aufgeschlossene Ärzte, und auch die Öffentlichkeit nahm mit der Zeit immer mehr Vermerk davon, so daß 1928 der Berliner Ernst BASTANIER an der Berliner Universität einen Lehrauftrag für Homöopathie erhielt, dem im nächsten Jahre die Errichtung einer Poliklinik folgte. In Stuttgart bestand schon seit 1921 eine homöopathische Heilanstalt, die infolge einer großen Stiftung des Großindustriellen Robert BOSCH 1939 einen großen Neubau mit über 300 Betten beziehen konnte[XIX].

Alfons STIEGELE hat das Haus bis 1946 geleitet, außerdem hatte er schon früher auf Grund seiner klinischen Erfahrungen das Buch „Klinische Homöopathie" (4. Aufl. 1949) herausgegeben. Auf der Tagung der „Deutschen Gesellschaft für Innere Medizin" in Wiesbaden hat er 1937 auf Einladung über Homöopathie gesprochen; auch WAPLER kam dort zu Wort.

Homöopathische Abteilungen wurden in Deutschland in einer Reihe von Krankenhäusern eingerichtet, so am VIRCHOW-Krankenhaus in Berlin, die Fritz DONNER leitete, in Bremen, Wuppertal, Schwerte usw., sowie ein eigenes Krankenhaus in München und das bekannte Robert-Bosch-Krankenhaus in Stuttgart, dessen Leiter jetzt Otto LEESER ist.

Auch auf dem Gebiete des Schrifttums milderten sich die Gegensätze. Zu Beginn der zwanziger Jahre entstand unter Führung von Heinrich MENG das große „Ärztliche Volksbuch", in dem Ärzte aller drei Richtungen in friedlichem Verein jeweils von ihrem Standpunkt ihr Gebiet abhandelten. 1927 erfolgte dann gleichfalls unter MENGS Führung die Gründung der Zeitschrift „Hippokrates", in der alle drei Richtungen nebeneinander zu Wort kommen.

[XIX] Das Robert-Bosch-Krankenhaus wurde 1940 in Stuttgart eröffnet [Anmerkung der Redaktion, 1999]

Ähnliches gilt von dem Sammelwerk „Möglichkeiten der Therapie", das in den dreißiger Jahren in einer Anzahl von Bänden erschien. Von bekannteren Homöopathen nenne ich als Mitarbeiter: Fr. DONNER, SCHWARZHAUPT, Gust. SCHIMERT d. Ä., Robert SCHNÜTGEN. Während so in den zwanziger Jahren manches die Homöopathie mit günstigeren Augen betrachten ließ, wie die Reiztherapie und das Auftreten BIERS, und die „Krise der Medizin" geradezu ein Schlagwort geworden war, wiesen andere Umstände in entgegengesetzte Richtung, insbesondere die vom Dritten Reich befohlene Beachtung der unschulgemäßen Richtungen in der Heilkunde, die zu einer Gegenbewegung führen mußte. Dazu kamen die großen Fortschritte der Medizin in therapeutischer Hinsicht gerade im letzten Menschenalter, so daß man in stolzer Freude über die bedeutende Bereicherung des Heilschatzes die immer noch großen weißen Flecke übersah, die auch jetzt noch auf der therapeutischen Landkarte zu finden sind. Und so zeigt sich eine eigenartige Kluft zwischen der Universität, für die es sozusagen gar keine homöopathische Richtung gibt, und den Praktikern, die reges Interesse dafür zeigen, wie z. B. gut besuchte Fortbildungskurse zeigen. Außerdem gibt es in den Apotheken dutzende von Präparaten, die homöopathische Mittel enthalten, allerdings meist in Form von Komplexmitteln, die auch vielfach von Ärzten verschrieben werden.

Während früher der Gegensatz vom Contrarium und Simile das Denken der Ärzte vielfach beherrschte und noch vor 100 Jahren das Contrarium als „oberstes Heilgesetz" angesehen wurde (s. o. bei JÖRG), ist es in seiner Bedeutung in der modernen Medizin zurückgetreten; es herrschen jetzt andere Gesichtspunkte vor. Damit ist auch der Gegensatz vom Contrarium und Simile in den Hintergrund gerückt – wie es zu gehen pflegt im Pendelgang der Entwicklung geistiger Probleme vielleicht *zu stark* –, aber der Gegensatz bleibt bestehen als eine physiologisch bedingte Tatsache, und dementsprechend behält auch der Gesichtspunkt des Simile seine Bedeutung.

In der letzten Zeit findet man in einem Teil der homöopathischen Literatur das Bestreben, die Schulmedizin mit ihren heutigen Behandlungsmöglichkeiten durchaus anzuerkennen und selbst davon Gebrauch zu machen, ohne die Homöopathie aufzugeben, indem man jeweils *das* Verfahren anwendet, das den besten Erfolg verspricht, wobei man auch gern an die Arzneikonstitution anknüpft. Hier besteht die Möglichkeit, einen Ausgleich zu finden, der beiden Schulen gerecht wird, so daß HUFELANDS Wort, das ich schon 1914 in zustimmendem Sinne angeführt habe (Das Biologische Grundgesetz in der Medizin), Wirklichkeit werden könnte: „Keine Homöopathie, aber wohl eine homöopathische Methode in der rationellen Therapie".

Personenverzeichnis

A

Adam 33, 208
Aebly 102
Aegidi 165, 175, 203
Alberti, Mich. 21
Alembert, d' 50, 84
Alexander, Will. 21, 25, 26, 91, 110
Allen 11, 209
Altschul 178, 193
Ameke 57, 70, 191
Andral 119
Arndt, R. 189, 194, 195, 196
Arnold 48, 142, 144, 145, 147, 166, 182
Aschner 213
Assmann 212
Attalus III 23
Attomyr 119, 147, 148, 158
Auenbrugger 119
Autenrieth 103

B

Bähr 174, 178, 203
Bakody, Th. v. 174, 175, 181, 182, 198
Bärtl 147
Basilius Valentinus 20
Bastanier 65, 195, 213
Beck 97
Becker, R. Z. 35
Behring 188
Bergmann, G. v. 59, 157, 162, 187
Berné 202
Bertele 115, 180
Bichat 119
Bicking 165, 169
Bier, Aug. 10, 14, 52, 60, 61, 64, 71, 93, 96, 111, 114, 153, 190, 195, 210, 211
Biett 103
Bigel 208
Bischoff 86, 133, 159
Black 206
Bock 183
Böcker 143, 175
Boerhaave 40
Bojanus 158
Bolle 182
Bonnet-Lemaire 186
Bönninghausen 148, 149
Bonomo 102

Bosch 213
Breyer 200
Broussais 113, 116, 119
Brown, John 22, 78, 89, 108, 192
Bruckner 186, 193
Bruguière, La 21
Brukenthal, Frhr. v. 28
Buchmann 203
Buchner 142, 157, 158, 169
Buffon 56
Bunge, v. 187
Burdach 124, 192
Burnett 191, 207

C

Caravita 23
Caspari 131, 132
Casper 159
Celsus 39, 54
Chomel 120
Choulant 136
Clarke 207
Clausius 201
Clemens VII Papst 23, 148
Cohnheim 172
Collet 190
Corvisart 119
Croll 19
Cullen 26, 37, 38, 40, 74, 91, 110
Curie 206

D

Dahlke 199
Deventer 202
Dietl 118, 121, 165
Dioskurides 15
Dippel 22
Donner 207, 212, 213, 214
Driesch 77, 187
Drysdale 206
Du Bois-Reymond 193
Dunham 209

E

Eidherr 174, 202
Eisenmann 156
Elwert 163
Emmert 192

Empedokles 13, 15
Eschenmayer 152, 153

F

Farrington 209
Fechner 67, 101, 140
Fichte 171
Fickel 142
Findeisen 198
Fischer 127
Flechner 155
Fleischmann 168, 169
Fludd 19
Forbes 207
Forster, Joh. Georg Ad. 33
Frank 166
Fränkel 153, 159, 160
Franz 131, 133, 148, 175
Frerichs 187
Fritsche, Herb. 67, 105, 213

G

Galen 13, 15, 19
Gaspary 167
Genzke 143, 167, 168
Gersdorff, v. 149
Gerstel 168, 174
Gesner, Conr. 24
Gessler 212
Girtanner 31, 52
Gisevius, Fr. 191, 204
Goclenius 19
Goethe 154, 192
Goldscheider 79
Goullon 147
Gram 112, 208
Grauvogl, Ed. v. 76, 174, 180, 181, 185
Griesinger 121, 157
Griesselich 46, 97, 118, 131, 139, 142, 143, 144, 146, 147, 148, 149, 150, 153, 157, 162, 174, 182, 201
Griffin 25
Grimm, Joh. Fr. 25
Groenevelt 22
Groos 140, 159
Gross 125, 128, 141, 146, 163, 174
Guidi, Graf des 205

H

Haake 212
Haehl, Erich 175
Haehl, R. 57, 200
Haen, de 22, 191

Haeser 79, 155
Hahnemann als
— Arzt 28
— Chemiker 31
— Diätetiker 36
— Hygieniker 36
— Irrenarzt 35
— Mensch 107
— Pharmazeut 98
Hahnemann in
— Dessau 28
— Dresden 28
— Erlangen 28
— Georgenthal 34
— Gommern 28
— Göttingen 34
— Hamburg 34
— Hermannstadt 28
— Hettstedt 28
— Köthen 86
— Leipzig 27, 28, 33, 85
— Lockwitz 33
— Paris 106
— St. Afra 27, 84
— Torgau 34
— Wien 27
Hahnemannismus 63, 145, 147, 150, 199, 209, 212
Hahnemanns Arbeiten
— Allöopathie 105
— Anleitung alte Schäden ... 28, 30
— Chron. Krankheiten 102
— De Helleborismo 85
— Der Kaffee 47
— Fingerzeige 57, 58
— Fragmenta 64
— Freund der Gesundheit 37
— Heilkunde der Erfahrung 47, 58, 70
— Medizinische Beobachtungen 29
— Monita 45
— Organon 58, 81, 85
— Reine Arzneimittellehre 87
— Scharlach 45, 70, 94
— Über die Kraft kleiner Gaben 46
— Unterricht für Wundärzte 31, 110
— Versuch über ein neues Prinzip 41, 55, 72
Hahnemanns Familie
— I Frau 28
— II Frau 106
— Sohn Friedrich 64, 85
Hale 204

Haller, Albrecht v.   25, 56, 91, 110
Halter   212
Hampe   162, 168
Handovsky   195
Hansemann   190
Hanstein   187
Harless   122, 124, 159
Harnack   190
Hartlaub, Herm.   203
Hartlaub, K. G. Chr.   133
Hartmann, E. v.   187
Hartmann, Frz.   131, 141, 174
Hartung   205
Hasse   103, 136, 183
Haubold   133, 140
Hausmann   175
Hecker   44, 52, 54, 64, 160
Hegel   171
Heinroth   136, 159
Heinze   184
Helmont, J. B. van   20
Hencke   204
Henderson   206, 207
Hendrichs   153
Henke   32
Henle   120
Herakleides   23
Hering   74, 91, 119, 148, 161, 163, 165, 166, 167, 204, 208
Hermann   168
Hervilly, Melanie d'   106
Hippokrates   21, 53, 54, 78, 191
Hirschel   157, 174, 177, 201
Holbach, Frhr. v.   84
Home   21
Honigmann   114, 183, 213
Horatiis   158, 205
Horner   207
Hoven   116
Hueppe   188, 190, 194
Hufeland   43, 45, 51, 53, 55, 57, 64, 69, 103, 117, 126, 127, 133, 137, 138, 139, 146, 159, 192
Hughes   207
Hume   50
Hummelius, Joh.   22
Hunter   31, 62, 104
Husserl   113

I

Imbert-Gourbeyre   205, 206

J

Jäger, Gust.   193, 198

Jahr   149, 178
Jakob   178
Jenichen   128
Jenner   21
Jesus   85
Jordan, Thom.   24
Jörg   130, 134, 135, 136, 147, 155, 159, 214
Jousset   205, 206
Jürgensen   149, 168, 183

K

Kafka   174, 178, 179
Kaiser   24, 34, 49, 140, 159, 192
Kant   69, 84, 88, 171
Karsch   183
Katsch   16, 55
Kent   65, 209
Kieser   45, 134, 159
Kircher, Athanasius   20
Kirschleger   143
Kissel   157
Klebs, Edwin   187
Klockenbring   35
Kobert   20, 53
Koch, Rob.   20, 98, 188, 207
Kopp   151, 154, 155
Köppe   184
Korsakow   95, 165, 201, 202
Kötschau   196, 202
Kraus, Friedr.   75, 122, 163, 187
Krebs, Fr. Chr.   11, 17, 29
Krehl   59, 212
Kretschmar   141, 163
Kröner, E.   191
Krüger-Hansen   152
Krukenberg   120
Kuhn   202
Külpe   113
Kungtse   85
Kunstmann   212
Kurtz   143, 147, 150, 157, 162, 163, 165, 192, 193, 196, 200

L

Laennec   119
Lembke   203
Leonhardi   31
Leupoldt   159, 160
Leyden   187, 190
Liebig   185
Link   201
Linné   48
Lippmann, E. v.   31, 33
Loewe   196

Löffler 157
Lorbacher 174
Louis 119, 188
Lund 208
Lutze 149, 175
Lux 100, 167, 168

M

Mackenzie 59
Madaus 202
Mahir 169
Mandt 184, 208
Marchand 190
Marenzeller 158, 168
Margittai 198
Martin, Eduard 136, 152, 184, 202
Martius 209
Mattei 176, 185,
Matthes 49
Mattioli 23, 24
Mauro 205
Mayrhofer 166, 168
Mende 190
Meng 213
Messerschmidt 126, 137
Meyer, Veit 174
Mithridates 23
Möbius 113
Moleschott 185
Monro, Alex., d. J. 21
Montague, Lady 21
Much 213
Mühlenbein 133, 168
Müller, Clotar 161, 163, 174, 182
Müller, Ed. 21
Müller, J. O. 174
Müller, Moritz 67, 75, 100, 118, 125, 128, 129, 130, 131, 132, 133, 134, 139, 144, 151, 161, 163, 182
Müller, T. 162
Munk 183, 184

N

Nägeli 188
Nasse 120, 153
Necher 205
Neergaard 162
Nenter, Phil. 21
Neuburger 43, 82, 159, 162

O

Oehme 204
Oehmen 157

Osann 153
Österlen 121
Ott 157

P

Paracelsus 11, 13, 16, 49, 54, 148, 157
Pasteur 188
Peczely, I. v. 187
Petro 15, 39
Pfeufer 120
Pflüger 193
Pinel 36
Planer 21
Plange 157
Platner 84
Pörner, Bergrat 27
Preuss 84
Puchelt 64, 126, 133, 137, 159
Puttkamer, J. v. 186

Q

Quarin 27
Quin 205, 206

R

Rademacher 148, 156, 157, 179, 186
Radetzky 205
Radl 56
Rapou 168
Rapp 179, 186, 198
Rau 97, 116, 117, 119, 131, 132, 133, 139, 146, 165, 168, 177, 182
Reil, Joh. Chr. 39, 180
Reil, W. 174, 180
Reubel 169
Rhumelius 19
Richard, Claud. 24, 97, 200
Richter, G. A. 40
Richter, Johann Paul 148
Rigler 184
Rindfleisch 187
Ringseis 158
Ritter-Vallisches Gesetz 193
Rokitansky 120, 148
Rollier 61
Romani 158, 205
Rosenbach 187
Rosenberger 158
Roser 120
Rossbach 122
Roth, D. 135, 166
Roth, J. J. 169
Rothe 183

Rousseau 37, 84
Royal 22, 209
Rumford, Graf 89
Rummel 93, 127, 133, 137, 139, 141, 146,
  147, 163, 165, 174
Russel 206
Rust 184

S

Sabalitschka 195
Sachs 101, 140, 154, 160
Sahmen 208
Saller 212
Salzer 187
Samöilowitz 21
Samuel, S. 53
Sande, van den 31
Scheidegger 212
Schelling 57, 69, 84, 85, 88, 89, 90, 115,
  119, 124, 171
Schier 200, 204, 212
Schimert, Gust., d. Ä. 212
Schimert, Gust., d. J. 212
Schimko 137
Schlegel, Emil 11, 65, 103, 187, 199, 201
Schleiden 171
Schmidt, Anton 205
Schmidt, Georg 202
Schneller 155
Schnütgen, Herm. 198
Schnütgen, Rob. 214
Schoeler 204, 212
Schönlein 103, 120, 150, 184
Schopenhauer 109
Schroff, K. 174
Schrön 97, 131, 143, 144, 145, 146, 147,
  162, 163, 165, 168, 182
Schuchardt, B. 36, 168
Schultz-Schultzenstein 54
Schulz, Hugo 14, 44, 64, 93, 183, 189, 191,
  195, 198, 209
Schumacher, Jos. 14
Schüssler 185
Schwabe, Willmar 203
Schwann 171
Schwarzenberg, Fürst 86
Schwarzhaupt 214
Schweikert 100, 142
Segin 166
Seligmann 11
Severinus 19
Siebeck, R. 59
Sieckmann 72, 213
Sigerist 113

Simon 137
Skoda 120
Sommer 31, 34, 149, 166
Sorge 30, 36, 174, 201, 203
Spatz, Hugo 190
Spiethoff 211
Spinoza 67
Sprengel, Kurt 41, 103
Stahl, dän. Mil.-Arzt 22
Stahl, G. E. 39, 69, 84
Stapf 57, 99, 124, 128, 167, 174, 208
Stauffer 199
Steinhäuser 176
Stender 158
Stens, W. 178
Stiegele 212, 213
Stieglitz 140, 154
Störck, Anton 23, 24, 26, 35
Storm van Leeuwen 210
Strauß 9, 139
Strümpell 197
Süpfle 195
Swan 190
Swieten, v. 40, 191

T

Tessier 205, 206
Thölde 20
Tischner 9, 20, 36, 38, 47, 50, 54, 56, 69, 74,
  84, 85, 90, 103, 133, 144, 173, 175, 185,
  192, 213
Traube 187
Trinks 143, 144, 174, 201
Tritschler 176
Trommsdorf 33

U

Unzer 22, 192

V

Valli 193
Vehsemeyer 91, 158, 166
Vetter, A. R. 31
Vidius 21
Villers, K. v. 174, 183, 186, 198
Virchow 75, 122, 171, 172, 181, 187, 194

W

Wagner 28
Walbum 95, 188
Walker 207
Walther 115

Wapler 139, 146, 189, 196, 198, 204, 212, 213
Watzke 166, 168, 174, 202
Weber 198
Wedekind, Georg 136, 159, 160
Weihe 185, 186, 187
Weimarn, P. von 32
Weiß, C. 189
Weiß, K. E. 96
Werber 117, 142, 152
Wesselhöft, Conr. 201, 203, 208
Wesselhöft, Wilh. 148, 208
Weszprémi 21
Whytt, Rob. 25
Wichmann 103
Widnmann 126, 163, 168
Wislicenus, Ed. 75
Wislicenus, Oskar 174, 178

Wolf, Paul 67, 97, 131, 144, 163
Wolff, Gust. 187
Wolff, von 127
Wunderlich 117, 120, 121, 124, 155, 179
Wundt 113
Wurmb 166, 168, 174, 202
Wüst 97

Y

Young, G. 24, 25

Z

Zang 158
Zimmermann 158
Zimpel 185
Zlatarovich, v. 166, 168, 174, 203

Sachverzeichnis

A

Abwartende Behandlung   134, 155, 165
Abzweigungen   184
Achtzehn Thesen   67, 146, 147, 150
Acta Sanctorum   20
Aderlaß   30, 34, 61, 118, 128, 133, 134, 138, 140, 141, 145
Adsorption   95, 165, 201
Ähnlichkeitsgesetz s. Simile   181
Ähnlichkeitszauber   11
Allergie   210
Allopathie   61, 128
Alterierendes Heilverfahren   156
Antipathische Behandlung   42
Apotheker   204
Arznei   87, 165
Arznei, direkte Wirkung   44
Arzneibereitung   111, 202
Arzneimittellehre der alten Schule   121
Arzneimittellehre, Reine   87
Arzneiprüfungen am Gesunden   23, 135, 152, 166, 174, 180, 198, 203
Arzneivergiftungen   139, 151, 155
Arzneiwirkung   61, 135
Arzneiwirkung, Geringe Kenntnis der   129, 135
Atomistische Methode   184
Aufklärung   27
Augendiagnose   187
Ausbreitung der Homöopathie   168
Auslösung   18, 62

B

Bakteriologie   188
Bastardhomöopathen   100
Beeinflussungen der Schulmedizin   155
Berufung nach Wilna und Mitau   34
Betriebspathologie   46, 75, 77, 177, 187
Biochemie Schüsslers   185
Biologische Reizregel   14, 191ff.

C

Charakter der Krankheit   43, 163
Charakter der Arznei   43
Chinaversuch   38
Chirurgie   30, 61
Cholera   71, 101, 142, 168
Christentum   85
Cyanmerkur   183

D

Deismus   27, 84
Derivation   210
Dezimalverdünnung   166
Diphtheriebehandlung   182, 198
Dispensierrecht   204
Disposition   188
Doppelmittel   175
Dynamismus   87, 138

E

Einglasverfahren   95, 201
Einzelbeschreibung   48
Einzelmittel   44, 55
Enantiopathie   61, 152
Ersatzmittel   56
Erstwirkung   43, 62

F

Fieber   38, 41, 123, 173, 178
Findungsgrundsatz, Simile als   44
Freimaurer   84
Frischpflanzenverreibungen   165, 203

G

Gaben, Kleine wirken stärker   136, 155
Gabenlehre   93
Gegenreiz   62, 156
Gegenwirkung (Reaktion)   153
Geisteskrankheiten   60
Gemütssymptome   59
Gift   55
Gutachten der bayerischen Fakultäten   189

H

Hausarzt   132
Heilung, Theorie der   81
Hochpotenzen   90, 160, 165, 191
Hochpotenzprüfungen   178
Homöopathie eine Ergänzung   130, 133

I

Identitätslehre   67
Idiopathisch   145
Idiosynkrasie   210
Individualisieren   49, 120, 162
Individuell spezifisch   42, 164

Innere Veränderungen 161
Irrenarzt, Hahnemann als 35
Isopathie 21, 100, 167, 188

K

Kolloide Arzneien 91, 203
Kölner Leitsätze 189
Komplexhomöopathie 214
Konditionales Denken 172, 188
Konstitution 76, 191
Konstitution, Arznei 76, 180
Konstitution, carbonitrogene 180
Konstitution, hydrogenoide 180
Konstitution, oxygenoide 180
Krafterhöhung durch Potenzieren 96
Krankenhaus Leipzig 99, 142, 189
Krankheitslehre 46, 58, 161, 200
Krankheitsnamen 58, 161
Krisen 79, 110
Kur des Namens 45
Kur des Symptoms 45

L

Laienhomöopathie 149, 176
Lebensgefahr 62
Lebenskraft, Verstimmung der 69
Loschmidtsche Zahl 201

M

Magnetismus, tier. 63
Mesmerismus 63, 87
Mikroskopische Untersuchungen der
 Verreibungen 166, 203
Mystizismus 85, 105

N

Nachprüfungen der Homöopathie 134, 158, 205
Nachwirkung, indirekte, der Arzneien 44, 192
Natur 83
Naturheilkraft 43, 130, 134, 160, 164, 201
Naturphilosophische Ärzte 57
Nerven, Aufnahme der Arznei durch die 89
Nosologie 48

O

Optimismus, Therapeutischer 106, 127
Organspezifisch 77, 177

P

Palliativa 52, 61
Pathologie 161, 200
Pathologie, Funktionelle 46, 177, 187
Pharmazeutik 98
Philosophie 69, 84
Physikalische Untersuchung 163
Pockenimpfung 100
Poliklinik, Leipziger 175
Positivismus 50, 84
Potenzen 88

R

Reaktion 153
Reiz 61
Reizbehandlung 52, 129
Riechen an der Arznei 89
Romantik 118

S

Scharlachbehandlung 45, 70, 139
Scheinarznei 60
Schulmedizin 171
Schulmedizinische Urteile 115, 160
Seelisch, Berücksichtigung des -en 30
Seelische Symptome 59
Sektion 74
Selbstdispensieren 86, 204
Signaturenlehre 11, 16
Simile 37, 44, 75
Simile
 – astrologisches 19
 – funktionelles 76, 167
 – galenisches 15
 – magisches 10
 – phänomenologisches, Hahnemannsches 13
Similesatz als Findungsgrundsatz 37, 77
Similia similibus curentur 58
Spezifisch 42
Statistik (Ärzte) 168, 176
Statistik (Behandlungsergebnisse) 118, 142, 158, 202
Subjektive Symptome 59
Sykosis 102
Syphilis 102

T

Theismus 85
Thesen, Achtzehn 146, 163
Tiermedizin 204
Tierversuche 144, 166, 181
Tripper 102

U

Umkehrung der Arzneiwirkung 44, 192
Ursächliche Behandlung 42, 45, 130, 137, 178

V

Verdünnung 88, 165
Verreibung mit Milchzucker 98
Verreibungen von Pflanzensäften 98, 111
Verunreinigungen von Alkohol und Milchzucker 202
Vitalismus 69, 77, 172, 187
Volksheilkunde 11, 12

W

Wasserheilkunde 157

Wertung der Symptome 43, 51, 163
Wirkungstypenregel 196

Z

Zeitschriften
— Allg. hom. Ztg. 141, 174
— Archiv f. d. hom. Heilkunst Berl. 99
— Berliner hom. Zeitschrift 189
— Hom. Vierteljahrsschrift 174
— Hygea 142, 174
— Österreich. Zeitschrift f. Hom. 168
— Zeitschrift f. hom. Klinik 174
Zentralbibliothek 176
Zweiphasenwirkung 44, 62, 130, 192

Nachträge und Ergänzungen zur Neuausgabe von

R. Tischners „Werden der Homöopathie"

von Robert Jütte

Rudolf Tischner: Ein Leben für die Homöopathiegeschichte

Nur wenigen ist die Ehre zuteil geworden, daß ihr Name und das bedeutende Werk, das sie verfaßt haben, zu einem Begriff verschmolzen sind. Jeder, der sich mit der Geschichte der Homöopathie befaßt, weiß sofort, was mit dem „großen" und „kleinen TISCHNER" gemeint ist. Beide sind inzwischen medizinhistorische Standardwerke, wobei das umfangreichere eher einem Fachpublikum bekannt ist, das andere, ein vergleichsweise schmales Bändchen, größere Verbreitung gefunden hat. Beide Bücher haben ihre Geschichte. Die Restauflage der in den Jahren 1932 bis 1939 im Verlag Dr. Willmar Schwabe in vier Teilen erschienenen *Geschichte der Homöopathie* wurde 1943 bei einem Bombenangriff vernichtet. Eine verbesserte Neuauflage dieses „Klassikers" kam nie zustande. Es existiert lediglich ein fotomechanischer Reprint von 1998, nachdem dieses Werk lange Jahre zu Höchstpreisen auf dem Markt für antiquarische Bücher gehandelt wurde. Auch die einbändige Zusammenfassung, die TISCHNER unter schwierigsten Bedingungen – seine Privatbibliothek war verbrannt und die Bayerische Staatsbibliothek zu diesem Zeitpunkt noch geschlossen – im Mai 1949 fertigstellte, ist inzwischen längst vergriffen.

Über 50 Jahre sind seit dem Erscheinen der gekürzten Fassung des Standardwerks zur Geschichte der Homöopathie vergangen. Inzwischen ist die Forschung weit vorangeschritten. Zu TISCHNERS Lebzeit beschäftigten sich nur einige wenige Gelehrte mit der Geschichte dieser Außenseitermedizin. Die meisten standen der Homöopathie nahe. Mit Ausnahme von Paul DIEPGEN (1878–1966) zeigte keiner der damaligen Lehrstuhlinhaber im Fach Medizingeschichte Interesse an diesem Forschungsgebiet (JÜTTE, 1999). Mittlerweile entstehen an zahlreichen medizinhistorischen Instituten im In- und Ausland Dissertationen zur Geschichte der Homöopathie. Es gibt sogar eine außeruniversitäre Forschungseinrichtung, das Institut für Geschichte der Medizin der Robert Bosch Stiftung, das seit 1980 einen seiner beiden Schwerpunkte auf diesem Gebiet hat und ein internationales Netzwerk von (Medizin-)Historikern, die zur Homöopathiegeschichte forschen, koordiniert. Das Institut gibt neben einer Zeitschrift (*Medizin, Gesellschaft und Geschichte. Jahrbuch des Instituts für Geschichte der Medizin der Robert Bosch Stiftung,* 1980ff.), die auch eine ständige Sektion zur Geschichte der Homöopathie hat, zwei einschlägige Publikationsreihen heraus, die *Quellen und Studien zur Homöopathiegeschichte* und die *Kritische*

Edition der Krankenjournale Samuel Hahnemanns (beide im K.F. Haug-Verlag Heidelberg). TISCHNER würde sich vermutlich freuen, wenn er sehen könnte, daß seine Pionierarbeit so viele Früchte getragen hat und daß es längst nicht mehr nur Privatgelehrte und Medizinhistoriker im Nebenberuf sind, die sich mit der Ausbreitung von HAHNEMANNS umstrittener Lehre wissenschaftlich befassen. Um so dringlicher stellt sich aber das Problem, das bereits Friedbert FICKER anläßlich des 10. Todestages von Rudolf TISCHNER in einem Gedenkartikel in Hinblick auf TISCHNERS Werk *Das Werden der Homöopathie* wie folgt auf den Punkt brachte: „Es wäre deshalb sicher angebracht und durchaus im Sinne Rudolf TISCHNERS, an eine verbesserte Neuauflage zu denken." Knapp dreißig Jahre später geht dieser Wunsch in Erfüllung.

Mit diesem Nachwort zum Neudruck wird der Versuch unternommen, nicht nur die Aufmerksamkeit des heutigen Lesers auf persönliche und zeitgebundene Wertungen, die TISCHNER vornahm und die teilweise mit der damals führenden Richtung in der Homöopathie konform gingen, zu lenken, sondern – was viel schwieriger ist – die recht umfangreiche Forschungsliteratur, die in den letzten 50 Jahren zu diesem Thema erschienen ist, auf knappem Raum und somit ohne Anspruch auf Vollständigkeit zu referieren. Doch bevor wir uns an diesen medizin- und wissenschaftshistorisch nicht ganz unproblematischen „Ritt über den Bodensee" wagen, wollen wir kurz auf Leben und Werk TISCHNERS eingehen, um damit beim Leser Verständnis für die zeitbedingten Mängel und Lücken zu wecken, die sowohl der „große" als auch der „kleine" TISCHNER" aufweisen.

Rudolf TISCHNER wurde am 3. April 1879 in einem kleinen Ort in der Nähe von Weißenfels/Sachsen geboren. Sein Vater war Arzt, und so lag es nahe, daß auch der Sohn diesen Beruf erlernte. TISCHNER studierte in Rostock, Wien und Paris. Neben dem Medizinstudium interessierte ihn schon früh die Philosophie. Wegen eines Gehörleidens konnte er nicht die akademische Laufbahn einschlagen. Er wandte sich daher der Augenheilkunde zu und ließ sich 1911 als Augenarzt in Freising und ab 1913 in München nieder. Kurz vor Ausbruch des Ersten Weltkriegs erschien seine Schrift *Über die Therapie des grauen Stars* (Dresden 1914), die ihn als einen wissenschaftlich tätigen Ophthalmologen ausweist. Beeinflußt durch den Biologen Hans DRIESCH (1867–1941) einer der Pioniere auf dem Gebiet der parapsychologischen Forschung in Deutschland, wandte sich TISCHNER bereits früh dem Phänomen der außersinnlichen Wahrnehmung zu. Durch sein vielbeachtetes Buch *Telepathie und Hellsehen* (München 1920), das sehr bald eine zweite Auflage erlebte und auch in englischer Übersetzung erschien, wurde er einer größeren Öffentlichkeit bekannt. Es folgte eine Fülle von Büchern zu dieser Thematik: *Ludwig Aub: eine psychologisch-okkultistische Studie* (Leipzig 1920), *Monismus und Okkultismus* (Leipzig 1921); *Einführung in den Okkultismus und Spiritismus* (2., vermehrte Aufl. München 1923), *Geschichte der metapsychischen (okkultistischen) Forschung*

(Pfullingen 1924), *Fernfühlen und Mesmerismus* (München 1925), *Der Okkultismus als Natur- und Geisteswissenschaft* (Stuttgart 1926), *Franz Anton Mesmer. Leben, Werk und Wirkungen* (München 1928). Außerdem betätigte sich TISCHNER als Herausgeber parapsychologischer Werke. So verdanken wir ihm z. B. eine Auswahl aus den Schriften Friedrich ZÖLLNERS, die 1922 in Leipzig unter dem Titel *Vierte Dimension und Okkultismus* erschien.

Auf den ersten Blick könnte man vermuten, daß ihn sein ausgeprägtes Interesse an Mesmerismus und Spiritismus in Vergangenheit und Gegenwart schließlich zur Homöopathie geführt habe. Doch weit gefehlt! So sehr sich hier ein inhaltlicher Zusammenhang aufdrängt – sowohl HAHNEMANN als auch MESMER waren Ärzte, die mit ihren Therapiemethoden Aufsehen erregten und die Ärzteschaft in Anhänger und Gegner spalteten –, so rührt doch TISCHNERS Beschäftigung mit der Homöopathie von anderen, früheren Einflüssen her. In diesem Zusammenhang ist vor allem TISCHNERS frühe wissenschaftliche Auseinandersetzung mit der Arndt-Schulzschen Reizregel zu nennen. Nach diesem sogenannten „biologischen Grundgesetz" verstärken schwache Reize die Abwehrreaktion des Körpers, während mittelstarke sie fördern und starke bzw. stärkste Reize sie hemmen, wobei allerdings die Antwort auf einen gegebenen Reiz individuell durchaus verschieden sein kann. Diese Regel, benannt nach dem Psychiater Rudolf ARNDT (1835–1900) und dem Pharmakologen Hugo SCHULZ (1853–1932), wird bis heute noch gelegentlich von Anhängern der HAHNEMANNschen Lehre herangezogen, wenn es darum geht, die Wirkungsweise der Homöopathie zu erklären.

Wie TISCHNER in seiner *Geschichte der Homöopathie* schreibt, war es vor allem die naturwissenschaftlich-kritische Richtung in der Homöopathie, die zu Beginn dieses Jahrhunderts auf die theoretische und praktische Bedeutung der biologischen Reizregel hinwies, sah sie hier doch Ansätze zu einer ebenfalls Schulmediziner befriedigenden Erklärung der Homöopathie. Zur selben Zeit, als Hugo SCHULZ in Greifswald die Arndtsche Regel durch weitere sinnesphysiologische Studien zu untermauern versuchte, befaßte sich auch TISCHNER, der ja bekanntlich Augenarzt war, intensiv mit solchen reizphysiologischen Fragen und schrieb darüber eine grundlegende Arbeit (*Das biologische Grundgesetz in der Medizin*, München 1914), die auch die Zeit vor der Ausformulierung dieses Gesetzes durch Rudolf ARNDT im Jahr 1892 behandelt. In Zusammenhang mit diesen Forschungen muß TISCHNER einen der führenden Vertreter der naturwissenschaftlich-kritischen Richtung in der Homöopathie, Hans WAPLER (1866–1951), kennengelernt haben. Zu diesem Zeitpunkt stand TISCHNER der Homöopathie bereits durchaus aufgeschlossen gegenüber, wie die Schlußbemerkung in der obengenannten Studie andeutet, die auf einen Vortrag im Jahr 1913 zurückgeht: „Mit diesen Darlegungen glaube ich nun nicht die Richtigkeit der Homöopathie *bewiesen* zu haben [...]. Ich hoffe, Ihnen jedoch gezeigt zu haben, dass die Homöopathie es nicht verdient, aus theoretischen, wissenschaftlichen Gründen a limine abgewiesen zu werden [...]." (*Biologisches*

Grundgesetz, 60). Diese wohlwollenden Äußerungen mögen Dr. Heinrich MENG (1887–1972), dem ärztlichen Berater Robert BOSCHS d. Ä. (1866–1942) und zeitweiligen Konsiliararzt LENINS, bewogen haben, TISCHNER nach dem Ende des Ersten Weltkriegs die Mitarbeit am dreibändigen *Ärztlichen Volksbuch* (Stuttgart 1924) anzutragen und ihm das Kapitel „Vergleich des Grundsätzlichen in Allopathie, Homöopathie und Naturheillehre" (Bd. II, 406–414) anzuvertrauen.

TISCHNER, der sich im 1939 verfaßten Vorwort zum vierten Teil seiner *Geschichte der Homöopathie* als jemand stilisiert, der „ein Menschenalter lang als Außenseiter gegen herrschende Meinungen kämpft und auch die Geschichte derartiger Außenseitergebiete (Parapsychologie, Mesmerismus, Homöopathie) genau kennt" (TISCHNER, 1939, VI), tat allerdings nie den letzten Schritt. Er wurde kein homöopathischer Praktiker. Statt dessen sah er seine Berufung darin, „das Werden der Homöopathie als medizinische Lehre aus ihrer Zeit heraus verständlich zu machen" (TISCHNER, 1938, V). Er selbst bezeichnete seinen methodischen Ansatz als „vorurteilslos", wenn auch nicht als „voraussetzungslos". Zu diesen Voraussetzungen zählen zweifellos sowohl seine guten Kenntnisse des homöopathischen Lehrgebäudes als auch ein umfassendes und gründliches Quellenstudium, bei dem Erkenntnis und Interesse nicht immer scharf zu trennen sind.

Eine kaum verhehlte Sympathie für seinen Forschungsgegenstand, die allerdings durch die quellenkritische Herangehensweise immer wieder gezügelt wird, zeichnet die zahlreichen größeren und kleineren Arbeiten zur Geschichte der Homöopathie aus. Angesichts der Tatsache, daß viele Ärzte (darunter auch nicht wenige Homöopathen) bereits vor 1933 mit fliegenden Fahnen in das nationalsozialistische Lager überliefen, sind TISCHNERS homöopathiegeschichtliche Studien, die zwischen 1933 und 1945 erschienen, erstaunlich wenig vom nationalsozialistischen Zeitgeist kontaminiert. So finden sich z. B. in seiner *Geschichte der Homöopathie,* die 1939 fertigstellt wurde, keine Vektiven gegen jüdische Mediziner. Gelegentliche „Ausrutscher" bestätigen die Regel. In dem einen oder anderen Fall hat er nämlich die damals übliche Kennzeichnung männlicher Personen jüdischer Abstimmung mit dem zweiten, zwangsweise eingeführten Vornamen „Israel" übernommen. Daß dieses nicht unbedingt bewußt geschehen sein muß, zeigt sich unter anderem daran, daß TISCHNER, der ein feines Gefühl für sprachliche Nuancen hatte, auch in der gekürzten Fassung von 1950 den falschen zweiten Vornamen (Israel) des Hannoveraner Leibarztes und Gegners der Homöopathie Dr. Johann STIEGLITZ nicht strich. Ein weiteres Indiz ist, daß andere Ärzte und Medizinhistoriker, die ebenfalls nach den Nürnberger Rassegesetzen als nicht-arisch zu gelten hatten, ohne Namenszusatz erwähnt werden und in einigen Fällen über sie ein positives Urteil gefällt wird (z. B. Kurt LEWIN, Max NEUBURGER).

Auch darf seine offenkundige Deutschtümelei, die sich insbesondere in seinem Kampf gegen Fremdworte in der deutschen Sprache manifestiert, nicht als

Bekenntnis zum Nationalsozialismus mißverstanden werden. Man vergleiche in diesem Zusammenhang nur die beiden Stellungnahmen, die er und der Sohn des 1932 verstorbenen HAHNEMANN-Biographen Richard HAEHL, Dr. Erich HAEHL, 1933 in derselben Zeitschrift zur Frage, ob HAHNEMANN Jude war, veröffentlichten. Während HAEHL bei dieser willkommenen Gelegenheit, in der Öffentlichkeit gegen einen solchen unsinnigen Vorwurf Stellung zu nehmen, sich zu der Bemerkung hinreißen ließ, daß die homöopathische Bewegung in Deutschland mittlerweile „rasserein" sei und die deutschen homöopathischen Ärzte „sich freudig und willig hinter den Volkskanzler Adolf HITLER gestellt" hätten (E. HAEHL/ TISCHNER, 1933, 307), finden wir bei TISCHNER lediglich Hinweise auf die Quellen und die biographischen Fakten, die das Gerücht, das von einem Anhänger der „polar-biochemischen Heil-Wissenschaft" gestreut worden war, widerlegen sollten. Doch so ganz vermochte sich TISCHNER der nationalsozialistischen Rassenlehre offensichtlich nicht zu entziehen; denn in einem Aufsatz, den er 1939 in der *Leipziger Populären Zeitschrift für Homöopathie* veröffentlichte und der das Thema „Hahnemann als Deutscher" behandelte, liest man beispielsweise, daß HAHNEMANNS „feine leicht gebogene Nase keine Ähnlichkeit mit der Judennase hat." (TISCHNER, 1939, 62). Trotz solcher gelegentlicher Anklänge an die damals vorherrschende Weltanschauung, war TISCHNER sicherlich kein in der Wolle gefärbter Antisemit. Seine wenigen polemischen Bemerkungen richten sich denn auch nicht gegen jüdische Ärzte und Homöopathen, sondern bezeichnenderweise gegen Nicht-Mediziner, darunter die vom nationalsozialistischen Regime anerkannten Heilpraktiker. Am härtesten traf es zweifellos Herbert FRITSCHE (1911–1960), der auch als Verfasser einer HAHNEMANN-Biographie einem größeren Publikum bekannt wurde. Ungewöhnlich heftig tadelt TISCHNER dessen irrationale „Entgleisungen" (TISCHNER 1950, 99) sowie dessen angeblich unkritische Ausführungen zum „magischen Simile". In diesem Kontext findet sich denn auch der unpassende und abwertend gemeinte Hinweis, daß FRITSCHE kein Mediziner sei.

Als TISCHNER 1950 seine gekürzte Fassung der *Geschichte der Homöopathie* vorlegte, betonte er im Vorwort, daß er nicht nur zahlreiche Passagen gestrichen, sondern auch vieles umformuliert habe und manches „auf Grund neuerer Forschungen anders dargestellt oder neu eingefügt worden" sei. Nachdem der Verfasser bereits 1961 verstorben ist, macht es heute wenig Sinn, den ursprünglichen Text für eine Neuauflage zu überarbeiten. Die Aufgabe des Herausgebers mußte sich notwendigerweise darauf beschränken, in Zusammenarbeit mit Medizinhistorikern offenkundige Fehler zu entdecken und zu beseitigen sowie auf einige zeitbedingte Fehlurteile in den Anmerkungen hinzuweisen. Der eigentümliche Stil und die leicht angestaubte sprachliche Patina wurden beibehalten, auch wenn der eine oder andere Leser heute an dem metaphorischen Gebrauch eines Wortes wie beispielsweise „Giftgas" (S. 141, 158) sicherlich Anstoß nehmen dürfte.

Um dem heutigen Leser einen Eindruck zu verschaffen, welche neueren Forschungsergebnisse inzwischen vorliegen und wie die Entwicklung der Homöopathie nach 1950, dem Erscheinungsjahr des Werkes, das den Untertitel „Geschichte der Homöopathie vom Altertum bis zur neuesten Zeit" trägt, weitergegangen ist, orientiert sich der nun folgende Überblick weitgehend an der von TISCHNER vorgegebenen Gliederung seines Werkes.

Die Vorläufer der Homöopathie

Das Simile-Prinzip, das zu den Grundpfeilern der Homöopathie zählt, wurde von HAHNEMANN erstmals 1796 formuliert. In den vergangenen zweihundert Jahren wurde der berühmte Satz „similia similibus curentur" (Ähnliches soll durch Ähnliches behandelt werden) unterschiedlich interpretiert. Es ist das Verdienst TISCHNERS, drei unterschiedliche Spielarten des Simile-Begriffs fein säuberlich herausgearbeitet zu haben: das galenisch-hippokratische, das magische bzw. paracelsische und das homöopathische Simile. An diese Unterscheidung knüpft die Mehrzahl der wenigen neueren Arbeiten zu diesem Grundbegriff der Homöopathie an. Mit den Vorstellungen über Ähnlichkeit und Gleichheit in der griechischen Medizin und Philosophie befaßt sich beispielsweise die grundlegende Studie von Carl Werner MÜLLER. Sie macht noch einmal deutlich, was HAHNEMANNS Simile-Prinzip vom Ähnlichkeitsdenken in den hippokratischen Schriften aus dem 4. Jahrhundert v. Chr. unterscheidet: „Während der Grundsatz similia similibus für die moderne Homöopathie ein heuristisches Prinzip ist, das letztlich der Erfahrung der ärztlichen Praxis entstammt und in ihr allein auch seine Bestätigung findet, beruht der ‚Ähnlichkeitszauber' der primitiven und volkstümlichen Medizin ebenso wie das homoion-homoio-Prinzip der frühgriechischen Naturphilosophie auf einer Kausalitätsvorstellung, derzufolge Gleiches auf Gleiches einwirkt, weil es aufgrund seiner Gleichheit (bzw. Identität) in einem sympathetischen Zusammenhang stehend gedacht wird [...]." (MÜLLER, 1965, 226). Kaum über TISCHNER hinaus kommt dagegen eine Göttinger medizinhistorische Dissertation (RIPKE, 1958), die den nicht festumrissenen Ähnlichkeitsbegriff HAHNEMANNS im Detail betrachtet und die Bedeutung des Simile in der modernen Medizin an Einzelbeispielen aus Serologie und Pharmakologie festzumachen sucht. Das gleiche gilt für eine französische Doktorarbeit, die sich mit der Entwicklung des Similebegriffs von HIPPOKRATES über PARACELSUS hin zu HAHNEMANN befaßt (CHARLES, 1981). In medizinhistorischer Sicht viel bedeutender und auch gründlicher gearbeitet ist dagegen die Studie von Horst-Uwe BOUCSEIN, die HAHNEMANNS Aussagen über die Toxikologie und Wirksamkeit von Arzneimitteln mit den Aussagen moderner Autoren vergleicht. Der Verfasser kommt zu dem wichtigen Befund, daß HAHNEMANN aufgrund des von ihm behaupteten Simile-Prinzips in der Lage war, in knapp einem Viertel bis einem Drittel aller Fälle richtige Vorhersagen „bezüglich noch unbekannter therapeutischer Verwendbarkeit von Pflanzen zu treffen" (BOUCSEIN, 1992,

593). Eine Übersicht über die unterschiedlichen Interpretationen des Simile-Gesetzes durch die Nachfolger HAHNEMANNS hat der Verfasser 1997 publiziert (JÜTTE, 1997). Eine voluminöse Ideengeschichte der Medizin, die nicht nur das Simile-Prinzip ausführlich berücksichtigt, hat ein bekannter amerikanischer Homöopathiehistoriker Mitte der 1970er Jahre vorlegt (COULTER, 1975/77). Weitgehend Neuland betrat TISCHNER mit dem Kapitel, das von Arzneiprüfungen am Gesunden handelt und HAHNEMANNS bahnbrechende systematische Versuche vor dem Hintergrund der zeitgenössischen Pharmakologie schildert. Eigene Quellenstudien zur Geschichte des medizinischen Selbstversuchs brachten ihn auf die Spuren Conrad GESSNERS, Albrecht von HALLERS, Anton STÖRCKS und anderer, die bereits vor HAHNEMANN entsprechende Experimente gefordert bzw. selbst durchgeführt hatten. Leider haben Medizinhistoriker auf diesem Gebiet kaum weitergeforscht (SCHOTT, 1995). Die wenigen, zumeist populärwissenschaftlichen Studien, die nach dem Zweiten Weltkrieg erschienen sind, befassen sich fast ausschließlich mit spektakulären ärztlichen Selbstversuchen des späten 19. und frühen 20. Jahrhunderts (PETTENKOFER, FREUD, FORSSMANN u. a.). Die einzige Ausnahme ist eine Untersuchung über Arzneimittelversuche in ärztlichen Vereinen um die Mitte des 19. Jahrhunderts (HEISCHKELT, 1955).

Lediglich HAHNEMANNS Arzneimittelprüfungen am gesunden wie auch am kranken Menschen haben in den letzten Jahrzehnten gelegentlich das Interesse homöopathiegeschichtlich interessierter Forscher geweckt. Allen voran ist hier die sorgfältige Studie von Georg BAYR zu nennen, der HAHNEMANNS berühmten Selbstversuch mit der Chinarinde im Jahr 1790 auf mögliche Anregungen und die dabei erzielten Ergebnisse hin untersucht hat (BAYR, 1989). Bis heute haben Gegner der Homöopathie immer wieder Anstrengungen unternommen, HAHNEMANN einen unverzeihlichen Irrtum nachzuweisen, indem man das damalige Experiment zu wiederholen versuchte und dabei wunschgemäß zu anderen Ergebnissen kam. Auch die jüngsten Versuche dieser Art (HABERMANN/KRÄMER, 1997) sind dadurch gekennzeichnet, daß sie die Historizität dieses Experiments weitgehend verkennen und wissenschaftshistorischen Ansprüchen nicht gerecht werden. Über HAHNEMANNS veröffentlichte Arzneimittelprüfungen unterrichtet eine neuere Übersichtsarbeit (SCHMIDT, 1987), während wir dazu bislang auf die verstreuten Angaben bei Rudolf TISCHNER und Richard HAEHL angewiesen waren. Dem erst jüngst erfolgten Hinweis (HICKMANN, 1996, 418), daß HAHNEMANN ausweislich seiner Krankenjournale aus der Leipziger und Köthener Zeit im größeren Maße als bisher angenommen Arzneimittelstudien an seinen Patienten und nicht nur an Gesunden betrieben hat, ist bislang noch nicht nachgegangen worden.

Ein neuerer Überblick über die Geschichte der homöopathischen Arzneimittelprüfungen in der zweiten Hälfte des 19. und der ersten Hälfte dieses Jahrhunderts macht deutlich, welche Forschungsarbeit auch hier noch zu leisten ist (WALACH, 1992). Immerhin liegen inzwischen aber einige aufschlußreiche und noch viel zu wenig beachtete Aufsätze (KAPTCHUK, 1998, STOLBERG, 1996) über die Anfänge placebo-kontrollierter homöopathischer Arzneimittelprüfungen um die Mitte der 1830er Jahre vor. In diesem Zusammenhang sind auch die einschlägigen Kapitel über die sogenannten „Null-Präparate" bzw. HAHNEMANNS Placebogaben in den bislang erschienenen Kommentaren zu den (Teil-)Transkriptionen der deutschen Krankenjournale Samuel HAHNEMANNS zu nennen (VARADY, 1987, 52ff.; GENNEPER 1991, 88ff.; FISCHBACH-SABEL, 1998, 95f.; BAUR, 1999, 559ff.).

Hahnemann

Über HAHNEMANNS „vorhomöopathische" Zeit bringen die meisten der nach 1950 erschienenen Biographien mit wissenschaftlichem Anspruch (RITTER, 1974; HENNE, 1973, 1977; HANDLEY, dt. 1993; COULTER, 1994; GAWLIK, 1996) kaum mehr, als man bereits in dem bis heute unübertroffenen, zweibändigen Standardwerk Richard HAEHLS aus dem Jahr 1922 nachlesen kann. Lediglich zu seinen Schriften aus der Zeit vor 1796, darunter seine chemisch-pharmazeutischen Arbeiten, sowie zu einer seiner zahlreichen Lebensstationen (die Braunschweiger Zeit 1795–96) existieren neuere Quellenstudien (HAAS, 1956; SCHMIDT, 1990, 9ff.; LOHOFF, 1996/97). Auch zur Ikonographie HAHNEMANNS (SCHWEITZER, 1991) und zu seinen späteren Wirkungsstätten als homöopathischer Arzt liegen mehrere Spezialuntersuchungen (REZA, 1986; VOGL, 1990; SCHREIBER, 1997; HANDLEY, 1997) aus jüngster Zeit vor.

Die bescheidenen Anfänge der HAHNEMANNschen Praxis in den Jahren 1801 bis 1803 zeichnet Michael VOGL in einem Aufsatz nach, der sich auf die Krankenjournale jener Jahre stützt. Während HAHNEMANN nach eigenen Angaben in Eilenburg so viel zu tun hatte, daß er kaum Zeit zum Essen fand, konnte VOGL nachweisen, daß die Zahl der Patienten, die von HAHNEMANN pro Tag behandelt wurden, in den betreffenden Jahren stetig abnahm, was ein Grund dafür gewesen sein dürfte, daß dieser bald darauf nach Torgau wechselte. Als die bislang umfassendste Untersuchung zu einem der zahlreichen Wirkungsorte HAHNEMANNS ist die inzwischen abgeschlossene, aber noch nicht im Druck erschienene medizinhistorische Dissertation Kathrin SCHREIBERS zu nennen. Sie räumt mit manchen Mythen und Fehlurteilen, die sich sowohl bei HAEHL als auch bei TISCHNER finden, auf. Aufgrund intensiver Quellenforschung kommt sie zu dem Schluß, daß es keine Beweise für die immer wiederholte Behauptung gibt, HAHNEMANN sei mit Polizeigewalt aus Leipzig verdrängt worden. Eine systematische „Verfolgung", so SCHREIBER, habe es nie gegeben. Es seien vielmehr einzelne Personen gewesen, die der Homöopathie und ihrem Begründer in der Leipziger Zeit den Kampf angesagt hätten. An der Universität, in der Ärzte- und Apothekerschaft sowie in den Behörden habe es sowohl Befürworter als auch Gegner der Homöopathie gegeben. Aufschlußreich für die Gründe, warum HAHNEMANN schließlich nach Köthen zog, ist auch ein Blick auf die Entwicklung seiner ärztlichen Praxis. Sie ähnelte, wie SCHREIBER auf der Basis einer vollständigen Auswertung der betreffenden Krankenjournale nachweisen kann, „einer Berg- und Talfahrt" (S. 168). Entscheidend ist aber nicht, daß HAHNEMANN mal mehr, mal weniger Patienten hatte, sondern daß sich in diesen Jahren die soziale Zusammensetzung seiner Patientschaft deutlich veränderte und ihn immer mehr Kranke aus der Mittel- und Oberschicht aufsuchten. Mit der aufsehenerregenden Behandlung des Fürsten SCHWARZENBERG, zu der eine neuere Fallstudie (NACHTMANN, 1987) vorliegt, hatte HAHNEMANN trotz des unglücklichen Ausgangs den gesellschaftlichen „Durchbruch" geschafft und wurde damit zu einem ernstzunehmenden Konkurrenten für die anderen Ärzte vor Ort. Einblick in die Weiterentwicklung der homöopathischen Praxis in Köthen erhalten wir durch die bislang vorliegenden Kommentare (MORTSCH, 1999; FISCHBACH-SABEL, 1998) zu den Krankenjournalen aus jener Zeit. Der Umzug in die anhaltische Residenzstadt, der mit der Ernennung zum Hofrat und der Erlaubnis zum Selbstdispensieren verbunden war, veränderte noch einmal die Zusammensetzung des Patientenguts. Die Oberschicht war fortan stärker vertreten. So drängt sich der Schluß auf, daß HAHNEMANN sich bereits vor seinem Umzug nach Paris den Ruf eines „Modearztes" erworben hatte. HAHNEMANNS Verhältnis zur Köthener Apothekerschaft und seine Sonderstellung im Medizinalwesen dieser kleinen Residenzstadt steht im Mittelpunkt der pharmaziegeschichtlichen Diplomarbeit Bettina REZAs, die sich dadurch auszeichnet, daß sie bislang wenig bekanntes Quellenmaterial aus dem Köthener Stadtarchiv und dem dortigen Historischen Museum heranzieht. Ein Quellenbefund verdient in diesem Zusammenhang Erwähnung: Es waren offensichtlich inbesondere die jüngeren Apotheker, mit denen HAHNEMANN zusammenarbeitete (REZA, 1986, Kap. 3.3).

Nachdem HAHNEMANN als 79jähriger eine junge französische Künstlerin geheiratet hatte und mit ihr nach Paris gezogen war, kamen kaum noch deutsche Patienten zu ihm in die Praxis. Den größten Anteil stellten, wie die unveröffentlichen Forschungen Karl-Otto SAUERBECKS und die Quellenstudien Rima HANDLEYS (1993, 1997) zeigen, die Franzosen. Aber auch aus England reisten viele Kranke nach Paris, um HAHNEMANN um Rat zu fragen. Einige neuere Arbeiten (SEILER, 1988; MICHALOWSKI/ SANDER/ SAUERBECK, 1989; ADLER, 1994; HANDLEY, 1997) befassen sich inbesondere unter therapiegeschichtlichen Aspekten mit der Pariser Zeit; denn in jene Jahre fällt die Entwicklung der Q-Potenzen. Da HAHNEMANN die im Nachtrag zu § 270 der 6. Auflage des *Organon* beschriebenen Hochpotenzen nicht eigens in seinen Krankenjournalen gekennzeichnet hat, ist die Forschung bei der Identifizierung auf Indizien angewiesen. Wie stichhaltig diese oder jene Beweisführung ist, wird sich – wenn überhaupt – erst nach Abschluß der Gesamtedition der französischen Krankenjournale herausstellen.

Es ist das Verdienst einer englischen Historikerin und homöopathisch tätigen Heilpraktikerin, neues Licht auf die persönlichen Lebensumstände HAHNEMANNS in seinen letzten Lebensjahren geworfen zu haben. Damit geht ebenfalls eine Neubewertung der Rolle von Mélanie d'HERVILLY, HAHNEMANNS zweiter Frau, einher. Vor allem HAEHL, aber auch TISCHNER taten sich aus unterschiedlichen Gründen schwer, Mélanie angemessen zu beurteilen: zum einem, weil sie eine für die damalige Zeit recht emanzipierte Frau war, dazu noch Französin – was der damaligen Deutschtümelei widersprach –, zum anderen weil sie als medizinischer Laie bereits zu HAHNEMANNS Lebzeiten eine homöopathische Praxis betrieb. Insbesondere HANDLEYS Doppelbiographie (dt. 1993) zeigt uns ein ganz anderes, recht differenziertes Bild von dieser ungewöhnlichen Frau an HAHNEMANNS Seite, das auf gründlichen Quellenstudien beruht, wenngleich manche Details zum Kontext ungenau ermittelt sind.

Auch zur Entstehungsgeschichte einzelner Werke HAHNEMANNS liegen inzwischen neuere Studien vor. Das gilt insbesondere für das *Organon* sowie für die bis zum Jahr 1810 veröffentlichten Arbeiten HAHNEMANNS, deren ideengeschichtlichen Grundlagen Josef M. SCHMIDT (1990) nachgezeichnet hat. Einen ersten Überblick über die verschiedenen Ausgaben des HAHNEMANNschen Hauptwerks bietet ein Buch, das den bezeichnenden Titel *Ein Buch geht um die Welt* (BAUR/ SCHWEITZER, 1979) trägt. Während eine Synopse der einzelnen *Organon*-Auflagen sich noch in Arbeit befindet, liegt seit einiger Zeit bereits die erste textkritische Ausgabe der 6. Auflage des *Organon* (HAHNEMANN, 1992) vor, die jetzt an Stelle der älteren Edition Richard HAEHLS aus dem Jahr 1921 heranzuziehen ist, da dort die in unterschiedlicher Handschrift erfolgten Änderungen im einzelnen für den Leser rekonstruierbar und damit nachvollziehbar sind. Hilfreich ist auch das allerdings nicht ganz vollständige Gesamtverzeichnis der Schriften HAHNEMANNS, das Josef M. SCHMIDT 1989 vorgelegt hat. Eine erhebliche erweiterte und textkritische Ausgabe der kleineren Schriften HAHNEMANNS ist zur Zeit in Vorbereitung. Die vollständige Neuedition und Übersetzung des in der Hahnemann-Forschung bislang wenig beachteten lateinischen Werks, das 1805 unter dem Titel *Fragmenta de viribus medicamentorum positivis sive in sano corpore observatis* erschienen ist, wird zur Zeit von Marion WETTEMANN vorbereitet. Ansonsten sind aus jüngster Zeit lediglich unveränderte Nachdrucke der Hauptwerke Samuel HAHNEMANNS (*Die chronischen Krankheiten, Die reine Arzneimittellehre* u. a.) zu vermelden.

Eine Sonderstellung unter den Publikationsprojekten der letzten Jahrzehnte nehmen zweifellos die handschriftlichen Krankenjournale aus den Jahren 1801–1843 ein. Auf ihre Bedeutung für die Forschung hatte bereits Richard HAEHL hingewiesen. Heinz HENNE war der erste, der sich der Mühe unterzog, diesen homöopathischen „Schatz" zu heben, indem er drei Krankenjournale aus der Frühzeit editierte (HENNE, 1963/68). Mit einer kritischen Gesamtedition (JÜTTE, 1991ff.) wurde Ende der 1980er Jahre begonnen. Bislang erschienen sind die Krankenjournale D2 (1801–1802), D3 (1802), D4 (1802–03) und D5 (1803–06), D6 (1806–1807), D34 (1830) und DF5. Zu einzelnen dieser Krankenjournale liegen auch Kommentare vor (zu D5: VARADY, 1987; zu D6: BUSSMANN, 2000, zu D34: FISCHBACH-SABEL, 1998; zu D2–D4: HOERSTEN,

1997). Außerdem gibt es einige Fallstudien zur HAHNEMANNS Patientenschaft, die ebenfalls auf einer mehr oder weniger systematischen Auswertung der betreffenden Krankenjournale basieren (SEILER, 1988; GENNEPER, 1991; HICKMANN, 1996; JÜTTE, 1996d).

Während die Ausführungen TISCHNERS zu HAHNEMANNS Lehre von den Chronischen Krankheiten mehr oder minder immer noch den Stand der Forschung markieren, ist erst jüngst HAHNEMANNS viel zitierter Beitrag zur Bekämpfung der Cholera einer kritischen Würdigung unterzogen worden. Aufgrund seiner intensiven Quellenstudien kommt Karl-Heinz SCHEIBLE zu dem Schluß, daß die sich teilweise innerhalb kurzer Zeit wandelnden Standpunkte HAHNEMANNS in dieser Frage für seine Flexibilität und seine Fähigkeit sprechen, sich von „Erfahrungen zu neuen Erkenntnissen leiten zu lassen" (SCHEIBLE, 1992, 65). Er weist weiterhin nach, daß TISCHNER, der HAHNEMANN vor dem Vorwurf in Schutz nehmen wollte, in diesem Falle eher eine „unhomöopathische" Therapie empfohlen zu haben, eine Stelle in einem Brief HAHNEMANNS an seinen Freund Clemens von BÖNNINGHAUSEN vom 18. September 1831 nicht beachtet hat, wo er den Kampfer ausdrücklich als „antipathisches Hauptmittel" bei der Bekämpfung der Cholera bezeichnet.

Mit einem bisher wenig beachteten Aspekt der Krankheitslehre HAHNEMANNS befaßt sich eine Tübinger Dissertation, die den Beziehungen zwischen seinem Konstitutionsbegriff und der Lehre von den Chronischen Krankheiten nachgeht. Dort wird im einzelnen aufgezeigt, wie unterschiedlich sich HAHNEMANNS Schüler und Anhänger mit den Ansätzen einer konstitutionellen Betrachtungsweise in der Miasmenlehre auseinandergesetzt haben. Das Spektrum reicht, so CZECH, von einer differenzierten Analyse möglicher Anklänge konstitutionellen Denkens „über eine klare konstitutionelle Umdeutung der Ideen HAHNEMANNS bis hin zu deutlicher Abgrenzung konstitutionellen Gedankengutes von der Miasmenlehre" (CZECH, 1996, 62).

Bei TISCHNER nimmt das Kapitel über die Arzneibereitungs- und Gabenlehre HAHNEMANNS aus guten Gründen einen breiten Raum ein. Beide gehören mit zum Kernstück des homöopathischen Theoriegebäudes. Einen kurzen Überblick über die Geschichte der Potenzierungsverfahren und der Darreichungsformen homöopathischer Arzneimittel von den Anfängen bei HAHNEMANN bis in die Gegenwart liefert Friedrich DELLMOUR (DELLMOUR, 1992). Speziell mit dem Streit um die Hochpotenzen befaßt sich eine neuere Heidelberger pharmaziegeschichtliche Dissertation (JACOBI, 1994). Diese Untersuchung enthält auch ein Kapitel über die Entwicklung der Gabenlehre zu HAHNEMANNS Lebzeiten. Allerdings stützt sich die Verfasserin bei dieser Entwicklungsgeschichte ausschließlich auf die Schriften HAHNEMANNS. Die Krankenjournale, die zeigen, wie empirisch und wenig dogmatisch HAHNEMANN in der Praxis vorging, wurden nicht herangezogen. Wie HAHNEMANN im Laufe seiner über vierzigjährigen homöopathischen Praxis schrittweise zu immer höheren Verdünnungsstufen (zunächst bis C200) kam, bevor er schließlich die Q-

Potenzen entwickelte, haben unabhängig voneinander ein homöopatischer Praktiker, Peter BARTHEL (1990, 1995), und ein philologisch geschulter Medizinhistoriker, Karl-Otto SAUERBECK (1990), anhand ausgewählter Fallbeispiele aus den Krankenjournalen nachgewiesen. Besonders anschaulich, wenn auch nicht ganz unproblematisch, ist die graphische Darstellung der einzelnen Entwicklungsstufen in einer dieser Studien (BARTHEL, 1990, 54). Was die Herstellung und Zusammensetzung der oft belächelten Streukügelchen anbetrifft, so wird in der homoöpathiegeschichtlichen Literatur (einschließlich HAEHL und TISCHNER) meist nur auf die entsprechende Anweisung HAHNEMANNS im Zusatz zu § 270 der 6. Auflage des *Organon* verwiesen. Seit 1994 liegt auch eine chemische Analyse der noch erhaltenen Globuli aus HAHNEMANNS Praxis vor (FRANZ et al., 1994). Danach enthielten die Streukügelchen neben Rohrzucker auch einen Anteil Stärke, wodurch sich deren Oberflächenstruktur von den heute nach den Vorschriften des offiziellen Homöopathischen Arzneibuchs hergestellten Globuli signifikant unterscheidet.

Die Ausbreitung der Homöopathie bis 1850

Was TISCHNER als die „alte und neue Schulmedizin" bezeichnet und vor allem unter ideen- und therapiegeschichtlichen Aspekten betrachtet hat, ist inzwischen ein recht gut erforschter Bereich in der Medizingeschichte. Inbesondere zur sogenannten „Romantischen Medizin" (WIESING, 1995) sowie zum Therapeutischen Nihilismus (WIESEMANN, 1991), den Hauptströmungen in der Medizin zu HAHNEMANNS Lebzeiten, liegen jetzt neuere Arbeiten vor. Auch der Katalogband zur Dresdener Jubiläumsausstellung enthält zwei Beiträge (JÜTTE, 1996c; WIESEMANN, 1996), die sich mit der Medizin zur Zeit HAHNEMANNS befassen und die wichtigsten medizinhistorischen Arbeiten aus den letzten beiden Jahrzehnten zu diesem Thema nachweisen. Zum Aderlaß, der bis weit ins 19. Jahrhundert hinein neben den diversen Abführ- und Brechmitteln zum therapeutischen Standardrepertoire der damaligen Medizin gehörte und von HAHNEMANN entsprechend bekämpft wurde, existiert eine neuere medizinhistorische Tübinger Dissertation, die zwar zahlreiche Mängel aufweist, aber immerhin einen ersten Überblick über die Theorie und Praxis des Aderlasses vor dem Zeitalter der naturwissenschaftlichen Medizin bietet (FISCHER, 1995). Zur Beziehung zwischen Homöopathie und einer anderen medizinischen Theorie, die um 1800 en vogue war, nämlich dem Brownianismus, ist die grundlegene Arbeit von H.J. SCHWANITZ (1983) zu nennen. Diese Studie verweist übrigens auf einige Gemeinsamkeiten zwischen dem wohl bekanntesten Arzt der Goethe-Zeit Christoph Friedrich HUFELAND (1762–1836) und dem Begründer der Homöopathie, Samuel HAHNEMANN. Beide waren Vitalisten, das heißt Anhänger des Konzepts der Lebenskraft. Beide waren davon überzeugt, daß Arzneimittel dynamisch wirken und beide waren deshalb auch entschiedene Gegner des Brownianismus, der Lehre des schottischen Arztes John BROWN (1735/36–

1788), die besagt, daß das Leben durch dauernde Reize und die dadurch hervorgerufene Erregung des Organismus erhalten wird.

Während die ältere homöopathiegeschichtliche Forschung nur einige historische Streiflichter auf den Schülerkreis HAHNEMANNS warf, richtet sich inzwischen das Interesse vermehrt auf die Personen, die entscheidend zur Ausbreitung und Weiterentwicklung der Homöopathie in der ersten Hälfte des 19. Jahrhunderts beitrugen. An erster Stelle ist hier die Person des westfälischen Freiherrn Clemens von BÖNNINGHAUSEN (1785–1864) zu nennen. Es ist bezeichnend, daß TISCHNER dem Verfasser des bis heute immer wieder neuaufgelegten *Therapeutischen Taschenbuchs für Ärzte* (1846) und des *Systematisch-alphabetischen Repertoriums der homöopathischen Arzneien* (1832) nur einige wenige Zeilen widmete und sogar eine Begründung für notwendig hielt, um dessen Aufnahme in die Annalen der Homöopathiegeschichte zu rechtfertigen. Denn TISCHNER hatte, wie wir wissen, etwas gegen Laienhomöopathen. Wie aufrichtig aber die Freundschaft zwischen HAHNEMANN und BÖNNINGHAUSEN und wie intensiv der wissenschaftliche Gedankenaustausch zwischen diesen beiden ungleichen Persönlichkeiten war, macht eine Edition des Briefwechsels deutlich (STAHL, 1997). Die Korrespondenz umfaßt den Zeitraum von 1830 bis 1843 und somit die Köthener und Pariser Zeit HAHNEMANNS, in der dieser sein umstrittenes Werk über die Chronischen Krankheiten verfaßte, von der Gabe von „Doppelmitteln" wieder Abstand nahm und die Hochpotenzen in die Therapie einführte. Wer sich für Leben und Werk BÖNNINGHAUSENs interessiert, der wird mit Gewinn zur bisher einzigen Biographie dieses bedeutenden Homöopathen greifen, in der auch einige der bekannteren Patienten dieses Laienheilers (z. B. Annette von DROSTE-HÜLSHOFF) mit ihren Krankengeschichten vorgestellt werden (KOTTWITZ, 1985). Die bisher einzige Auswertung der zahlreichen Krankenjournale, die BÖNNINGHAUSEN und sein Sohn Friedrich hinterlassen haben, bezieht sich auf die Patienten, die aus Rotterdam in die Münsteraner Praxis kamen (GIJSWIJT-HOFSTRA, 1995). Inzwischen liegen auch BÖNNINGHAUSENS kleinere medizinische Schriften in einer Neuedition vor (GYPSER, 1984/1994). Von demselben Herausgeber stammt übrigens ein unentbehrliches Hilfsmittel, nämlich ein Generalregister zu den Werken BÖNNINGHAUSENS (GYPSER, 1992).

Zu einem anderen bedeutenden Homöopathen fehlt dagegen bislang noch eine wissenschaftliche Biographie: Constantin HERING. Kleinere biographische Studien liegen in Form von Aufsätzen (SCHÜPPEL, 1996) oder Einleitungen zu Neuausgaben seiner Werke (GYPSER, 1988) vor. Biographien weiterer Schüler und Anhänger HAHNEMANNS (Moritz MÜLLER, Georg Wilhelm GROSS) befinden sich zur Zeit in Arbeit. Abgeschlossen ist dagegen eine medizinhistorische Dissertation, die sich mit Leben und Werk Karl-Julius AEGIDIS befaßt, der durch HAHNEMANNS Vermittlung Leibarzt der Frau des preußischen Kronprinzen in Düsseldorf wurde (VIGOUREUX, 1996).

Da bekanntlich die homöopathischen Laien bei TISCHNER schlecht wegkommen, ist hier in den letzten Jahren eine Neubewertung und ein gestiegenes Interesse an diesem Personenkreis, der bislang eher im Schatten der traditionellen Homöopathiegeschichte stand, zu beobachten. Neben den bereits erwähnten biographischen Abeiten zu BÖNNINGHAUSEN, sind in diesem Zusammenhang vor allem die Studien zu dem Schorndorfer Drechsler Johann David STEINESTEL (1808–1849) und zu dem Köthener Postsekretär Arthur LUTZE (1813–1870) zu nennen (HAECKER-STROBUSCH, 1996; STREUBER, 1996). Eine gewisse Außenseiterrolle nimmt auch der Tierarzt J. J. W. LUX (1773–1849), der sowohl ein Begründer der Veterinärhomöopathie als auch der mit der Homöopathie verwandten isopathischen Heilweise ist (KANNENGIESSER, 1996).

Die Gründung der ersten Fachzeitschrift für Homöopathie, des *Archivs für die homöopathische Heilkunst*, im Jahr 1822 leitete eine neue Epoche in der Geschichte der noch jungen homöopathischen Bewegung ein. Bis dahin waren es vor allem die Bücher und Aufsätze HAHNEMANNS gewesen, aus denen die Anhänger dieser neuen Heilkunst ihr Wissen erwerben und sich weiterbilden konnten. Diese wichtige Zeitschrift, die von Johann Ernst STAPF (1788–1860) ins Leben gerufen wurde, ihr Erscheinen aber bereits 1848 einstellte, ist mittlerweile durch ein Gesamtregister erschlossen (BITZARAKIS, 1997). Da in dieser Zeitschrift zahlreiche homöopathische Arzneimittelprüfungen veröffentlicht wurden, überrascht es nicht, daß seit einigen Jahren auch eine dreibändige Sammlung dieser Einzelpublikationen vorliegt (GYPSER, 1991; GYPSER/ STAHL, 1994). Eine repräsentative Auswahl der eher theoretischen Beiträge in dieser Zeitschrift zusammen mit biographischen Notizen zu den wichtigsten Mitarbeitern an dieser Zeitschrift hat Renate WITTERN 1984 vorlegt (WITTERN, 1984). Während *Stapfs „Archiv"* nach nur etwas mehr als einem Vierteljahrhundert eingestellt wurde, erscheint die *Allgemeine Homöopathische Zeitung*, die 1832 als offizielles Sprachrohr des Vereins Homöopathischer Ärzte gegründet wurde, bis heute. Eine systematische Inhaltsanalyse dieses wichtigen Publikationsorgans ist weiterhin ein Desiderat der Forschung. Immerhin liegt inzwischen ein Registerband vor, der allerdings homöopathiegeschichtliche Aspekte nur unzureichend berücksichtigt (HEITS, 1982). Über die Geschichte einer anderen homöopathischen Zeitung, die allerdings nicht die „reine" Lehre HAHNEMANNS vertrat, sind wir dagegen besser unterrichtet (FABER, 1996). In der von Philipp Wilhelm Ludwig GRIESSELICH (1804–1848) redigierten Zeitschrift *Hygea* kamen vor allem die sogenannten „Spezifiker" unter den Homöopathen zu Wort, die die „Homöopathie vom Hahnemannismus entkleidet" (GRIESSELICH) sehen wollten. Wie wichtig nicht nur diese Zeitschrift, sondern auch die Vielzahl der deutschen und fremdsprachigen homöopathischen Zeitschriften, die noch zu Lebzeiten HAHNEMANNS begründet wurden, für die Ausbreitung der Homöopathie in Deutschland und im Ausland waren, zeigt die statistische Auswertung, die Martin DINGES auf der Basis der inzwischen vorliegenden internationalen Bibliographie der homöopathischen

Zeitschriften vorgenommen hat (DINGES, 1996a, 394). Danach waren z. B. die Jahrzehnte mit den meisten Zeitschriftengründungen in Deutschland die 1830er Jahre (16 Publikationen) und in den USA die 1880er Jahre (42 Publikationen).

Nicht weniger wichtig für die Ausbreitung der Homöopathie war neben dem heftig umstrittenen Selbstdispensierrecht, für das HAHNEMANN so energisch gekämpft hatte, die vertrauensvolle Zusammenarbeit mit denjenigen Apothekern, die bereit waren, homöopathische Medikamente streng nach Vorschrift herzustellen. In diesem Zusammenhang ist auf eine neuere Studie hinzuweisen, die die Ursprünge der industriellen Herstellung sowie die Geschichte des Vertriebs homöopathischer Arzneimittel am Beispiel des Aufstiegs der Firma Willmar Schwabe nachzeichnet und dabei gleichfalls auf die publizistische und juristische Auseinandersetzung über das Dispensierrecht homöopathischer Ärzte in der ersten Hälfte des 19. Jahrhunderts eingeht (MICHALAK, 1991). Ergänzt wird diese Fallstudie durch die Untersuchungen Eberhard WOLFFS zur Rolle der homöopathischen Vereine auf dem Arzneimittelmarkt des späten 19. und frühen 20. Jahrhunderts (WOLFF, 1996). Daß hinter der massenhaften Publikation populärer Ratgeberliteratur auch handfeste Vermarktungsstrategien Willmar SCHWABES standen, haben die Arbeiten Joachim WILLFAHRTS gezeigt (WILLFAHRT, 1991/92, 1996).

Während TISCHNER die Rolle der homöopathischen Vereine, die sowohl überzeugten Ärzten als auch von interessierten Laien seit den 1830er Jahren gegründet wurden, bei der Ausbreitung der Homöopathie offensichtlich unterschätzte und entsprechende Vereinsgründungen nur am Rande erwähnte, betont die neuere Forschung deren zentrale Bedeutung für den Professionalisierungsprozeß, der die Homöopathie bereits in der ersten Hälfte des 19. Jahrhunderts erfaßte. Das gilt insbesondere für die frühen Zusammenschlüsse homöopathischer Ärzte, zu denen neuere, vergleichende Untersuchungen (JÜTTE, 1995, 1998; DINGES 1998) vorliegen. Rückhalt bei den Auseinandersetzungen mit den Gegnern der Homöopathie bekamen die homöopathischen Ärzte vor allem durch die zahlreichen Laienvereine, die in der zweiten Hälfte des 19. Jahrhunderts wie Pilze aus den Boden schossen (STAUDT, 1996). Zu dieser Laienbewegung, die in Deutschland bis heute Tradition hat, liegt übrigens eine beispielhafte Lokalstudie vor, die die Funktion eines homöopathischen Laienvereins im Medikalisierungsprozeß des späten 19. und frühen 20. Jahrhunderts detailliert herausarbeitet (WOLFF, 1989).

Zur Institutionalisierung der Homöopathie sollten nicht zuletzt die homöopathischen Kliniken beitragen. Nachdem die Geschichte der homöopathischen Krankenhäuser bei TISCHNER nur kurz gestreift und lediglich auf die Querelen um das erste homöopathische Krankenhaus, das 1833 in Leipzig gegründet wurde, eingegangen wird, war es höchste Zeit, daß dieses nicht besonders rühmliche Kapitel in der Geschichte der Homöopathie neu geschrieben wurde. Die auf umfassenden Archivstudien fußende Arbeit von Heinz EPPENICH enthält nicht nur eine vollständige Liste der homöopathischen Krankenhäuser bis zum

Ersten Weltkrieg, sondern zeigt auch auf, warum diesen Krankenhausgründungen, an die man so große Erwartungen geknüpft hatte, kein dauerhafter Erfolg beschieden war (EPPENICH, 1995).

Auch die Schaffung von Lehrstühlen für die neue Heilweise kann man nicht unbedingt als Erfolgsgeschichte bezeichnen. Zwar lehrten einige Vertreter der Homöopathie (z. B. BUCHNER, ROTH), wie man bereits bei TISCHNER nachlesen kann, zweitweilig an deutschen Universitäten, doch von einer Institutionalisierung von Forschung und Lehre auf diesem Gebiet kann an den deutschsprachigen Universitäten des 19. und frühen 20. Jahrhunderts keine Rede sein, wie eine neuere Untersuchung darlegt (LUCAE, 1998).

Die Homöopathie hatte nicht nur zahlreiche Anhänger und Sympathisanten in der Ärzteschaft und in der Bevölkerung. Es fehlte ihr auch nicht an Gegnern. Seit den 1820er Jahren wurde sie von einer stattlichen Phalanx von Ärzten und Medizinalbehörden auf das schärfste bekämpft. Immer noch gehört das Kapitel über die Kritiker der Homöopathie im „großen TISCHNER" zur Pflichtlektüre für jeden ernsthaften Homöopathiehistoriker. Ergänzt werden diese Ausführungen inzwischen durch eine medizinhistorische Dissertation, die den Streit um die Homöopathie in der ersten Hälfte des 19. Jahrhunderts nachzeichnet (LESCHINSKY-MEHRL, 1988). Einen speziellen Aspekt der häufig mit unsachlichen Argumenten geführten Auseinandersetzung, die bis heute nichts an Brisanz verloren hat, behandelt die Studie von Ursula I. JACOBI, die am Beispiel des Streits um die Hochpotenzen einen der Kernpunkte der Auseinandersetzung zwischen Homöopathie und „Schulmedizin" seit HAHNEMANNS Zeiten in den Blickpunkt rückt (JACOBI, 1995).

Zur gegenseitigen Beeinflussung, aber auch zu den Abgrenzungsversuchen von Homöopathie und anderen Außenseiterverfahren (Wasserheilkunde, Mesmerismus, RADEMACHERsche Erfahrungsheillehre) liegen bislang so gut wie kaum Arbeiten vor, die über das hinausgehen, was man bei TISCHNER nachlesen kann. Es existieren lediglich einige neuere Studien, die HAHNEMANNS Haltung zur Hydrotherapie und Diätetik (EPPENICH, 1993) sowie zum Mesmerismus beleuchten (WITTERN, 1985; EPPENICH, 1994; WILLFAHRT, 1992). Wie umgekehrt die z. B. die Naturheilbewegung, die seit der 2. Hälfte des 19. Jahrhunderts der Homöopathie den Rang in der Publikumsgunst streitig machte, sich zur HAHNEMANNS Lehre verhielt und wie im einzelnen dieses Verhältnis durch Nähe und Distanz geprägt war, dazu finden sich bisher nur vereinzelte Hinweise in der neueren Literatur (REGIN, 1995; FALTIN, 1996; JÜTTE, 1996a).

Die Homöopathie seit 1850

Zur Weiterentwicklung der Homöopathie in der zweiten Hälfte des 19. und ersten Hälfte des 20. Jahrhunderts ist seit TISCHNER kaum geforscht worden. Das gilt insbesondere für den Ausbau der HAHNEMANNschen Lehre und für die Entstehung einer Richtung, die man als „naturwissenschaftlich-kritische" Schule in der Homöopathie bezeichnet, wie auch die späte Wiederentdeckung der „Klassischen Homöopathie" (SCHWEITZER, 1992). Eine Ausnahme bildet eine Berliner medizinhistorische Dissertation, die das Verhältnis der Homöopathie zur naturwissenschaftlichen Medizin im Zeitraum von ca. 1860 bis 1960 thematisiert (NEUMANN, 1966). Weiterhin ist hier auf einen Vergleich zwischen den unterschiedlichen Ansichten über Konstitutionstypen in der Homöopathie und Schulmedizin des späten 19. und frühen 20. Jahrhunderts zu verweisen (CZECH, 1996), der vor allem auf den Beitrag des Homöopathen Eduard von GRAUVOGL (1811–1877) abhebt. In welchem Maße die Homöopathie auch zu einem Meinungsänderungsprozeß unter „Schulmedizinern" des 19. Jahrhunderts beigetragen hat, ist das Thema einer kleineren Monographie aus der Feder eines amerikanischen Homöopathiehistorikers (COULTER, 1973).

Zu den bedeutenderen deutschen Homöopathen des späten 19. Jahrhunderts liegen bislang so gut wie keine neueren bio-bibliographischen Studie vor. Eine Ausnahme ist eine soeben abgeschlossene Frankfurter medizinhistorische Dissertation, die sich mit Leben und Werk des Tübinger Professors Georg RAPP (1818–1886) befaßt (Held, 1999). Hier ist also noch großer Forschungsbedarf zu vermelden. Zum Personenkreis, der nicht im engeren Sinne zu den praktizierenden Homöopathen gerechnet werden kann, der sich aber in der Auseinandersetzung um die Homöopathie für sie verwandte, gehören Naturwissenschaftler wie Gustav JÄGER (1832–1917) und Ärzte wie August BIER (1861–1949). Zu beiden liegen jetzt neuere, mehr oder weniger umfassende biographische Arbeiten vor (RIET, 1979; WEINREICH, 1993).

Sehr viel besser ist die Forschungslage zu den Sonderformen der Homöopathie, die in der zweiten Hälfte des 19. Jahrhunderts entstanden sind. An erster Stelle ist hier die Schüsslersche Biochemie zu nennen, die zeitweilig auf eine große Anhängerschaft in der Bevölkerung zählen konnte. Neben einer neueren Biographie (WINTER, 1970) über den Begründer dieser Heilweise, den Oldenburger Arzt Wilhelm Heinrich SCHÜSSLER (1821–1898), existieren sowohl ein Gesamtverzeichnis der Schriften SCHÜSSLERS (GEFKEN, 1998) als auch zwei neuere Darstellungen zur Geschichte der „biochemischen" Laienbewegung (KARRASCH, 1998; ULPTS, 1998). Ähnliches gilt für zwei andere unkonventionelle Heilverfahren, die entweder aus der Homöopathie entstanden sind oder sich zumindest ihres Namens bedienen. Mit der Biographie des Begründers der Firma Madaus, einer der führenden Hersteller für homöopathische Komplexmittel, befaßt sich eine Marburger pharmaziehistorische Dissertation (DIETRICHKEIT, 1991). Der abenteuerliche Lebensweg des Begründers der Elektrohomöopathie, Cesare MATTEI, und die kurzlebige Geschichte seiner auch unter Homöopathen umstrittenen Therapiemethode ist Gegenstand einer Studie von Axel HELMSTÄDTER, die auch andere spagyrische Heilverfahren (nach Dr. med. ZIMPEL) behandelt, die üblicherweise mit der Hömöopathie in Verbindung gebracht werden (HELMSTÄDTER, 1990). Zu den wenigen Sonderformen der Homöopathie, die erst im 20. Jahrhundert entstanden sind, gehört die Homotoxikologie, die sich ebenfalls als Homöotherapie versteht. Den wissenschaftlichen Werdegang ihres Begründers, des homöopathischen Arztes, Hans-Heinrich RECKEWEG (1905–1985), zeichnet eine kleinere biographische Skizze nach (DOERPER-RECKEWEG/ MASCHKE, 1996).

Zur Entwicklung der Tierhomöopathie seit der zweiten Hälfte des 19. Jahrhunderts, die von TISCHNER nur kurz angesprochen wird, existiert jetzt eine neue veterinärmedizinische Doktorarbeit, die allerdings noch ergänzungsbedürftig ist (LUETZEN, 1967). Die zukünftige Forschung auf diesem Gebiet wird inzwischen durch eine umfangreiche Spezialbibliographie, die auch die ältere Literatur soweit wie möglich komplett erfaßt, erheblich erleichtert (SCHÜTTE, 1988).

Sowohl im „großen" als auch im „kleinen TISCHNER" stellt das Kapitel über die Entwicklung der Homöopathie im Ausland den Schlußstein dar. Diese verdienstvolle Übersicht darf mittlerweile als überholt gelten. Seit 1996 liegt eine Weltgeschichte der Homöopathie vor, die zwar nicht alle Länder, in denen die Homöopathie Wurzeln geschlagen hat, behandelt, die aber auf die wichtigsten Zentren eingeht. Beschränkte sich bei TISCHNER der Blick über die Landesgrenzen auf einige europäische Länder (Italien, Frankreich, England, Rußland) und die USA, so wissen wir nun endlich auch etwas über die mehr oder weniger rasche Ausbreitung der Homöopathie in Spanien, Österreich, Rumänien, den Benelux-Staaten, Dänemark, Polen, Kanada, Brasilien und Indien. Darüber hinaus hat die Erforschung des schnellen Aufstiegs und tiefen Falls der Homöopathie in Nordamerika in den letzten Jahrzehnten erhebliche Fortschritte gemacht, wie ein kürzlich erschienener Sammelband (JÜTTE/ RISSE/ WOODWARD, 1998) sowie eine neuere Geschichte eines der bedeutendsten homöopathischen Lehrkrankhäuser in den USA (ROGERS, 1998) und eine brandneue illustrierte Geschichte der Homöopathie, die sich im wesentlichen auf Deutschland, die Vereinigten Staaten und Großbritannien beschränkt (WINSTON, 1999), deutlich machen.

Die Zeit nach 1950

TISCHNER beschließt sein Werk *Das Werden der Homöopathie* mit dem Satz: „In der letzten Zeit findet man in einem Teil der homöopathischen Literatur das Bestreben, die Schulmedizin mit ihren heutigen Behandlungsmöglichkeiten durchaus anzuerkennen und selbst davon Gebrauch zu machen, ohne die Homöopathie aufzugeben [...]." (TISCHNER 1950, 202). Der bekanntlich eher der naturwissenschaftlich-kritischen Richtung zugetane Homöopathiehistoriker deutet damit auf eine Strömung hin, die in der Tat seit den 1950er Jahren an Bedeutung gewinnt und sich heute mit der Bezeichnung „Komplementärmedizin" bzw. „Homöopathie als Ergänzungstherapie" (Hans RITTER) identifiziert. In der Nachkriegsgeschichte lassen sich aber durchaus gegenläufige Tendenzen beobachten: die Wiederentdeckung der „Klassischen Homöopathie", die von Pierre SCHMIDT (1894–1987), Jost KÜNZLI von FIMMELSBERG (1915–1992); Rudolf FLURY (1903–1977) und Adolf VOEGLI ausging (MENGEN, 1991), die späte Rezeption des bedeutenden amerikanischen Homöopathen James Tylor KENT (1849–1916), die in Deutschland eng mit dem erfolgreichen Wirken des griechischen Homöopathen George VITHOULKAS (*1918) verknüpft ist, sowie die Renaissance, die zur Zeit die Anhänger des von TISCHNER so vehement bekämpften „magischen Simile", Emil SCHLEGEL (1852–1934) und Herbert FRITSCHE, vor allem in Heilpraktikerkreisen erleben. Auch die Öffnung der Homöopathie hin zur Psychotherapie wäre hier zu nennen (APPELL, 1994).

Nach einer Umfrage unter den Mitgliedern des Zentralvereins homöopathischer Ärzte, dem heute mehr als 3000 Mitglieder angehören, praktiziert ein Drittel der Befragten „Klassische Homöopathie" im Sinne HAHNEMANNS (TRAPP, 1997). Ein weiteres Drittel verordnet im größeren Umfang mehrere Arzneimittel gleichzeitig, setzt Komplexmittel und Injektionsmittel ein und arbeitet ohne konstitutionelle Fallanalyse, während der Rest sich weder eindeutig der einen noch der anderen Gruppe zuordnen läßt.

Seit der Aufnahme der Homöopathie in den Lernzielkatalog für das medizinische Staatsexamen im Jahr 1993 bieten alle medizinischen Fakultäten Lehrverstaltungen über Homöopathie an. Im Vorfeld hatte der Fachbereich Humanmedizin der Universität Marburg eine Erklärung verabschiedet, die für großes Aufsehen sorgte und heftige Diskussionen auslöste. Unter anderem wurde darin der Homöopathie wieder einmal der Vorwurf gemacht, sie sei unwissenschaftlich und nichts als „ein in der Bevölkerung lebender und publizistisch geschürter Aberglaube." Daß trotz solcher Widerstände das Interesse unter den Medizinstudenten an der Homöopathie groß ist, belegt die Gründung des „Wilseder StudentInnen-Forum für Homöopathie" im März 1992, das von studentischen Arbeitskreisen an zahlreichen deutschen Universitäten initiiert wurde und ein eigenes, von der Karl und Veronica Carstens-Stiftung herausgegebenes Mitteilungsorgan (*Homöopathische Flugblätter*) besitzt. Gelegentliche Vorstöße, die die Errichtung eines Lehrstuhls für Homöopathie zum Ziel haben, wie z. B. 1976 durch den Landesverband Bayern im Deutschen Zentralverein homöopathischer Ärzte, hatten bislang allerdings keinen Erfolg.

Die Aus- und Weiterbildung zum homöopathischen Arzt ist seit Mitte der fünfziger Jahre geregelt. Auf dem 59. Deutschen Ärztetag 1956 in Münster wurden die Bedingungen für den Erwerb der Zusatzbezeichnung „Homöopathie" festgelegt. Diese Bestimmungen wurden durch die Verabschiedung einer neuen Weiterbildungsverordnung auf dem 95. Deutschen Ärztetag 1992 leicht modifiziert. Nachdem das Robert-Bosch-Krankenhaus seit 1973 keine homöopathischen Fortbildungskurse mehr anbietet, dienen vor allem die Kurse, die der Deutsche Zentralverein homöopathischer Ärzte an verschiedenen Orten organisiert, zum Erwerb der Zusatzbezeichnung, die von den Landesärztekammern verliehen wird. In die 1980er Jahre fällt die Gründung von Lehrinstituten und Lehrpraxen in Detmold, Celle, Berlin und München.

Auch der Markt für homöopathische Arzneimittel hat sich nach dem Zweiten Weltkrieg verändert (JÄGER, 1991). Im Oktober 1961 faßten die Firma

Willmar Schwabe (Karlsruhe) und Madaus (Köln) den Geschäftsbereich homöopathische Arzneimittel zur Deutschen Homöopathie-Union (DHU) zusammen. Doch bereits nach sieben Jahren schied einer der Partner (Madaus) wieder aus.

Mit der Schließung der homöopathischen Polikinik am alten Robert-Bosch-Krankenhaus im Jahr 1973 erlitt die klinische Forschung in der Homöopathie einen Rückschlag, von der sie sich erst in den 1990er Jahren wieder erholte. Hier ist z. B. die von Wilhelm GAUS und Harald WALACH konzipierte Münchner Migräne-Studie von 1993 zu nennen, die von der Robert Bosch Stiftung gefördert wurde. Auch im Rahmen des sogenannten „Münchener Modells" an der Ludwig-Maximilians-Universität München besteht seit einigen Jahren die Möglichkeit zur klinischen Forschung zur Homöopathie. Weiterhin sind die Studien zu nennen, die im Rahmen des vom Bundesministerium für Bildung, Wissenschaft, Forschung und Technologie geförderten Projekts „Unkonventionelle Medizinische Richtungen" in den 1990er Jahren gefördert wurden.

Angesichts dieser rasanten Entwicklung ist es bedauerlich, daß Versuche, die Entwicklung der letzten fünf Jahrzehnte aus der Sicht der Medizingeschichte zu beschreiben und damit TISCHNERS Werk fortzuschreiben, bislang kaum unternommen wurden, wenngleich eine neuere Überblicksdarstellung zur Geschichte der Homöopathie immerhin bis in die Mitte der 1990er Jahre (JÜTTE, 1996b) reicht. Die einzige größere zeitgeschichtliche Studie, die bislang vorliegt, umfaßt dagegen lediglich einen begrenzten Zeitraum (1945 bis 1988). Sie weist zudem die üblichen Mängel einer medizinischen Dissertation auf: methodische und konzeptionelle Schwächen sowie eine schmale Quellenbasis (MENGEN, 1991). So bleibt zu hoffen, daß mit größer werdendem zeitlichen Abstand auch das Interesse an der Zeitgeschichte unter Homöopathiehistorikern wachsen wird, zumal auch die Quellenbasis recht gut ist (DINGES, 1999). Welchen Nutzen historisches Wissen in diesem Bereich haben kann, ist von Martin DINGES und Reinhart SCHÜPPEL erst jüngst auf den Punkt gebracht worden: „Insgesamt erweist sich homöopatiegeschichtliches Wissen als ein vielschichtiger Zugang zum Verständnis der Homöopathie. [...] Und schließlich ist historisches Wissen zwar nützlich für eine vielschichtige Identität, die auch die Fehlleistungen einbezieht, aber nicht beliebig verfügbar für die ideologische Abgrenzung nach außen oder innen." (DINGES/ SCHÜPPEL, 1996, 22)

Verzeichnis der zitierten Literatur

Vorbemerkung: Folgende Zeitschriften, die regelmäßig Artikel zur Homöopathiegeschichte veröffentlichen, werden mit Siglen zitiert:

AHZ: Allgemeine Homöopathische Zeitung
BHJ: British Homeopathic Journal
KH: Zeitschrift für Klassische Homöopathie
MedGG: Medizin, Gesellschaft und Geschichte. Jahrbuch des Instituts für Geschichte der Medizin der Robert Bosch Stiftung

Adler, Ubiratan C.: Nachweis von 681Q-Potenzen in den französischen Krankenjournalen Samuel Hahnemanns. In: MedGG 13 (1994), S. 135–166.

Appell, Rainer G.: Homöopathie 150 Jahre nach Hahnemann. Standpunkte und Perspektiven. Heidelberg 1994.

Barthel, Peter: Blick auf die Quellen – Qualität und Dosologie. In: ZH 39 (1995), 152–156.

Barthel, Peter: Das Vermächtnis Hahnemanns – die Fünfzigtausender Potenzen. In: AHZ 235 (1990), S. 47–61.

Baur, Jacques et al. (Hrsg.), Bibliotheca Homoeopathica. Bd. 1: Journals/ Zeitschriften. Gouda 1984.

Baur, Jacques/ Schweitzer, Wolfgang: Ein Buch geht um die Welt: die kleine Geschichte des Organon des Dr. Ch. F. Samuel Hahnemann. Heidelberg 1979.

Baur, Jacques: Homéopathie, médecine de l´individu. Paris 1999.

Bayr, Georg: Hahnemanns Selbstversuch mit der Chinarinde im Jahre 1790. Heidelberg 1989.

Bitzarakis, Pavlos: Inhaltsregister für das Archiv für homöopathische Heilkunst. Konstanz 1997.

Boucsein, Horst-Uwe: Die Begründung des Ähnlichkeitsprinzips durch Hahnemann aus heutiger Sicht. Würzburg 1992.

Bußmann, Johanna: Kommentar zu Samuel Hahnemanns Krankenjournal D6. Heidelberg 2000.

Charles, Dominique: Loi de Similitude et notion de terrain. Eléments de diagnostic homéopatique dans les oeuvres de Hippocrate, de Paracelse et de Hahnemann. These Université de Saint-Etienne 1981.

Coulter, Harris L.: Homoeopathic influences in nineteenth-century allopathic therapeutics. A historical and philosophical study. St. Louis 1973.

Coulter, Harris L.: Divided Legacy. A History of the Schism in Medical Thought, Bd. 1 u. 2. Washington 1975/77.

Coulter, Harris L.: Hahnemann und die Homöopathie. Eine medizinhistorisch begründete Einführung in die Grundgedanken der homöopatischen Heilkunst. Heidelberg 1994.

Czech, Barbara: Konstitution und Typologie in der Homöopathie des 19. und 20. Jahrhunderts. Heidelberg 1996.

Dellmour, Friedrich: Homöopathisches Arzneimittel: Geschichte – Potenzierungsverfahren, Darreichungsformen. Wien 1992.

Dietrichkeit, Gert: Gerhard Madaus (1890–1942). Ein Beitrag zu Leben und Werk. Naturwiss. Diss. Marburg 1991.

Dinges, Martin (Hrsg.), Weltgeschichte der Homöopathie. Länder – Schulen – Heilkundige. München 1996. [Dinges, 1996a]

Dinges, Martin (Hrsg.), Homöopathie. Patienten – Heilkundige – Institutionen. Von den Anfängen bis heute. Heidelberg 1996. [Dinges, 1996b]

Dinges, Martin: The Role of Medical Societies in the Professionalisation of Homeopathic Physicians in Germany and the USA. In: Robert Jütte, Guenter B. Risse, John Woodward (Hrsg.), Culture, Knowledge and Healing. Historical Perspectives of Homeopathic Medicine in Europe and North America. Sheffield 1998, S. 173–198.

Dinges, Martin: Beständeübersicht des Archivs für Geschichte der Medizin der Robert Bosch Stiftung (Stand April 1999). In: MedGG 17 (1999), S. 177-194.

Dinges, Martin/ Schüppel, Reinhart: Vom Nutzen der Homöopathiegeschichte – insbesondere für den „ärztlichen Stand". In: AHZ 241 (1996), S. 11–26.

Doerper-Reckeweg, Monika/ Maschke, Peter: Sechs Phasen zwischen gesund und krank. Das Leben des Begründers der Homotoxikologie Hans Heinrich Reckeweg. Gräfelfing 1996.

Eppenich, Heinz: Diätet(h)ik und Homöopathie. In: KH 37 (1993), S. 65–75.

Eppenich, Heinz: Geschichte der homöopathischen Krankenhäuser. Von den Anfängen bis zum Ende des Ersten Weltkriegs. Heidelberg 1995.

Eppenich, Heinz: Samuel Hahnemann und die Beziehung zwischen Homöopathie und Mesmerismus. In: KH 38 (1994), S. 153–160.

Faber, Karl-Heinz: Die homöopathische Zeitschrift Hygea als Spiegel einer neuen Heilmethode. In: Martin Dinges (Hrsg.), Homöopathie. Patienten – Heilkundige – Institutionen. Von den Anfängen bis heute. Heidelberg 1996, S. 255–269.

Faltin, Thomas: Der Heilkundige Eugen Wenz und die Laienmedizin 1871–1939. Studien zur sozialen Stellung der Laienheiler und zu ihren homöopathischen und naturheilkundlichen Therapien. Phil. Diss. Stuttgart 1996.

Fischbach-Sabel, Ute: Samuel Hahnemann, Krankenjournal D 34 (1830). Kommentarband. Heidelberg 1998.

Fischer, Michael: Über den Aderlaß im 19. Jahrhundert. Med. Diss. Tübingen 1995.

Franz, G. et al.: Globuli aus Hahnemanns Hausapotheke. Analytische Untersuchung und Vergleich mit homöopathischen Globuli nach HAB. In: Deutsche Apotheker Zeitung 134 (1994), Nr. 17, S. 17–21.

Gawlik, Willibald: Samuel Hahnemann. Synochronopse seines Lebens. Stuttgart 1996.

Gefken, Gisela: Dr. med. Wilhelm Heinrich Schüßler – ein Literaturverzeichnis. Oldenburg 1998.

Genneper, Thomas: Als Patient bei Samuel Hahnemann. Die Behandlung Friedrich Wiecks in den Jahren 1815/1816. Heidelberg 1991.

Gijswijt-Hofstra, Marijke: Vroege veroveringen van de homeopathie in Nederland: de Rotterdamse patiënten van Clemens von Bönninghausen halverwege de negentiende eeuw. In: Tijdschrift voor sociale geschiedenis 21 (1995), S. 406–428.

Gypser, Klaus-Henning/ Waldecker, A. (Hrsg.): Gesammelte Arzneimittelprüfungen aus Stapfs „Archiv für die homöopathische Heilkunst" (1822–1848). 3 Bde. Heidelberg 1991.

Gypser, Klaus-Henning (Hrsg.): Bönninghausens kleine medizinische Schriften. Heidelberg 1984.

Gypser, Klaus-Henning/ Stahl, Martin (Hrsg.): Bönninghausens kleine medizinische Schriften. Supplementband. Heidelberg 1994.

Gypser, Klaus-Henning: Generalregister zu den Werken Bönninghausens. Heppenheim 1992.

Gypser, Klaus-Henning (Hrsg.): Herings medizinische Schriften. 3 Bde. Göttingen 1988.

Haas, Karl: Hahnemann, der Chemiker und Apotheker. Eine historische Studie. Ulm 1956.

Habermann, Ernst/ Krämer, Hans-Joachim: Ein Vorlesungsversuch zur Homöopathie. In: Deutsches Ärzteblatt 94 (1997), S. A–1811–1812.

Häcker-Strobusch, Elisabeth: Johann David Steinestel (1808–1849). Drechsler – Missionar – Homöopath: ein Beruf, zwei Berufungen. In: Martin Dinges (Hrsg.), Homöopathie. Patienten – Heilkundige – Institutionen. Von den Anfängen bis heute. Heidelberg 1996, S. 135–159.

Haehl, Erich/ Tischer, Rudolf: Hahnemann – ein Jude? In: Deutsche Zeitschrift für Homöopathie 12 (1933), S. 302–307.

Hahnemann, Samuel: Organon der Heilkunst. Textkritische Ausgabe der 6. Auflage. Bearbeitet und herausgegeben von Josef M. Schmidt. Heidelberg 1992.

Handley, Rima: Eine homöopathische Liebesgeschichte. Das Leben von Samuel und Mélanie Hahnemann. München 1993.

Handley, Rima: In Search of the Later Hahnemann. Beaconsfield 1997.

Heischkelt, Edith: Arzneimittelversuche in ärztlichen Vereinen um die Mitte des 19. Jahrhunderts. In: Hippokrates 26 (1955), 536–39.

Heits, E. (Hrsg.): Allgemeine Homöopathische Zeitung. Registerband 1832–1981. Heidelberg 1982.

Held, Christa: Medizinisches Außenseitertum in der Frühzeit der naturwissenschaftlichen Medizin, dargestellt an Leben und Werk von Prof. Dr. Georg Rapp. Med. Diss. Frankfurt/ M. 1999.

Helmstädter, Axel: Spagyrische Arzneimittel. Pharmazie und Alchemie der Neuzeit. Stuttgart 1990.

Henne, Heinz (Hrsg.): Hahnemanns Krankenjournale N. 2 und 3. Stuttgart 1963.

Henne, Heinz (Hrsg.): Hahnemanns Krankenjournal Nr. 4. Stuttgart 1968.

Henne, Heinz: Hahnemann. A Physician at the Dawn of a New Era. Stuttgart 1977.

Henne, Heinz: Quellenstudien über Samuel Hahnemanns Denken und Wirken als Arzt. Stuttgart 1963.

Hickmann, Reinhard: Das Psorische Leiden der Antonie Volkmann. Edition und Kommentar einer Krankengeschichte aus Hahnemanns Krankenjournalen von 1819–1831. Heidelberg 1996.

Hörsten, Iris von: Zu Samuel Hahnemanns Praxis in der Frühzeit der Homöopathie. Med. Diss. Hannover 1997.

Jäger, Volker: Im Dienst der Gesundheit. Zur Geschichte der Firma Willmar Schwabe. In: MedGG 10 (1991), S. 171–188.

Jakobi, Ursula Isabell: Der Hochpotenzstreit. Von Hahnemann bis heute. Stuttgart 1995.

Jütte, Robert (Hrsg.). Samuel Hahnemann. Die Krankenjournale. Kritische Gesamtedition. Heidelberg 1991ff.

Jütte, Robert: The Professionalisation of Homeopathy in the Nineteenth Century. In: Robert Jütte, John Woodward (Hrsg.), Coping with Sickness. Historical Aspects of Health Care in a European Perspective. Sheffield 1995, S. 45–66.

Jütte, Robert: Geschichte der Alternativen Medizin. München 1996. [Jütte, 1996a]

Jütte, Robert: Wo alles anfing: Deutschland. In: Martin Dinges (Hrsg.), Weltgeschichte der Homöopathie. München 1996, S. 19–47. [Jütte, 1996b]

Jütte, Robert: Medizin, Krankheit und Gesundheit um 1800. In: Homöopathie 1796–1996. Eine Heilkunde und ihre Geschichte, hrsg. von Sigrid Heinze. Berlin 1996, S. 13–26. [Jütte, 1996c]

Jütte, Robert, Samuel Hahnemanns Patientenschaft. In: Martin Dinges (Hrsg.), Homöopathie. Patienten – Heilkundige – Institutionen. Von den Anfängen bis heute. Heidelberg 1996, S. 23–44 [Jütte, 1996d]

Jütte, Robert: 200 Jahre Simile-Prinzip: Magie – Medizin – Metapher. In: AHZ 242 (1997), S. 3–16.

Jütte, Robert: The Paradox of Professionalisation: Homeopathy and Hydropathy as Unorthodoxy in Germany in the 19th and early 20th Century. In: Robert Jütte, Guenter B. Risse, John Woodward (Hrsg.), Culture, Knowledge and Healing. Historical Perspectives of Homeopathic Medicine in Europe and North America. Sheffield 1998, S. 65–88.

Jütte, Robert/ Risse, Guenter B./ Woodward, John (Hrsg.), Culture, Knowledge and Healing. Historical Perspectives of Homeopathic Medicine in Europe and North America. Sheffield 1998

Jütte, Robert: The Historiography of Nonconventional Medicine in Germany: A Concise Overview. In: Medical History 43 (1999), S. 342–358.

Kannengießer, Ursula-Ingrid: Der Tierarzt J. J. W. Lux (1773–1849) und die Veterinärhomöopathie im 19. Jahrhundert. In: Martin Dinges (Hrsg.), Homöopathie. Patienten – Heilkundige – Institutionen. Von den Anfängen bis heute. Heidelberg 1996, S. 228–252.

Kaptchuk, Ted: Early use of Blind Assessment in a Homeopathic Scientific Experiment. In: BHJ 86 (1997), 49–50.

Karrasch, Bertram: Volksheilkundliche Laienverbände im Dritten Reich. Stuttgart 1998.

Kottwitz, Friedrich: Bönninghausens Lebens. Hahnemanns Lieblingsschüler. Berg am Starnberger See 1985.

Leschinsky-Mehrl, Irene: Der Streit um die Homöopathie in der ersten Hälfte des 19. Jahrhunderts. Med. Diss. München 1988.

Lohoff, Karen: Geschichte der Homöopathie im Herzogtum Braunschweig. In: Salzgitter Jahrbuch 19/20 (1997/98), S. 121–157.

Lucae, Christian, Homöopathie an deutschsprachigen Universitäten. Die Bestrebungen zu ihrer Institutionalisierung von 1812 bis 1945. Heidelberg 1998.

Luetzen, Lehnhard: Die Geschichte der Anwendung des homöopathischen Heilverfahrens in der Veterinärmedizin. Vet.med. Diss. FU Berlin 1967.

Michalak, Michael, Das homöopathische Arzneimittel von den Anfängen zu industriellen Fertigung. Stuttgart 1991.

Michalowski, Arnold/ Sander, Sabine/ Sauerbeck, Karl-Otto: Therapiegeschichtliche Materialien zu Samuel Hahnemanns Pariser Praxis. In: MedGG 8 (1989), S. 171–196.

Mortsch, Markus: Die frühe Köthener Patientenschaft Samuel Hahnemanns. In: Inge Streuber (Hrsg.), Homöopathie in Köthen, Köthen 1999, S. 23–38.

Müller, Carl Werner: Gleiches zu Gleichem. Ein Prinzip frühgriechischen Denkens. Wiesbaden 1965.

Nachtmann, Walter: „....Ach! wie viel verliere ich an Ihm!!!" Die Behandlung des Fürsten Karl von Schwarzenberg durch Samuel Hahnemann und ihre Folgen. In: Jahrbuch des Instituts für Geschichte der Medizin der Robert Bosch Stiftung 6 (1987), S. 93–110.

Neumann, Horst: Das Verhältnis der Homöopathie zur naturwissenschaftlichen Medizin in den letzten hundert Jahren im Spiegel der medizinischen Fachpresse. Med. Diss. Berlin 1966.

Regin, Cornelia: Selbsthilfe und Gesundheitspolitik. Die Naturheilbewegung im Kaiserreich (1889–1914). Stuttgart 1995.

Reza, Bettina: Das Leben und Wirken Samuel Hahnemanns in Köthen 1821–1835. Fachschulabschlußarbeit Leipzig 1986.

Riet, Art van´t: August Bier en de homeopathie. Leiden 1979.

Ripke, Franz Ludwig: Die Bedeutung des Ähnlichen in der Krankheitslehre Samuel Hahnemanns. Med. Diss. Göttingen 1958.

Ritter, Hans: Samuel Hahnemann. Begründer der Homöopathie. 1. Aufl. Stuttgart 1974.

Rogers, Naomi: An Alternative Path: The Making and Remaking of Hahnemann Medical College and Hospital of Philadelphia. New Brunswick 1998.

Sauerbeck, Karl-Otto: Wie gelangte Hahnemann zu den hohen Potenzen? In: AHZ 235 (1990), S. 223–232.

Scheible, Karl-Friedrich: Hahnemann und die Cholera. Med. Diss. Würzburg 1992 [die um die Zusammenfassung gekürzte Druckfassung ist unter demselben Titel erschienen: Heidelberg 1994]

Schmidt, Josef M., Die Materia Medica Samuel Hahnemanns. Seine veröffentlichten Arzneimittelprüfungen und Abhandlungen zu einzelnen Mitteln. In: Jahrbuch des Instituts für Geschichte der Medizin der Robert Bosch Stiftung 6 (1987), S. 111–128.

Schmidt, Josef M.: Bibliographie der Schriften Samuel Hahnemanns. Rauenberg 1989.

Schmidt, Josef M.: Die philosophischen Vorstellungen Samuel Hahnemanns bei der Begründung der Homöopathie (bis zum Organ der rationellen Heilkunde, 1810). München 1990.

Schott, Heinz: Die Bedeutung des ärztlichen Selbstversuchs in der Medizingeschichte. In: Rainer G. Appell (Hrsg.), Der verwundete Heiler: Homöopathie und Psychoanalyse. Heidelberg 1995, S. 7–12.

Schreiber, Kathrin: Samuel Hahnemann in Leipzig. Förderer, Gegner und Patienten: Das soziale Netzwerk der Homöopathie zwischen 1811 und 1821. Med. Diss. TU Dresden 1997.

Schüppel, Reinhart: Constantin Hering (1800–1880). Ein Akademiker gründet Institutionen. In: Martin Dinges (Hrsg.), Homöopathie. Patienten – Heilkundige – Institutionen. Von den Anfängen bis heute. Heidelberg 1996, S. 296–317.

Schütte, Achim: Katalog Veterinär-Homöopathische Literatur. Schwarzenbek 1988.

Schwanitz, H. J., Homöopathie und Brownianismus 1795-1844. Zwei wissenschaftstheoretische Fallstudien aus der praktischen Medizin. Stuttgart 1983.

Schweitzer, Wolfgang: Ikonographie. Sammlung, Dokumentation, Historie und Legenden der Bilder des Hofrates Dr. med. habil. Christian Friedrich Samuel Hahnemann. Heidelberg 1991.

Schweitzer, Wolfgang: Klassische Homöopathie. Ein Essay zur historischen Entwicklung und Definition. In: AHZ 237 (1992), S. 201–203.

Seiler, Hanspeter: Die Entwicklung von Samuel Hahnemanns ärztlicher Praxis anhand ausgewählter Krankengeschichten. Heidelberg 1988.

Stahl, Martin: Der Briefwechsel zwischen Samuel Hahnemann und Clemens von Bönninghausen. Heidelberg 1997.

Staudt, Dörte: „[...] den Blick der Laien auf das Ganze gerichtet [...]." Homöopathische Laienorganisationen am Ende des 19. und zu Beginn des 20.

Jahrhunderts. In: Martin Dinges (Hrsg.), Homöopathie. Patienten – Heilkundige – Institutionen. Von den Anfängen bis heute. Heidelberg 1996.

Stolberg, Michael: Die Homöopathie auf dem Prüfstein. Der erste Doppelblindversuch der Medizingeschichte im Jahr 1835. In: Münchener medizinische Wochenschrift 138 (1996), S. 364–366.

Stolberg, Michael: Geschichte der Homöopathie in Bayern (1800–1914). Heidelberg 1999.

Streuber, Ingeborg: Ein Macher: Arthur Lutze (1813–1870). „Der Mensch kann, was er will, doch muß er glauben und vertrauen". In: Martin Dinges (Hrsg.), Homöopathie. Patienten – Heilkundige – Institutionen. Von den Anfängen bis heute. Heidelberg 1996, S. 160–184.

Tischner, Rudolf: Hahnemann als Deutscher. In: Leipziger Populäre Zeitschrift für Homöopathie 70 (1939), Nr. 4, S. 62–65.

Tischner, Rudolf; Geschichte der Homöopathie. 4 Teile. Leipzig 1932/39 [ND Wien, New York 1998].

Tischner, Rudolf: Das Werden der Homöopathie. Geschichte der Homöopathie vom Altertum bis zur neuesten Zeit. Stuttgart 1950.

Trapp, Christoph (Hrsg.): Homöopathie Jahrbuch 1997/98. Stuttgart 1997.

Ulpts, Jürgen W.: Die Geschichte der Naturheilweise Biochemie. Oldenburg 1998.

Varady, Helene: Die Pharmakotherapie Samuel Hahnemanns in der Frühzeit der Homöopathie. Edition und Kommentar des Krankenjournals Nr. 5 (1803–1806). Med. Diss. München 1987.

Vigoureux, Ralf: Leben und Werk des homöopathischen Arztes Karl Julius Aegidi (1794–1874). Med. Diss. Hannover 1996.

Vogl, Michael: „Nahe und entfernte Landpraxis". Untersuchungen zu Samuel Hahnemanns Eilenburger Patientenschaft 1801–1803. In: MedGG 9 (1990), S. 165–180.

Walach, Harald: Wissenschaftliche homöopathische Arzneimittelprüfung. Heidelberg 1992.

Weinreich, Heinrich: Duftstoff-Theorie. Gustav Jäger (1832–1917). Stuttgart 1993.

Wiesemann, Claudia: Josef Dietl und der therapeutische Nihilismus. Frankfurt/ M. 1991.

Wiesemann, Claudia: Reform, Revolution. Homöopathie? Hahnemann und die Medizin seiner Zeit im Widerstreit von Praxis und Wissenschaft. In: Homöopathie 1796–1996. Eine Heilkunde und ihre Geschichte, hrsg. von Sigrid Heinze. Berlin 1996, S. 27–40.

Wiesing, Urban: Kunst oder Wissenschaft? Konzeptionen der Medizin in der deutschen Romantik. Stuttgart 1995.

Willfahrt, Joachim: Homöopathische Hausarztliteratur des 19. Jahrhunderts als Anleitung zur Selbstmedikation. In: KH 35 (1991), S. 114–121, 153–159, 194–202, und KH 36 (1992), S. 62–72.

Willfahrt, Joachim: Jahrestage der Homöopathie: Zum 100. Geburtstag von Carl Gerster sen. (1814–1892). In: KH 36 (1992), S. 239–250.

Willfahrt, Joachim: Wie der homöopathische Apotheker und Verleger Willmar Schwabe (1839–1917) und seine Wegbereiter im Laufe des 19. Jahrhunderts der Homöopathie ein Millionenpublikum verschafften. In: Martin Dinges (Hrsg.), Homöopathie. Patienten – Heilkundige – Institutionen. Von den Anfängen bis heute. Heidelberg 1996, S. 270–295.

Winston, Julian: The Faces of Homoeopathy. An illustrated history of the first 200 years. Tawa/ Neuseeland 1999.

Winter, Yorck: Die Biochemie des Oldenburger Arztes Wilhelm Heinrich Schüssler (1821–1898). Med. Diss. Göttingen 1970.

Wittern, Renate: Frühzeit der Homöopathie. Ausgewählte Aufsätze aus dem „Archiv für die homöopathische Heilkunst" aus den Jahren 1822–1838. Stuttgart 1984.

Wittern, Renate: Zum Verhältnis von Homöopathie und Mesmerismus. In: Heinz Schott (Hrsg.), Franz Anton Mesmer und die Geschichte des Mesmerismus. Stuttgart 1985, S. 108–115.

Wolff, Eberhard: „Eine gesunde Concurrenz sei für das Publicum stets von Vortheil." Der homöopathische Arzneimittelmarkt zwischen Apotheken und Laienvereinen. In: Martin Dinges (Hrsg.), Homöopathie. Patienten – Heilkundige – Institutionen. Von den Anfängen bis heute. Heidelberg 1996, S. 102–131.

Wolff, Eberhard: Gesundheitsverein und Medikalisierungsprozeß. Der Homöopathische Verein Heidenheim/Brenz zwischen 1886 und 1945. Tübingen 1989.

Sonntag

Auf den Spuren Hahnemann's

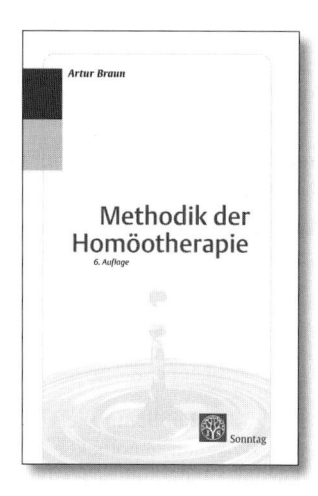

A. Braun
Methodik der Homöotherapie

Ausgezeichnet mit dem »Professor-Alfons-Stiegele-Forschungspreis für Homöopathie«
6. Auflage 1999, 236 S., kt.
DM 49,90 / ÖS 364 / SFr 46,–
ISBN 3-87758-182-X

Ein logisch durchdachter und didaktisch aufgebauter Leitfaden zur wissenschaftlichen Ähnlichkeitstherapie HAHNEMANNs mittels Verwendung sorgfältig ausgewählter Fallbeispiele. Dem Autor ist es gelungen, den Stoff nach modernen didaktischen Gesichtspunkten zu erschließen.
Integriert: Nosoden- und Antidotenlehre.

Sonntag Verlag Stuttgart
Postfach 30 05 04 · 70445 Stuttgart
Tel. 07 11- 89 31- 721 · Fax 07 11- 89 31- 706